U0314507

中华钩活术治疗部分疑难杂症

魏玉锁 著

中医古籍出版社

图书在版编目（CIP）数据

中华钩活术治疗部分疑难杂症/魏玉锁著 . —北京：中医古籍出版社，2018.5

ISBN　978 - 7 - 5152 - 1712 - 3

Ⅰ.①中⋯　Ⅱ.①魏⋯　Ⅲ.①疑难病 - 针灸疗法　Ⅳ.①R245

中国版本图书馆 CIP 数据核字（2018）第 073056 号

中华钩活术治疗部分疑难杂症

魏玉锁　著

责任编辑　孙志波
封面设计　赵石涛
出版发行　中医古籍出版社
社　　址　北京市东城区东直门内南小街 16 号（100700）
电　　话　010 - 64089446（总编室）010 - 64002949（发行部）
网　　址　www. zhongyiguji. com. cn
印　　刷　三河市华东印刷有限公司
开　　本　787mm×1092mm　1/16
印　　张　21.75　　彩插　16 幅
字　　数　420 千字
版　　次　2018 年 5 月第 1 版　2018 年 5 月第 1 次印刷
印　　数　0001～1200 册
书　　号　ISBN 978 - 7 - 5152 - 1712 - 3
定　　价　88.00 元

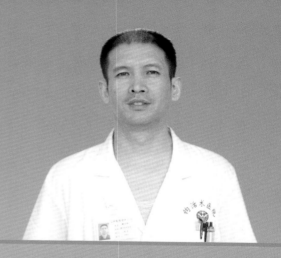

■ 著者简介

　　魏玉锁，钩活术创始人，钩鍉针发明人，腧穴坐标定位法创始人，钩鍉针君臣佐使系统配伍发明人，新夹脊穴发明人，十针法、十治法使用者，主任医师，石家庄真仁中医钩活术总医院院长，全国钩活术治疗退变性脊柱关节病临床教育基地主任，中国民间中医医药研究开发协会钩活术专业委员会主任委员，国家中医药管理局适宜技术钩活术师资教师，中华中医药学会会员，中国中医药报社理事会理事，河北省中医药学会钩活术专业委员会主任委员。2011年2月获"中华中医药学会科技之星"荣誉称号；2003年10月获第二届河北省青年科技提名奖；著书14部：中华钩活术专著8部，著作6部（其中国家级钩活术标准规范5部、科普1部）；钩活术技术诊疗方案的主编；钩活术技术临床路径的主编；获中华中医医药学会科技进步三等奖1项，河北省科技成果6项，河北省科技进步奖6项（三等奖3项、二等奖3项），国家专利9项（发明专利2项，实用专利7项）；发表核心期刊论文40余篇，其中钩活术相关论文27篇，中国中医药报专版钩活术4版。

　　研究10年（1986—1996），临床22年（1996—2018），积累了丰富的钩活术临床经验，已为上万名颈腰膝疾病患者解除了病痛。2009年5月26日钩活术通过了中国中医科学院国家级专家技术鉴定："钩活术具有较高的学术价值，临床体现出较强的科学性、实用性和先进性，一致通过鉴定。"

　　由国家中医药管理局出版的2013年普及版《中医医疗技术手册》中钩活术疗法列入中医微创类技术，魏玉锁是钩活术技术的编委，在中医微创类技术的推动下，钩活术技术参照国家中医药管理局出版的诊疗方案和临床路径，在2016年正式出版了以钩活术技术为中心的《钩活术技术诊疗方案》《钩活术技术临床路径》，著者为主编。在著者的带领下，钩活术针具钩鍉针成为医疗器械准入产品：沪浦食药监械生产备20010586号、沪浦械备20170039号。2009年6月24日，钩活术成为国家中医药管理局第四批在特定医疗条件下的适宜技术推广项目，面向全国培训收徒加盟。至2017年5月正式收徒158名，137家加盟连锁机构，遍及全国23个省，5个自治区。著者传播钩活术技术，弘扬了祖国传统中医中药的优势和特色。

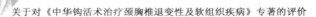

关于对《中华钩活术治疗颈胸椎退变性及软组织疾病》专著的评价

《中华钩活术治疗颈胸椎退变性及软组织疾病》一书，由钩活术疗法的发明人魏玉锁先生独著。其所创立的钩活术疗法，是在古九针和新九针中锋勾针的基础上，以中医学、针灸学理论为指导，结合解剖学、生物力学、影像学、骨伤及软组织外科学等，使用具有自主知识产权的系列钩鍉针，对相应腧穴进行常规治疗，达到钩治、割治、挑治、针刺、放血、减压、减张、疏松、温补、平衡效果的一种无菌操作技术。

该著作系统阐述了钩活术的中西医理论和临床实践，尤其是在针具、新夹脊穴、坐标定位法及其理论方面做了开创性的工作。钩活术技术针具的创新，缘于新弯弧面孔的钩鍉针，从钩头的钩尖、钩刃、钩板、钩弧乃到钩头、钩身、钩柄、钩尾乃至系统分类，均按君臣佐使的配伍规律进行配伍设计，共五类，83型。系列钩鍉针是国药准字号医疗针具，共9项专利，1项发明专利，8项实用新型专利。

中医适宜技术是基层中医药的立足之本，钩活术是国家中医药管理局推荐的10项技术之一，该技术由我本人和乔晋琳主任进行了稿件评审，对其语言和文字进行了精密锤炼，如新夹脊穴定位规律是根据脊椎的发病规律而命名的，穴位计数为解剖体位自下向上升序排列。2010年4月，《基层中医药适宜技术手册》王国强局长主编，由国家中医药管理局出版发行。

2013年4月16日由中国中医药科技开发交流中心组织的专家，对钩活术优势病种的诊疗方案和临床路径进行论证，由我和董福慧教授等人参加论证并提出了：逐步拓展临床治疗的病种，明确其适应症、禁忌症和并发症的处理。于2016年1月钩活术诊疗方案和临床路径由中医古籍出版社出版发行。

该著作针对临床常见的颈胸椎退变及软组织疾病，科学严谨地阐述了钩活术的理论和操作过程，尤其是在辨证分型、辨证选钩、辨证钩度、辨证用法方面进行了详细的介绍，是医生进行钩活术操作的临床工具书。

该著作立足于临床，条理清楚，图文并茂，结构合理，是一部难得的临床实践指南。我推荐其参评中华中医药学会学术著作奖。

中国中医科学院博士生导师
北京中医药大学教授
中国中医科学院望京医院主任医师
中国中西医结合学会脊柱医学专业委员会副主任委员
北京中医药学会针刀医学专业委员会副主任委员

2018年1月25日于北京

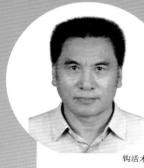

关于钩活术专著的评价

钩活术技术属于中医微创类技术，2013 年 1 月由王国强副主任主编，国家中药管理局医政司发布的 2013 年普及版《中医医疗技术手册》把中医医疗技术共分为 11 类，包括：针刺类技术、推拿类技术、刮痧类技术、拔罐类技术、灸类技术、敷熨熏浴类技术、中医微创类技术、骨伤类技术、肛肠类技术、气功类技术、其他类技术。钩活术正式列入中医微创类技术，中医微创类的钩活术技术刊载于本手册第 266 页。

中医微创类技术是根据中医皮部、经筋、经络、五体及脏腑相关理论，采用特殊针具，对病变部位进行刺、切、割、剥、铲等治疗。常用针具有：针刀、带刃针、铍针、水针刀、刃针、钩针（钩鍉针）、长圆针、拔针和松解针等。其治疗要求是最小的解剖和生理干预获得最好的治疗效果，以最低的生物和社会负担获得最佳的健康保障。包括微创松解术、微创减张术、微创减压术、微创矫形术、微创剥离术、微创分离术、微创触及术、微创刺激术。中医微创钩活术技术包括面广，魏玉锁大夫主持的钩活术技术研究把钩、割、挑、刺、推、钻、弹、剥、捣、抽等技术操作科学组合，全部融入技术当中，包含了松解、减张、减压、剥离、触及、刺激，而且安全系数较大，治疗范围可大可小，深度可浅可深，刺激量可强可弱，更重要的是减压和减张可同步实施、钝性和锐性分离同时进行、软组织和硬组织治疗整体兼顾。

钩活术技术的发展过程我参加过多次评审，2013 年 10 月 16 日钩活术专家论证会讨论钩活术的针具时，提出了针具的刻度；2015 年 10 月 15 日在参加中华中医药学会组织的钩活术技术诊疗方案和临床路径时在理论上提出了疗程和随访的时间，作者很快在临床研究中落到实处，取得了满意的疗效。钩活术技术的快速发展受到了各界人士的关注，受到了广大患者的一致好评。钩活术专著是对钩活术理论和操作的阐述，作为首次出版的专著，具有重要的指导作用和参考价值，体现了中医非药物疗法的技术特色和优势病种。作为一项临床探索性著作，书中难免还有一些不足之处，个别文字不够精炼，研究内容也需要进一步充实，这都有待作者在今后的工作中继续完善，也希望更多的中医微创医学研究者一起努力，共同推进中医微创类技术的发展。

钩活术专著的问世，对钩活术操作医生科学严谨地从事临床工作提供了极大的便利，尤其是对于帮助初学者打消因知识不足而引起的畏难情绪可起到至关重要的作用，本著作必将对钩活术技术的学科基础建设、钩活术操作医生的科学培训、钩活术疗法的有序推广起到重要的推动作用。

董福慧　中医微创技术协作组组长

《中国骨伤》杂志主编

中国中医科学院主任医师

2018 年 1 月 24 日于北京

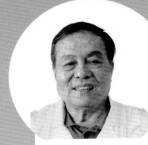

关于对钩活术专著的评价

"标新立异，革故鼎新，继往开来，独树一帜。"钩活术疗法的创立是在古九针和新九针中锋勾针的基础上发展创新研发了系列钩鍉针，是利用中医特异专利钩鍉针（软组织钩鍉针、硬组织钩鍉针），以中医理论和针灸学理论为指导，结合解剖学、影像学、骨伤科学、骨膜学、软组织外科学、生物力学、疼痛治疗学，通过辨证施治（钩）的原则，对相应腧穴进行常规治疗（钩、割、挑、刺、推、钻、弹、剥、捣、抽），达到钩治法、割治法、挑治法、针刺法、放血法、减压法、减张法、疏松法、温补法、平衡法十法并用为目的的一种无菌操作技术，称为钩活术。

技术在于创新，钩活术创始人魏玉锁在 2017 年 11 月 18 日郑州金庭庄园酒店召开的第十一次全国骨病学术委员会学术研讨会第五届河南省骨伤学术委员会换届会议暨第二届全国罗有名医学学术委员会研讨会上演讲了钩活术的四大创新：第一是针具的创新，钩活术所用之针具全部是弯针，粗、大、宽、弧、刃、板科学组合，钩尖、钩弧、钩板、钩刃四位一体，是我们治疗疼痛的好工具，战胜疼痛，先进的武器是关键；第二腧穴的创新，新夹脊穴位于脊柱的两侧，结合现代影像学和解剖学，每个椎体的下关节突在体表的投影为新夹脊穴的定位点，分为脊穴、撤穴、撤撤穴，共 83 个新夹脊穴，治疗疼痛，脊柱是核心，脊柱运动而产生的疼痛，下关节突是核心；第三坐标定位法的创新，根据影像的结果，以本椎体的棘突和椎体的下线为基准，建立平面直角坐标系，通过平面直角坐标系精准的确定新夹脊穴，准确地反映椎体的旋转度、侧摆度和稳定度，精准的靶点是治疗疼痛的关键；第四是理论的创新，中医不通则痛、不荣则痛，是我们传统理论，通过钩活术疗法发现了张力增大则痛、压力增大则痛、不平衡则痛等理论，扩大了我们疼痛界理论的范围。

在中医骨伤除手法治疗外，就是针法治疗，钩活术钩鍉针不但十法并用、力度大，而且安全系数较高、临床疗效显著，充分体现了中医的优势，尤其是钩活术钩鍉针的弧顶部能深入骨膜进行骨按摩，这是针具最大优势地在按摩上的体现，我认为钩活术疗法的针具设计新颖为弧形、材质刚柔并举、钩头钝性锐性反向组合科学合理，临床操作规范，学术水平较高，实用价值较大，治疗机理明确，钩活术专著重点介绍了钩活术疗法所治疾病的诊断及鉴别诊断、中医辨证分型、钩活术选穴规律、钩治过程及方法、钩治要点、深度和钩度、注意事项、五类 83 型钩鍉针的选择规律、预防与康复，系统而有序，特别适用于临床医生，并极力推荐钩活术专著在评审过程中得到最高的奖项。

宋一同　世界针灸推拿骨伤学会主席
全国高等中医院校骨伤教育研究会会长
北京中医药大学教授

2018 年 1 月 24 日于北京

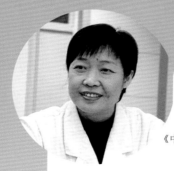

《中华钩活术治疗颈胸椎退变性及软组织疾病》
评奖推荐意见

钩活术疗法可以说是中医针灸疗法的一个组成部分。2009年5月26日通过了中国中医科学院组织的专家鉴定（我本人也参加了此鉴定会），2009年6月24日被批准为国家中医药管理局第四批在特定医疗条件下的适宜技术推广项目，面向全国推广。

钩活术疗法具有明显的创新性：1.针具创新：针灸针具源于古九针，1986年新九针的问世推动了针具的发展，尤其是特异针具的发展。同样，钩活术的钩鍉针也属于特异针具范围，是利用君臣佐使的配伍理论所设计，也具有推动针具发展的意义。2.发现了新的适合钩活术的有效针刺点：新夹脊穴、骨关节特定穴是魏玉锁医生根据脊柱及四肢关节的生理病理特点，以及脊柱与周围脏器的关系和十二经筋、脏腑经络的特点，在脊柱两侧、四肢关节发现的系列穴位点。3.操作技术创新：针法中包括钩法、割法、挑法、刺法、推法、钻法、弹法、剥法、捣法、抽法等，在新（魏氏）夹脊穴，以及华佗夹脊穴、骨关节部位的特殊穴位、阿是穴、十二经穴、部分奇经八脉腧穴、经外奇穴等处，根据不同部位采用不同型号的钩鍉针进行操作；通过十针法达到钩治法、割治法、挑治法、针刺法、放血法、减压法、减张法、疏松法、温补法、平衡法的十治法，建立四维（皮、肉、筋、骨）平衡，是钝性与锐性、曲线与直线的科学组合；钩度量表、钩度止痛量表、钩度止麻量表、钩度止木量表、下关节突间距定位量表、重深双软深度理论量表是钩活术数字化的表现；浅单软、单软、双软、深双软、重深双软是钩活术五手法理论。

《中华钩活术治疗颈胸椎退变性及软组织疾病》是对钩活术疗法理论和治疗颈胸椎退变性及软组织疾病经验的总结，详细阐明了：①此类疾病的诊断及鉴别诊断；②中医辨证分型；③选穴规律；④钩活术钩治过程及方法；⑤钩治要点；⑥钩治的深度和强度；⑦钩治注意事项；⑧5类83型钩鍉针在此类疾病中的选择使用规律；⑨预防与康复。本书是对针灸特异针疗法理论的推进和发扬。

推荐本专著申报中华中医药学会科学技术奖。

北京中医药大学教授、主任医师　
2018年1月26日于北京

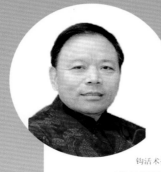

关于对钩活术专著的评价

钩活术技术应用临床 22 年，从古九针和新九针的锋勾针发展而来的新技术，2009 年 5 月 26 日通过了中国中医科学院组织的专家鉴定（我亲自参加了鉴定），2009 年 6 月 24 日成为国家中医药管理局第四批在特定医疗条件下的适宜技术推广项目，面向全国推广。

钩活术技术与学术的发展我知晓很多。2009 年 5 月 13 日中国中医科学院针灸医院组织志愿者进行钩活术鉴定前的演示，有我和黄龙祥教授、朱兵教授等观摩了演示过程，并书写了演示报告，提交于 2009 年 5 月 26 日的鉴定会上，这是钩活术迈出的第一大步。在标准设定和理论方面到钩活术总医院进行现场指导，提出了①钩活术技术诊疗方案的目的和意义要明确；②钩活术技术诊疗方案重点谈技术，不谈其他；③钩活术技术诊疗方案对框架性的内容以总则的形式体现，例如补泻的总则、深度的总则、钩度的总则等，具体细节可在病种或证型中体现，如补泻的分度、钩度的分度、深度的分度等，钩治深度要公式化、要量化，可考虑按体重或颈围、胸围、腹围等计算；④钩活术技术诊疗方案从疾病的辨病、辨证、辨经、中医学特征、解剖学特征等着手；⑤明确病种的治疗首选时点和位点。通过以上意见的调整，钩活术的诊疗方案和临床路径于 2016 年 1 月由中医古籍出版社出版发行。

医学在于创新，钩活术技术的最大创新是针具的创新，钩活术钩鍉针以全新的弯弧面孔展示在医学界的海洋中，钩鍉针的设计从钩头的钩尖、钩刃、钩板、钩弧到钩头、钩身、钩柄、钩尾都是按君臣佐使的配伍规律进行配伍设计，在系统分类方面巨类、中微类、钩活骨减压类、水液类也是按君臣佐使的规律进行分类，共五类，83 型。在针具分型方面指导钩活术按类分型，由大到小。系列钩鍉针是国药准字号医疗针具，共 9 项专利，1 项发明专利，8 项实用新型专利。

相信此钩活术专著的问世，对钩活术技术的总结，也是钩活术操作医生的工具书，科学严谨地阐述了钩活术的理论和操作过程，尤其是在辨证分型、辨证选钩、辨证钩度、辨证用法方面进行了详细的介绍，对从事钩活术临床工作提供了极大的便利，本著作必将对中医针灸针具的创新势必起到重要的推动作用。

鉴于本书将中医针灸理论指导、中医经筋理论与现代解剖学理论结合、传统九针应用工具创新、钩活术针具君臣佐使配伍规律分类、有钩活术器具与传统针刺补泻手法结合、钩活术技术诊疗方案设计与公布等汇于一炉，是一本集理论性、科学性、临床性、实用性很强，且独具特色的学术著作。本人乐为推荐本书作为优秀医学学术出版专著参加评审。

中国针灸学会经筋分会主委
中央保健会诊专家
国家级名老中医
中国中医科学院教授

2018 年 1 月 24 日于北京

关于对钩活术专著的评价

钩活术疗法是在古九针和新九针的锋勾针基础上发展而来的新技术，研究 10 年，1996 年应用于临床，至今已有 22 年的历史。2009 年 5 月 26 日通过了中国中医科学院组织的专家鉴定，2009 年 6 月 24 日成为国家中医药管理局第四批在特定医疗条件下的适宜技术推广项目，面向全国推广。

医学在于创新，钩活术有四大创新：一是针具的创新，二是新夹脊穴的创新，三是坐标定位法的创新，四是理论的创新。尤其是针具的创新，钩鍉针全新的弯弧面孔，钩鍉针的设计从钩头的钩尖、钩刃、钩板、钩弧到钩头、钩身、钩柄、钩尾都是按君臣佐使的配伍规律进行配伍设计，在系统分型方面巨类、中微类、钩活骨减压类、水液类也是按君臣佐使的规律进行分类，共五类，83 型。系列钩鍉针是国药准字号医疗针具，共 9 项专利，1 项发明专利，8 项实用新型专利。中医骨伤科影响最大的是钩活骨减压针，是一个套管钻和直椎钻的组合，限定了骨减压的深度，直接抽吸骨髓液，达到降低骨内压的作用，同时通过钩活骨减压的钩翼分离软组织和刺激骨膜，达到了皮筋肉骨的四位平衡，充分体现了中医骨伤科学的特点。

钩活术的发展我进行了多次指导，曾两次到石家庄钩活术总医院进行现场操作指导，参与了在 2015 年 10 月 15 日中华中医药学会组织的钩活术诊疗方案和临床路径专家论证会，专家论证建议：1.明确以中医病名为主要诊断，辅以西医病名解释或对应；2.将临床分型改为临床主症；3.明确以上病种的治疗首选时点、位点；4.明确临床确诊、疗程和随访时间。希望按照以上意见，尽快修改完善，规范临床应用。按建议调整后，钩活术的诊疗方案和临床路径与 2016 年 1 月山中医古籍出版社出版发行。

钩活术专著的问世是钩活术操作医生的工具书，科学严谨地阐述了钩活术的理论和操作过程，尤其是在辨证分型、辨证选钩、辨证用法方面进行了详细的介绍，对从事钩活术临床工作提供了极大的便利，本著作必将对中医骨伤科学的临床研究和理论研究起到积极的推动作用。

中国中医科学院
望京医院骨科主任医师
2018 年 1 月 24 日于北京

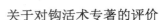

关于对钩活术专著的评价

钩活术疗法是在古九针和新九针中锋勾针的基础上发展而来的一种新疗法，2009 年 6 月 24 日成为国家中医药管理局第四批适宜技术推广项目，钩活术的钩有三个含义：①针具是弧形的弯针——钩鍉针，②钩治过程运动的轨迹是一个弧形，③钩治的靶点是本椎体（弧形）下关节突；活有三个含义：①使动用法，使之活之意，②活血化瘀、舒筋活络，③活动灵活、功能恢复、生机勃勃；术有三个含义：①钩活术无菌操作技术，②中医特异针技术，③中医适宜技术。

技术在于创新，钩活术创始人魏玉锁在 2017 年 12 月 9 日上海金庭庄园酒店召开的世界中医药学会联合会第三届传统医药大会暨世界中联传统医药合作委员会成立大会上演讲了钩活术的四大创新：第一是针具的创新，钩活术所用之针具全部是弯针，粗、大、宽、弧、刃、板科学组合，钩尖、钩弧、钩板、钩刃四位一体，是我们治疗疼痛的好工具，战胜疼痛，先进的武器是关键；第二腧穴的创新，新夹脊穴位于脊柱的两侧，结合现代影像学和解剖学，每个椎体的下关节突在体表的投影为新夹脊穴的定位点，分为脊穴、撇穴、撇撇穴，共 83 个新夹脊穴，治疗疼痛，脊柱是核心，脊柱运动而产生的疼痛，下关节突是核心；第三坐标定位法的创新，根据影像的结果，以本椎体的棘突和椎体的下线为基准，建立平面直角坐标系，通过平面直角坐标系精准的确定新夹脊穴，准确地反映椎体的旋转度、侧摆度和稳定度，精准的靶点是治疗疼痛的关键；第四是理论的创新，中医不通则痛、不荣则痛，是我们传统理论，通过钩活术疗法发现了张力增大则痛、压力增大则痛、不平衡则痛等理论，扩大了我们疼痛界理论的范围。

在中医疼痛治疗手段方面，除手法外，针具是关键，钩活术钩鍉针不但力大、十法并用，而且安全系数较高、病人接受率高、临床疗效显著，充分体现了中医的优势，我认为钩活术疗法的针具设计君臣佐使配伍合理、材质选择刚柔并举、钩头组合并然有序、型号之多目前之最，临床操作规范、学术水平较高，实用价值较大，治疗机理明确，钩活术专著重点介绍了钩活术疗法所治疾病的诊断及鉴别诊断、中医辨证分型、钩活术选穴规律、钩治过程及方法、钩治要点、深度和钩度、注意事项、五类 83 型钩鍉针的选择规律、预防与康复，系统而有序，特别适用于临床医生，并极力推荐钩活术专著在评审过程中得到最高的奖项。

宋振之教授　世界中医药学会联合会传统医药合作委员会会长

中国脊柱医学会会长

《中华脊柱健康医学》杂志社社长兼主编

2018 年 1 月 29 日于石家庄

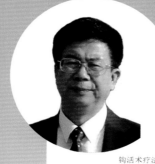

关于对钩活术专著的评价

钩活术疗法是由河北石家庄真仁中医钩活术总医院创始人和院长魏玉锁主任医师在古九针和新九针中锋勾针的基础上创新研发的钩鍉针技术，采用钩鍉针疗法就是利用中医特异专利钩鍉针（软组织钩鍉针、硬组织钩鍉针），以中医理论和针灸学理论为指导，结合解剖学、影像学、骨伤科学、骨膜学、软组织外科学、生物力学、疼痛治疗学，通过辨证施治（钩）的原则，对相应腧穴进行常规治疗（钩、割、挑、刺、推、钻、弹、剥、捣、抽），达到钩治法、割治法、挑治法、针刺法、放血法、减压法、减张法、疏松法、温补法、平衡法十法并用为目的的一种无菌操作技术，作者把这种疗法又称为钩活术。

2009年5月26日，我应邀参加了由中国中医科学院针灸研究所组织、在北京召开的"钩活术中医特异针疗法临床应用专家鉴定会"。在鉴定会上听取了魏玉锁主任医师的创始发展过程，义观看了钩活术操作演示，感觉到钩活术疗法势必是对中医针法治疗骨伤软组织疾病的一个推进和拓展，鉴定报告的结果是：专家委员会经过充分讨论，一致通过鉴定，并认为本项技术具有一定的学术水平与临床实用价值，临床操作规范，所发明的钩鍉针安全有效，治疗机理较为明确，具有较高的学术价值，本项技术具有较强的科学性、实用性和先进性，在临床有广泛的推广应用前景。当时专家组还建议魏玉锁团队加强有关研究，积极编著钩活术专著，促进这个新兴技术的健康发展。

"暖日晴云知次第，东风不用再相催。"前几天，钩活术专委会秘书长赵晓明为我送来魏玉锁主任医师主编的《中华钩活术治疗颈胸椎退变性及软组织疾病》一书。这样一部医学界首次出版的、科学规范的中医针法专科著作令我由衷的高兴。钩活术疗法是系列专著，已出版了8册，这次由我评审的是第二册，在系列专著的编著过程中专家组曾建议在针具命名上由"侧隐窝型钩鍉针"，改为"深软型钩鍉针"，此命名一直沿用至今。专著是编著者的长期研究和临床实践的心血结晶，它结合解剖、生理、病理、脏腑经络，有的放矢。创始发明不同类型的钩鍉针和相对应的新夹脊穴，图文并茂、深入浅出，通过病例说明其重点和要点，能助施术者胸有成竹，避免医源性伤害；还加强了对钩活术治疗机理的阐述，促进了学科的发展，可以起到推广中医特异针疗法的作用。钩活术疗法在行业内具有创新性、规范性、实用性和科学性。在全世界提倡的非药物疗法中将起到很好的推动作用。我愿意推荐魏玉锁主任医师主编的《中华钩活术治疗颈胸椎退变性及软组织疾病》参评"中华中医药学会学术著作奖"，并建议授予B类技术理论著作一等奖。

中国中医科学院针灸研究所原所长

中国中医科学院首席研究员

2018年1月24日于北京

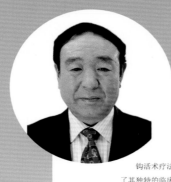

关于对钩活术专著的评价

钩活术疗法是一门新兴的中医学科，其微创治疗方式及相关理论令人耳目一新，也显示了其独特的临床价值。由于在慢性软组织损伤等疾病的临床治疗中获得了确切的、可重复的效果，因此，22 年来，在钩活术理论指导下的钩活术疗法在国内不断得到推广。不过，纵观全国的推广现状，似乎在会议推广上尚有待加强。比如此次拜师和经验交流大会是很好的推广模式，我本人恰好了解了钩活术：第一了解到钩活术的四大创新；第二了解到钩活术面向全国推广；第三了解到钩活术强调无菌操作；第四了解到钩活术的标准设定；第五了解到钩活术的系列专著。

中医要发展，中医要传承，发展在于创新，传承在于革命，钩活术疗法既有创新又有革命，在古九针和新九针中锋勾针的基础上创新发展了四位一体的钩鍉针，而且系统性的使用了君臣佐使的配伍规律，充分而科学活龙活现地把方剂学中君臣佐使的配伍规律，运用到钩鍉针的创新、研发及相互关系上，这是一场中医针具的大革命。革命的烽火染红了中医传承的阵地，拜师学艺成熟的模板没有变，加之区域保护、微信指导、电话指导、每年一会的传承方式，使钩活术得到了有效而广泛的传承，每个传承弟子得到真传，有效的服务于当地患者，遇到技术难题直接于钩活术创始人魏玉锁沟通，利用现代网络系统快速解决问题。

几十年来，针灸学科的实验研究取得了丰硕的成果，有关针灸作用机理的研究也在一定程度上促进了针灸临床技术的进步。但总体来说，传统的针灸治疗仍难以满足临床需要，而钩活术疗法的介入大大弥补了传统针灸疗法的不足。我欣慰地看到，国内多家医疗机构的针推科开展了钩活术技术，我认为这对丰富针灸学的内涵、促进针灸学的学科发展、提高针灸的临床疗效都具有重要意义。尤其是针法中的钩法、割法、挑法、刺法、推法、钻法、弹法、剥法、捣法、抽法全面用于钩活术临床。

通过对钩活术总医院的现场调研和对魏玉锁钩活术专著的大致翻阅，专著中直观地展示了钩活术治病的基本原理及操作要求，并详细介绍了钩活术的治疗过程和辨证论钩及注意事项，钩活术疗法的诞生势必带来很好的社会效应和丰厚的经济效益，无疑是对中医的发展起到了推波助澜的作用。我推荐其能得到中华中医药学会最高著作奖。

李佃贵　国医大师，博士生导师

主任医师，教授　　李佃贵

2018 年 1 月 25 日

于石家庄真仁中医钩活术总医院

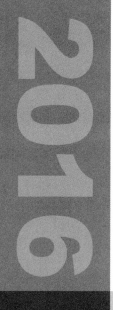

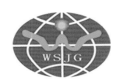

中医特定医疗条件下的适宜微创技术

钩活术技术诊疗方案

（3个优势病种）

主编　魏玉锁

中医古籍出版社

CHINA GOUHUOSHU >>>

钩活术

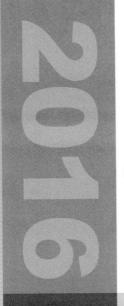

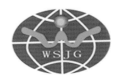

中医特定医疗条件下的适宜微创技术

钩活术技术临床路径

（3个优势病种）

主编 魏玉锁

中医古籍出版社

CHINA GOUHUOSHU ▶▶▶

钩活术

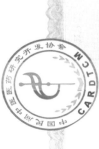

社会团体分支机构登记证书

社证字第 4165-27 号

负 责 人：魏玉锁

业 务 范 围：学术研讨 信息交流 业务培训
书刊编辑 展览展示 国际合作
咨询服务*

中国民间中医药研究开发协会

2015 年 2 月 10 日

名 称：中国民间中医药研究开发协会
钩活术专业委员会

地 址：河北省石家庄新华庄市庄路39号
3单元103室

活 动 地 域：全国

登记日期：2010 年 3 月 16 日

有效期限：自 2015 年 2 月 10 日至 2019 年 2 月 10 日

中国民间中医药研究开发协会 制

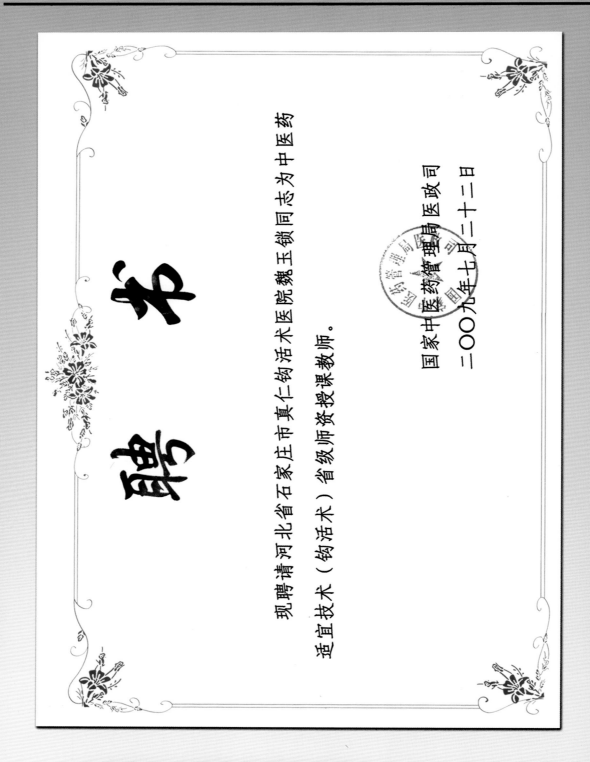

聘书

现聘请河北省石家庄市真仁钩活术医院魏玉锁同志为中医药适宜技术（钩活术）省级师资授课教师。

国家中医药管理局医政司

二〇〇九年七月二十三日

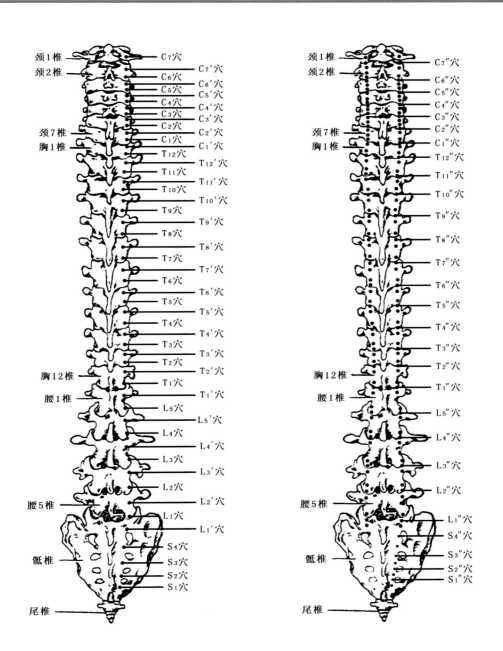

C：颈　T：胸　L：腰　S：骶
C₁穴：颈1穴　C₁'穴：颈1撇穴

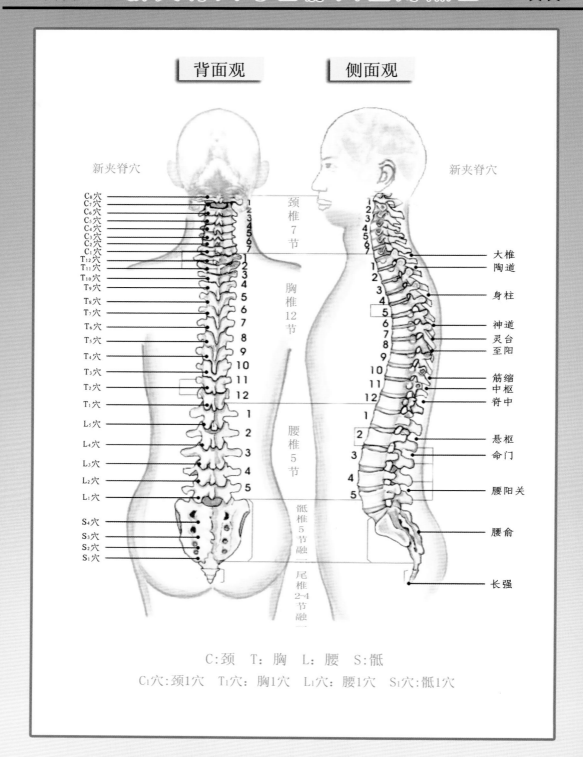

背面观　　　侧面观

新夹脊穴　　　　　　　　　　　　　　　　　　　　　新夹脊穴

颈椎 7 节

胸椎 12 节

腰椎 5 节

骶椎 5 节融一

尾椎 2~4 节融一

大椎
陶道
身柱
神道
灵台
至阳
筋缩
中枢
脊中
悬枢
命门
腰阳关
腰俞
长强

C：颈　 T：胸　 L：腰　 S：骶

C₁穴：颈1穴　 T₁穴：胸1穴　 L₁穴：腰1穴　 S₁穴：骶1穴

钩活术系列丛书
内容提要

钩活术系列丛书共9册，分两大类。

第一类：总论共1册——中华钩活术

重点介绍了钩活术的发展历程、钩活术所使用的针具钩鎈针、钩活术的坐标定位法、钩活术的特定腧穴、钩活术的治疗原理、钩活术的四位五法、钩活术临床总论等。

第二类：分论共8册（根据治疗部位和病种的不同而分类）

1. 钩活术治疗颈胸椎退变性及软组织疾病
2. 钩活术治疗腰骶椎退变性及软组织疾病
3. 钩活术治疗脊柱骨关节病及脊椎管狭窄症
4. 钩活术治疗脊柱损伤及强直性脊柱炎
5. 钩活术治疗脊柱相关疾病
6. 钩活术治疗四肢关节病
7. 钩活术治疗妇科病及变态反应性疾病
8. 钩活术治疗部分疑难杂症

钩活术系列丛书，整体统一，各分册之间也能独立成册，由于本丛书涉及内容广泛，病种较多，加之人的躯体部位、器官系统相互之间生理、解剖密不可分，因此各分册之间难免有重复和交叉及遗漏之处，还望读者、同道及关心钩活术的各界人士不吝予以批评、指正，我将不胜感谢，以便使该丛书再版时加以提高和完善。

前　言

　　《中华钩活术治疗部分疑难杂症》主要阐述钩活术疗法治疗此类疾病的辨证、分型、钩治方法、康复与预防等内容。全书共分五个章节：基础概要、部分脊柱相关疾病、带状疱疹后遗神经痛与脊髓脱髓鞘综合征、股骨头缺血性坏死、康复与预防。脊柱相关疾病是由于脊柱的退变或损伤而影响了交感神经或导致内脏功能障碍。其根源在脊柱，而不是其他原因导致的疾病。男性不育症、白细胞减少症、雷诺病、无脉症、发热、神经性皮炎、水肿等疾病临床比较特殊，所以列入部分疑难杂症的范围进行介绍。带状疱疹后遗神经痛和脊髓脱髓鞘综合征都是比较疑难的病症，临床效果较差。股骨头缺血性坏死可算是疑难杂症，中西医疗法都不尽如人意。钩活术疗法是中医特异针疗法，对以上疾病的治疗凸显了中医优势，有效率高，没有任何毒副作用，值得临床参考使用。

　　钩活术疗法在 2013 年国家中医药管理局《中医医疗技术手册》（普及版）中归属中医微创类技术，充分显示了钩活术这一特异针疗法中医微创的优势。钩活术突出中医理论与治疗特色，应用于临床 21 年，为上万名脊柱病和带状疱疹后遗神经痛与脊髓脱髓鞘综合征及股骨头缺血性坏死患者解除病痛。利用特异钩鍉针通过影像和临床辨证钩治所对应的穴位点，体现出钩活术这种疗效高、绿色、安全中医特异针疗法的优势，临床实践表明，钩活术对脊柱病和带状疱疹后遗神经痛与脊髓脱髓鞘综合征及股骨头缺血性坏死有立竿见影的效果。对其临床经验进行分析归纳梳理总结，我们编著了《中华钩活术治疗部分疑难杂症》一书。笔者出此书的目的在于扩大交流，让更多的医务工作者了解掌握这种钩活术疗法，为更多的脊柱病和带状疱疹后遗神经痛与脊髓脱髓鞘综合征及股骨头缺血性坏死患者解除病痛，使中医药文化更加丰富多彩。

　　本书重点介绍了钩活术治疗部分疑难杂症：①通过 X 线、CT、MRI 诊断技术进行辨证选穴；②钩活术钩治过程及方法；③钩治要点；④钩治的时点；⑤钩治的深度和强度；⑥钩治注意事项；⑦不同部位的疾病选不同类型钩鍉针和不同的手法与钩法；⑧典型病例的分析与按语；⑨预防与预后。阐述此类每种疾病的定义、诊断、鉴别诊断、中医病因病机、西医病因病理、分型辨证、钩活术分型治疗、病案举例、其他疗法、附方等。本书主要供广大从事临床的医务人员，尤其是钩活术拜师弟子参考使用。

　　赵晓明、国凤琴、魏乐为本书的资料收集、内容整理、图表设计、文字校对等做了大量工作，在此表示感谢！

　　由于作者水平有限，书中不足或不当之处难免，恳请专家、医界同仁和读者给予批评指正。

魏玉锁

2017 年 8 月于石家庄真仁中医钩活术总医院

目 录

中华钩活术

治疗部分疑难杂症

CHINA GOUHUOSHU

目录

3

CHINA GOUHUOSHU

目录

中华钩活术

治疗部分疑难杂症

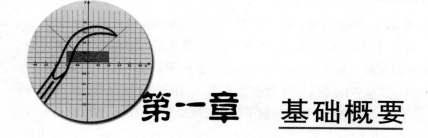

第一章 基础概要

《中华钩活术治疗部分疑难杂症》包括特殊的脊柱相关疾病（男性不育症、白细胞减少症、雷诺病、无脉症、发热、神经性皮炎、水肿）、带状疱疹后遗神经痛、脊髓脱髓鞘综合征、股骨头缺血性坏死等的诊断与治疗。以上疾病的形成基础仍然源于脊柱及髋关节解剖，对以上疾病通过辨病辨证以及钩活术的选穴、定位、操作、手法、钩度等论述，为临床医生提供诊断、查体和防治的帮助。

第一节 脊柱应用解剖

脊柱是身体的支柱，由脊椎骨和椎间盘组成。前者占脊柱长度的3/4，后者占1/4；脊柱周围有坚强的韧带相连，还有很多肌肉附着。脊柱不仅能负荷重力，缓冲震荡，而且参与组成胸、腹、盆壁综合保护体系，保护脊髓及神经根，也保护胸、腹、盆腔脏器。为了更好地研究脊柱相关疾病的发病原理，以及相关系统疾病的发生、发展与变化的机制，进一步探讨有效的防治方法，本节介绍一些脊柱的应用解剖知识。

成年人脊柱由26块脊椎骨组成，即7块颈椎，12块胸椎，5块腰椎，1块骶椎（小儿为5块，成人融合成1块），1块尾椎（小儿为3~5块，成人亦融合成1块）。除第1、2颈椎，骶椎及尾椎外，其余各椎骨的解剖结构大致相同，均由椎体、椎弓、关节突（上下各2个）、横突（左右各1个）及棘突所组成。各椎骨上下由椎间盘及坚强的韧带相连接。

椎间盘是椎体间的主要连接结构，协助韧带保持椎体互相紧密连接。$C_2 \sim L_1$ 每2块椎骨间均有1个椎间盘，椎间盘总数为23个，约占脊柱全长的1/4。每个椎间盘由纤维环、髓核及软骨板构成。各椎骨之间由许多富有弹性和韧性的韧带连接，它既能保证椎间活动的灵活性，又维护椎间盘的紧密连接，使脊柱保持相当的稳定性。其连接韧带主要有前纵韧带、后纵韧带、黄韧带、棘上韧带、棘间韧带及横突间韧带等。脊柱的关节包括关节突关节、钩椎关节、胸椎的固有关节。

正常脊柱各段均有一定弧度，称为生理曲度。成人胸段及骶段均向后方，颈段及腰段均向前方（图1-1），胸段、骶段后曲于婴儿出生后即存在，称为原发曲度；颈段及腰段前曲是当幼儿能抬头及站立时方逐渐形成，称为继发曲度。

继发曲度的形成系各椎体及椎间盘前宽后窄（但以椎间盘为主）所致。这种继发曲度使躯干的重力在站立时更容易向下传达，减少肌肉负担。腰椎前凸的程度因性别而异，女性一般较男性大。正常情况下，腰椎前凸的顶部为第3和第4腰椎体前面，直立时从侧面观，脊柱的垂直轴应经过各段曲度交界处（图1-2）。

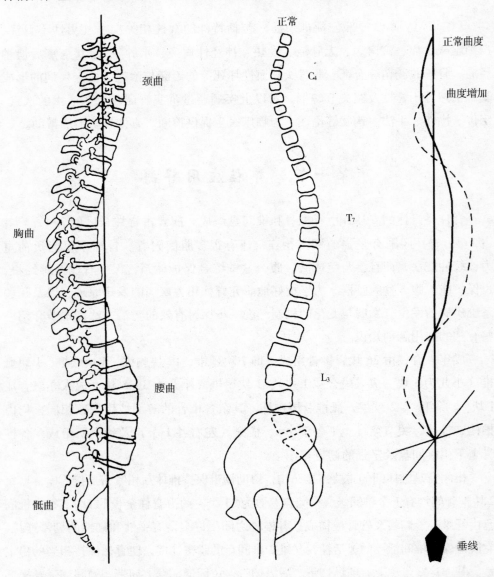

图1-1　正常脊柱生理曲度　　　　图1-2　重力垂线应通过正常生理曲度各段交界处

治疗脊柱疾患时需注意保留和维持脊柱生理曲度，否则可引起相应部位的慢性劳损性疼痛。正常颈椎、腰椎的曲度呈前凸，C_5后上缘为正常弧度顶点，颈椎侧位 X 线片上，弧度高度正常为（12 ± 5）mm。测量方法是：椎体后缘的连线与齿状突后上缘到第 7 颈椎后下缘的连线之间的最大幅度。大于 17mm 者为曲度增大；小于 7mm 大于 0mm 为曲度欠佳；等于 0mm 为曲度变直；小于 0mm 为曲度反张。颈椎病患者出现颈曲改变者非常多见。颈曲的消失、变直、反张、成角、中断、滑移及骨质增生都是颈椎内外平衡代偿性改变的表现。L_3后缘为腰曲正常弧度顶点，自此顶点至 T_{12} 椎体后下角至 S_1 的后上角连线的距离正常应为 1.8～2.2cm。另外，腰椎的前凸指数（S_1后上角至 T_{12}后下角向下的垂线）正常范围应在 2.5cm 以内。骨盆的前倾角对于脊柱曲度的稳定性亦较重要，如前倾角大于 30°，就有发生腰椎前凸或形成病理性凹背的可能。

二、脊髓

脊髓位于椎管中央，呈扁圆柱状，全长 40～50cm。其上端较大，在枕骨大孔处和延髓相接，下端由第 12 胸椎以下逐渐变细，呈圆锥状，故叫脊髓圆锥。圆锥的尖端伸出一条细长的索条，称为终丝，其周围有腰骶神经根伴行，称为马尾。在胚胎 3 个月以前，脊髓占据整个椎管；胚胎 3 个月后，因脊髓生长速度较椎管慢，其上端与脑过渡的地方是固定的，脊髓逐渐上移。新生儿脊髓末端相当于第 3 腰椎水平；成年时，脊髓末端的位置相当于第 1 腰椎体的下缘或第 2 腰椎椎体的上缘。脊髓全长粗细不等，有颈、腰两处膨大，颈膨大位于颈髓第 3 节段至胸髓第 2 节段，在颈髓第 6 节处最粗；腰膨大位于胸髓第 9 节段至脊髓下端，以第 12 胸椎处最粗（图 1-3）。

脊髓节段与椎骨的关系：与每对脊神经相连的一段脊髓称为一个脊髓节段。其中脊髓颈段 8 节、胸段 12 节、腰段 5 节、骶段 5 节、尾段 1 节。因脊髓和脊柱的长度不等，脊髓节段的位置并不与其相同序数的椎骨相对应。其椎骨和脊髓节的关系自上而下逐步远离。为便于记忆，可粗略归纳为：上颈段脊髓节段与椎骨序数相一致，中、下颈段和上胸段脊髓节段较相应椎骨序数相差为 1，在中胸段相差为 2，在下胸部相差为 3，腰节位于 $T_{10～12}$ 处，骶尾节位于第 1 腰椎处（图 1-4）。例如，第 5 颈节位于第 4 颈椎水平处，第 5 胸节位于第 3 胸椎水平，第 11 胸节位于第 8 胸椎水平。脊髓各节段与椎骨的对应关系，对病变的定位诊断具有重要意义。

脊髓包有 3 层被膜，从外向内为硬脊膜、蛛网膜和软脊膜（图 1-5）。

脊髓的内部结构：在脊髓的横切面上，中间显 H 形的灰色区域称为灰质，周围的白色区域称为白质。灰质中心有一小孔，上下相通形成管腔称中央管，上通第 4 脑室，下方在网锥内形成一小膨大，即终室。40 岁以上，中央管大多数已闭合（图 1-6）。

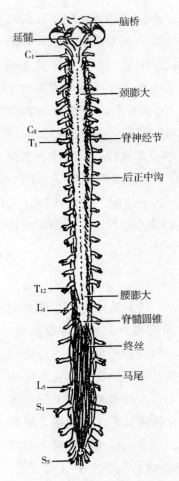

脑桥
延髓
C_1
颈膨大
C_8
T_1
脊神经节
后正中沟
T_{12}
腰膨大
L_1
脊髓圆锥
终丝
马尾
L_5
S_1
S_5

图 1－3　脊髓外形（后面观）

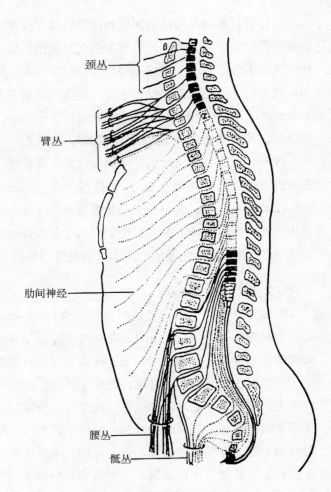

颈丛
臂丛
肋间神经
腰丛
骶丛

图 1－4　脊髓与椎骨的关系

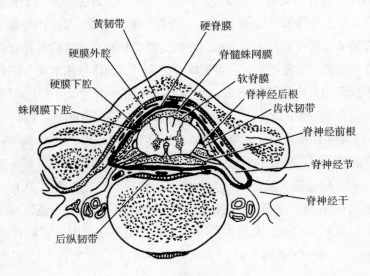

黄韧带
硬膜外腔
硬膜下腔
蛛网膜下腔
硬脊膜
脊髓蛛网膜
软脊膜
脊神经后根
齿状韧带
脊神经前根
脊神经节
脊神经干
后纵韧带

图 1－5　脊髓的被膜

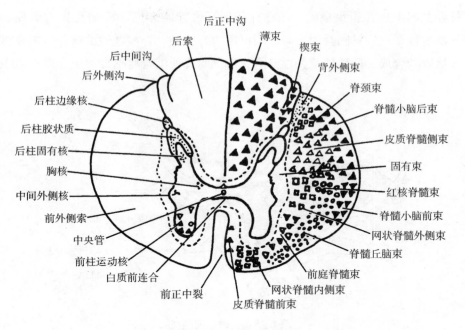

图 1-6 脊髓内部结构

脊髓不同平面由于灰质内细胞及白质内纤维数目不同，其面积及灰、白质比例亦不同（图 1-7）。颈、腰的灰质有臂丛和腰丛发出，相对体积较大，胸髓的灰质发出的胸神经较小，其灰质亦小。脊髓由上而下，与脑之间的长纤维数目逐渐减少，故其白质亦逐渐减少。

脊髓的血液供应：

1. 动脉　脊髓的动脉包括脊髓前动脉、脊髓后动脉、椎间动脉（节段动脉）共三组。

2. 静脉　脊髓的静脉分布大致与动脉相似。

三、脊神经

脊神经共 31 对，即颈神经 8 对，胸神经 12 对，腰神经 5 对，骶神经 5 对和尾神经 1 对。其中第 1 颈神经从第 1 颈椎和枕骨之间出椎管。第 2~7 颈神经从同序数上位椎间孔穿出。第 8 颈神经由第 7 颈椎与第 1 胸椎之间的椎间孔穿出。全部胸神经和腰神经均在同序数椎骨的下位椎间孔出椎管。第 1~4 骶神经均以前后支分别由相应的骶前、后孔离开骶管。第 5 骶神经和

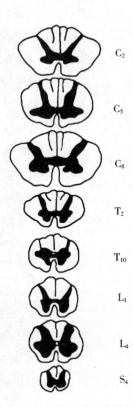

图 1-7 不同脊髓

尾神经共同由骶管裂孔穿出。当脊神经离开椎管的部位（椎间孔）有骨质、韧带的增生性变化或椎间盘脱出时，均可压迫脊神经。脊神经均由前、后根在椎间孔或骶管处合成，前后根位于椎管内，于椎间孔处汇合后称脊神经（图1-8）。

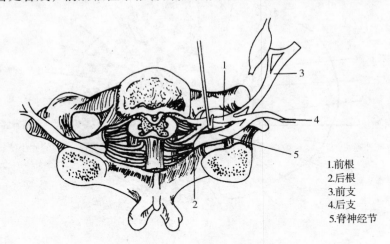

1. 前根
2. 后根
3. 前支
4. 后支
5. 脊神经节

图1-8 脊神经的组成

（1）颈丛：颈丛由上位4个颈神经前支所构成。位于胸锁乳突肌的深面，颈部深层肌肉的浅面，与颈前支、交感神经、副神经、舌下神经等有联系。从颈丛发出5支以感觉为主的皮神经，即枕小神经（$C_{2\sim3}$）、耳大神经（$C_{2\sim3}$）、颈皮神经（$C_{2\sim3}$）、锁骨上神经（$C_{3\sim4}$）和膈神经（图1-9）。

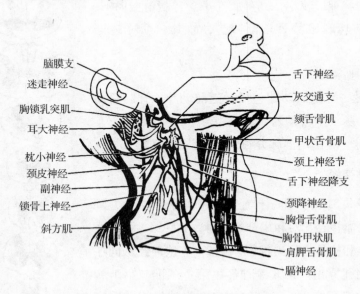

脑膜支
迷走神经
胸锁乳突肌
耳大神经
枕小神经
颈皮神经
副神经
锁骨上神经
斜方肌

舌下神经
灰交通支
颏舌骨肌
甲状舌骨肌
颈上神经节
舌下神经降支
颈降神经
胸骨舌骨肌
胸骨甲状肌
肩胛舌骨肌
膈神经

图1-9 颈丛深支及交通支

（2）臂丛：臂丛由第5～8颈神经前支和第1胸神经前支的大部分组成。这些神经从前斜角肌与中斜角肌之间走出，聚集成丛，行走于锁骨下动脉上方。其中第 5、6 颈神经合为上干，第 7 颈神经单独成为中干，第 8 颈神经和第 1 胸神经合成下干。每干在锁骨上方又各分前、后两股。各股于腋窝内围绕腋动脉，又合成三束。其中三个干的后股于腋动脉后方合成后束，上干和中干的前股在腋动脉外侧合为外侧束，下干的前股于腋动脉的内侧自成内侧束（图 1-10）。

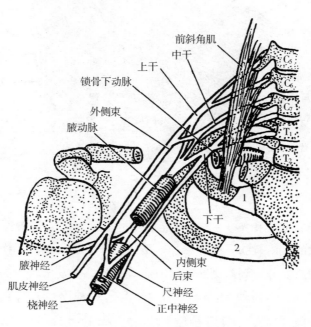

图 1-10　臂丛的组成及位置

臂丛神经主要有：肩胛背神经（$C_{3\sim5}$）、胸长神经（$C_{5\sim7}$）、肩胛上神经（$C_{5\sim6}$）、肩胛下神经（$C_{5\sim7}$）、锁骨下神经（$C_{5\sim6}$）、胸前神经（$C_{5\sim8}$）、胸背神经（$C_{7\sim8}$）、臂内侧皮神经（C_8、T_1）、前臂内侧皮神经（C_8、T_1）、尺神经（$C_{7\sim8}$、T_1）、正中神经（$C_{7\sim8}$、T_1）、肌皮神经（$C_{5\sim6}$）、桡神经（$C_{5\sim8}$、T_1）、腋神经（$C_{5\sim7}$）（图 1-11）。

（3）肋间神经：胸神经前支共 12 对，除第 1 和第 12 对胸神经前支的一部分分别参加臂丛和腰丛外，其余都不形成神经丛。不成丛的第 1~12 对胸神经前支均位于相应的肋间隙内，故称肋间神经。上 6 对肋间神经均达各肋间隙前端，只分布于胸壁，下 6 对肋间神经则越过肋弓进入腹壁，行于腹内斜肌和腹横肌之间，分布于胸腹壁，因此下胸段的病变可反射性地引起腹痛。肋间神经在其行程中可发出肌支，支配胸壁深层的肌肉（肋间内、外肌等）和腹壁肌肉。此外尚有分支分布于胸腹膜壁层。

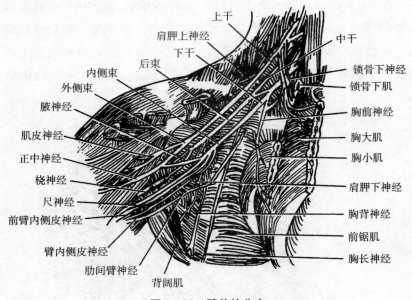

图1-11 臂丛的分支

（4）腰丛：腰丛由第1～3腰神经前支的全部和第4腰神经前支的一部分构成，约有半数的人尚有肋下神经参加。腰丛位于腰大肌后方，横突的前方。腰丛除发出短小的肌支分布到髂腰肌和腰方肌等肌外，尚发出较大的分支有：髂腹下神经（T_{12}、L_1）、髂腹股沟神经（L_1）、生殖股神经（$L_{1～2}$）、股外侧皮神经（$L_{2～3}$）、股神经（$L_{2～4}$）、闭孔神经（$L_{2～4}$）（图1-12）。

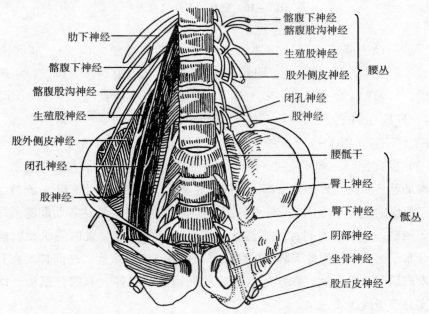

图1-12 腰骶丛的位置和分支

（5）骶丛：骶丛由腰骶干（由第4腰神经前支的一部分和第5腰神经前支合成）、全部骶神经和尾神经的前支组成，位于盆腔后外侧壁、梨状肌的前面。骶丛的分支分布于盆壁、臀部、会阴部、股后部以及小腿和足的肌肉和皮肤。其主要分支有：臀上神经（$L_{1~3}$、S_1）、臀下神经（L_5、$S_{1~2}$）、阴部神经（$S_{2~4}$）、尾骨神经（$S_{4~5}$、尾）、股后皮神经（$S_{1~3}$）、坐骨神经（$T_{4~5}$、$S_{1~3}$），其中坐骨神经是全身最长最粗的神经。其分支主要为胫神经（$L_{4~5}$、$S_{1~3}$）、腓总神经（$L_{4~5}$、$S_{1~2}$）（图1-13）。

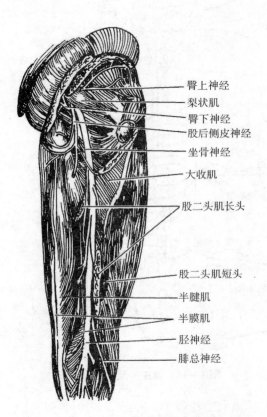

臀上神经
梨状肌
臀下神经
股后侧皮神经
坐骨神经
大收肌
股二头肌长头
股二头肌短头
半腱肌
半膜肌
胫神经
腓总神经

图1-13　坐骨神经本干的走行及其分支

四、交感神经

自主神经周围传出纤维的交感部，称为交感神经。交感神经的低级中枢位于第1胸髓至第3腰髓（或第8颈髓至第2腰髓）的灰质侧角内，即上中间外侧核或交感核。交感神经以交感干为中心，向身体各部发出交感神经纤维，到达各个内脏器官（图1-14）。

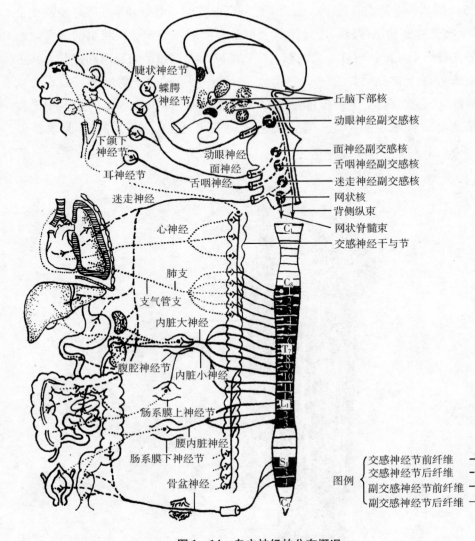

图1-14　自主神经的分布概况

交感神经的周围部由交感神经干、神经节和神经纤维构成。交感神经干（简称交感干）纵列于脊柱两侧，左右成对，由交感干神经节借节间支相互连接成链状（图1-15）。上端起于颅底，下端达尾骨。此干在颈部位于颈椎横突的前方，在胸部位于肋小头之前，在腹部居椎体的前外侧，在盆腔内位于骶骨的前面、骶前孔的内侧。左右干在尾骨前合于一个节，此节称为尾骨神经节或奇神经节。交感神经节是交感神经中的多数膨大部分，它由交感神经细胞体的集团形成，其中位于脊柱两侧的称为椎旁节（即交感干神经节），位于脊柱前方的称椎前节（即交感丛神经节）。交感干上的神经节每侧有22~25个，在颈部有上、中、下3个节，胸部有10~12个节，腰部有4~5个节，骶部有2~3个节或有4~5个节及尾部的奇神经节。左右干之间有纤维连接。

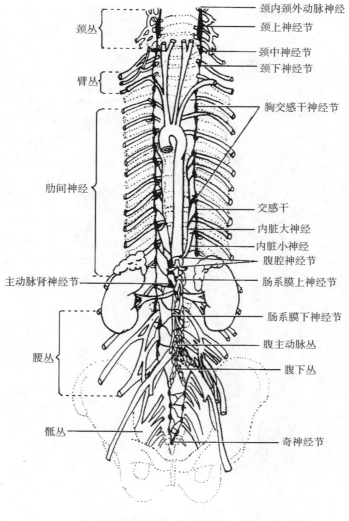

图 1-15 交感干

1. 颈部交感神经

颈部交感干位于颈血管鞘的后方，颈椎横突的前方，颈长肌的浅面和椎前筋膜的深面。干上有上、中、下 3 个神经节，即由颈部第 1~4 节融合成的颈上神经节；第 5、6 节融合成的颈中神经节；第 7、8 节融合成的颈下神经节。它们之间以节间支相连。颈交感干只有灰交通支，分别与颈神经相连。

（1）颈上神经节：呈梭形，为交感干神经节中最大者，位于第 2 至第 3 或第 4 颈椎横突的前方（图 1-16）。神经节的后侧为颈长肌及其筋膜，上端的后侧还有静脉丛及舌下神经。其前侧被覆以椎前筋膜，筋膜之前有颈内动脉、颈内静脉、迷走神经、舌咽神经及副神经。它的节前纤维自脊髓胸节发出后，大多数经最上的胸脊神经及其白交通支，于交感干内上升抵此节。自颈上神经节发出的节后神经纤维（灰交通支）主要进入上部三个神经节，其节后发出的神经及丛有以下几种：

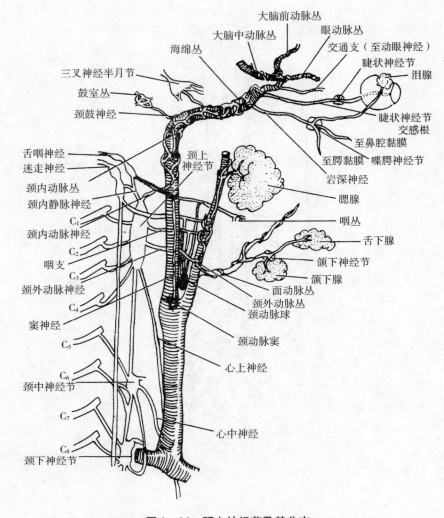

大脑前动脉丛
大脑中动脉丛
海绵丛
眼动脉丛
交通支（至动眼神经）
睫状神经节
泪腺
三叉神经半月节
鼓室丛
颈鼓神经
睫状神经节
交感根
至鼻腔黏膜
至腭黏膜　蝶腭神经节
岩深神经
舌咽神经
迷走神经
颈内动脉丛
颈内静脉神经
颈上
神经节
腮腺
咽丛
舌下腺
颌下神经节
颌下腺
颈内动脉神经
C_1
咽支
C_2
C_3
颈外动脉神经
C_4
窦神经
C_5
C_6
颈中神经节
C_7
C_8
颈下神经节
面动脉丛
颈外动脉丛
颈动脉球
颈动脉窦
心上神经
心中神经

图 1－16　颈上神经节及其分支

①颈内动脉神经：起自颈上神经节的上端，沿颈内动脉后侧上升，于颞骨的颈动脉管后分为左右两支，并在管内形成颈内动脉丛。继续上升，形成海绵丛。可与动眼神经、滑车神经、三叉神经的眼神经、外展神经及睫状神经节发生交通。丛的分支分布于颈内动脉壁。至睫状神经节的交通支，起自此丛的前部，经眶上裂入眶，它可直接至睫状神经节，或与眼神经的鼻睫神经相结合，再经上根至神经节。至睫状神经节的交感神经纤维在节内并不中断，只是穿神经节随睫状短神经入眼球，分布于眼球的血管。而分布于眼球内瞳孔开大肌的交感神经纤维，一般是经眼神经、鼻睫神经及睫状神经而来。海绵丛的终末支随大脑前动脉、大脑中动脉、脉络膜动脉及眼动脉而形成这些动脉的神经丛，并随这些血管的分支分布。如眼动脉丛，则随眼动脉入眶内，亦随眼动脉的分支而分布。分布至眼球内的交感神经节前纤维来自同侧脊的第1胸节，也可能有第2胸节来的纤维，经白交通支交感干，直接至颈上神经节，在节内交换神经元。节后神经纤维经颈内动脉丛、海绵丛，再经

上述交通支，至动眼神经、眼神经及睫状神经节等路径入眼球及其他结构。眼睑内平滑肌的交感神经支配，来自海绵丛至动眼神经的交通支，经动眼神经而分布。眶底平滑肌（米勒眶肌）的交感神经支配，有人认为是由颈内动脉周围丛发出，经岩深神经、翼管神经、蝶腭神经节、蝶腭神经而进入上颌神经，经眼下裂入眶，支配眶底平滑肌。也有人认为架于眶下裂的眶肌直接接受来自海绵丛的小支支配。

②颈内静脉神经：是一小支，起于颈上神经节的上端或颈内动脉神经，分布于颈静脉上部及后颅窝的脑膜。

③颈外动脉神经：自颈上神经节前面发出，由细小分支构成颈外动脉丛，并从中发出甲状腺丛、舌丛等。

④交通支：颈上神经节与舌下神经、迷走神经及舌咽神经都有交通。与椎动脉丛、膈神经、第1~3颈神经间有灰交通支。

⑤喉咽支：部分随迷走神经、喉上神经至喉，另一部分与迷走神经、舌咽神经的分支共同构成咽丛或食道丛。

⑥心上神经：在交感神经干的内侧下行，横过甲状腺下动脉之后，右侧经锁骨下动脉前侧或后侧入胸腔，沿头臂干（无名动脉）向下至主动脉弓的后侧加入心深丛。左侧进入胸腔，沿左颈总动脉的前侧下降，经主动脉弓及迷走神经前侧加入心浅丛。心上神经只有传出纤维，此神经内没有来自心脏的任何痛觉纤维。

（2）颈中神经节：位于第6颈椎高度，紧靠甲状腺下动脉弓，此节发出的节后神经纤维主要进入第4、5颈神经。有时缺如（图1-17）。其节后发出神经主要有：

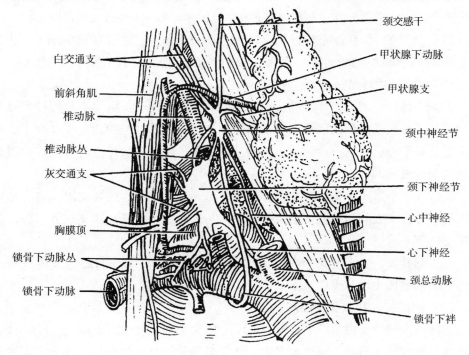

图1-17 颈中、下神经节及其分支

①颈总动脉丛：自颈中神经节发出的多数细支包围颈总动脉。

②心中神经：右侧在右颈总动脉后方下行至心深丛后侧。左侧心中神经，在左颈总动脉与锁骨下动脉之间入胸。

③甲状腺丛：至甲状腺下动脉的细支与心上神经、心中神经及颈下神经节来的分支结合，形成甲状腺丛。此丛发支至甲状腺，并与心上神经、喉上神经及喉返神经相交通。

（3）颈中间的神经节：亦称椎动脉神经节，位于椎动脉根部的前方或前内方，相当于第7颈椎高度。有时与颈中神经节同时存在，此节发出节后神经纤维亦进入第4、5颈神经。

（4）颈下神经节：位于第7颈椎横突与第1肋骨颈之间，连第8颈神经前支的前侧（颈长肌的外侧缘上）。颈下神经节与第1胸神经节合并而成颈胸神经节。此节发出的节后神经纤维主要进入下部三个颈神经。其节后发出的神经主要有：心下神经、锁骨下丛及有时星状神经的节后神经纤维合并成一条椎神经与椎动脉伴行，再分支进入第4~7颈神经。颈部交感神经的数个节后神经纤维可合并成心脏支，有的且可与迷走神经的分支相吻合至心脏和主动脉弓，形成心神经丛，支配心脏。因心脏受颈上、中、下整个交感神经的支配，故有颈椎病时，常可出现心脏症状。

2. 胸部交感神经

胸交感干位于胸椎两侧，由10~12对胸神经节及其节间支连接而成。因为第1胸神经节常与颈下神经节合并，融合为颈胸神经节。最末胸神经节有时与第1腰椎神经节合并。胸交感干由外上方向内下方斜行，并有如下主要分支和神经丛：

（1）交通支：所有胸交感神经节都有灰、白交通支，连接相应的肋间神经。但交通支并不一定都至相应的胸神经，而常可越过相应的胸神经，到上位或下位的胸神经。

（2）至胸腔器官的内脏支：

①胸心神经：起自上5个胸交感干神经节到达心深丛。组成心丛的神经除胸心神经外，尚包括由颈交感神经节发出的心上、中、下神经和迷走神经心支。心丛主要分布于心脏。它可分为深、浅两丛，心浅丛位于主动脉弓的凹侧，心深丛则在气管分叉部的前面。

②肺支：由第2至第4胸交感神经节发出，与迷走神经的肺支以及由心丛伸延来的部分分支在肺门处共同组成肺丛。肺丛分前、后两丛，随支气管入肺，分布于支气管平滑肌。

③主动脉支：自下位5~6个胸交感干神经节分出，与来自心丛及内脏神经的分支共同组成主动脉神经丛。

（3）内脏神经和腹腔神经丛：

①内脏大神经：由第5~9（或第10）胸交感神经节发出的节前纤维组成，沿椎体外侧行向下前方，穿过膈肌脚，终于腹腔神经节。但也有一部分终于主动脉肾节和肾上腺髓质。

②内脏小神经：可起自第 10、11 胸神经节，它是由节前纤维组成，于内脏大神经的外侧，穿过膈肌脚而终止于主动脉肾神经节。

③内脏最小神经：如存在则发自第 11 或 12 胸交感神经节，穿过膈肌脚，终止于主动脉肾节。

④腹腔神经丛（太阳丛）：位于腹腔动脉和肠系膜上动脉根部周围（图 1-18）。丛内有成对的腹腔神经节（属椎前神经节）围绕腹腔动脉根部，接受内脏大神经的节前纤维。腹腔神经节的下外端特别突出，叫肾神经节，接受内脏小神经和最小神经的节前纤维。由腹腔神经节发出的多数分支与迷走神经的分支共同组成腹腔神经丛，此丛随腹主动脉的分支构成许多副丛，分布于腹腔脏器。由腹腔神经丛分出的副丛，成对的有膈丛、肾上腺丛、肾丛和精索丛。精索丛沿精索内动脉分布到生殖器；不成丛的有胃丛，肝丛，脾丛，肠系膜上、下丛。肠系膜上丛的分支至胰、小肠、盲肠、升结肠和横结肠的右半。肠系膜下丛的分支至横结肠的左半、降结肠、乙状结肠和直肠的上段。

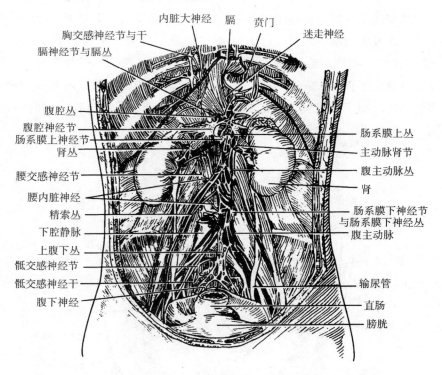

图 1-18　腹腔的自主神经

3. 腰部交感神经

腰交感干由 4~5 对腰神经节及其节间支组成。腰交感干神经节可以互相融合，尚可以出现副节，其位置与数目多有变异。腰交感干位于腰椎体的前外侧，沿腰大肌内缘下降。右侧腰交感干被下腔静脉遮盖，左侧腰交感干与腹主动脉左缘毗邻。腰交感干发出下列分支：

（1）交通支：灰交通支连接相应的腰神经，白交通支只存在于上位 2~3 腰神经中。

（2）腰内脏神经：是发自腰段脊髓侧柱的节前纤维，为 2~4 短支，于第 1~3 腰椎水平，起自腰交感干神经节，向前下内方走行，至腹主动脉周围，与腹腔神经丛下延的部分共同组成腹主动脉丛（肠系膜间神经），并在此丛中换神经元，其节后纤维分布于结肠左曲以下的消化管道及盆腔内脏。腹主动脉丛的分支一部分沿髂总动脉走行，分布于下肢，另一部分垂直向下延续为（上）腹下丛（髂前丛），位于左、右髂总动脉之间，第 4、5 腰椎和第 1 骶椎的前面。（上）腹下丛的下端分成左、右两索，即腹下神经，降入骨盆，续于盆神经丛。

4. 盆部交感神经

盆部交感干由 4 对骶交感干神经节和 1 个尾交感神经节及其节间支组成。位于骶骨盆面，骶前孔的内侧（图 1-19）。骶部交感干的节前纤维是发自最下 3 个胸节和上 3 个腰节的侧柱，经白交通支在交感干内下降至骶神经节，在节内换元后，以灰交通支至骶神经和尾神经。骶尾神经节除发出灰交通支与相应的骶神经相连外，尚发出内脏支，与（上）腹下丛的分支（腹下神经）和盆内脏神经（为副交感神经）共同组成盆神经丛（下腹下丛）。盆神经丛在男性位于直肠两侧，在女性则位于直肠和阴道两侧。由盆神经丛发出的纤维随髂内动脉的分支组成许多副丛，分布于盆腔脏器。副丛有直肠丛、膀胱丛、输精管丛、前列腺丛、子宫阴道丛和阴茎（阴蒂）海绵丛。

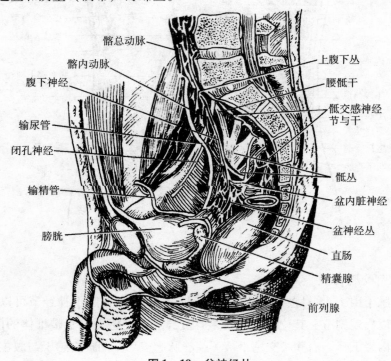

图 1-19　盆神经丛

综上所述，交感神经节前、后纤维分布均有一定规律。来自脊髓胸节以上的纤维，换神经元后，其节后纤维支配头、颈、胸腔内脏和上肢。来自脊髓 $T_{5\sim12}$ 节的纤维，换神经元后，其节后纤维支配肝、脾、肾、胰等实质器官及腹腔的结肠左曲以上的消化管道。来自脊髓下部胸节及腰节的纤维，换神经元后，其节后纤维支配结肠左曲以下的消化管道、盆腔内脏和下肢（图1-20）。

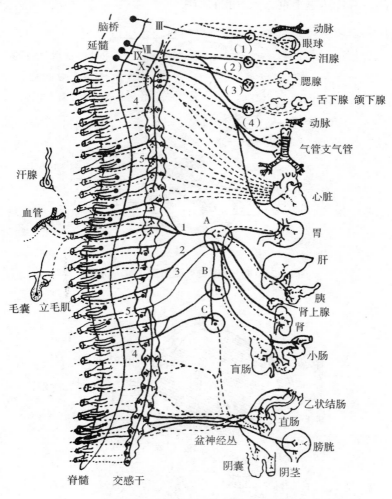

图1-20 自主神经系统

第二节 髋关节的骨性结构

髋关节是由髋臼和股骨头构成的，是人体最大、结构最完善的杵臼关节。主要功能是负重，同时可以做相当范围内的运动。

一、髋骨

髋骨是不规则骨，上部扁阔，中部窄厚。由 3 个部分组成，髂骨在上，耻骨在前下，坐骨在后下，三骨的汇合处为朝向外下的髋臼。两侧髋骨在前部借耻骨联合相连（图 1 – 21、图 1 – 22）。左右髋骨与骶、尾骨组成骨盆。髋骨位于躯干与下肢之间，有传达躯干重力于下肢的作用。

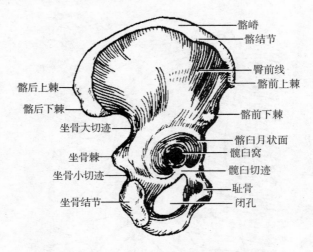

图 1 – 21（1）　髋骨外侧面及其肌肉附着

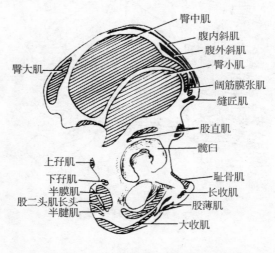

图 1 – 21（2）　髋骨外侧面及其肌肉附着

（一）髂骨

髂骨构成髋骨的上部，分为肥厚的髂骨体和扁阔的髂骨翼。髂骨类似扇形，扇柄朝下，与坐、耻骨相接，扇面的展开部分即髂骨翼，翼的上缘为髂嵴，弯曲呈 "S" 形。髂骨构成髋臼的上 2/5。

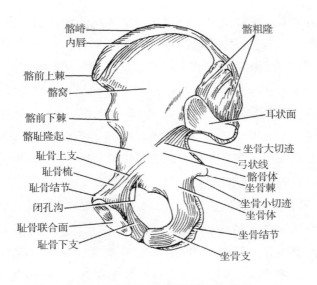

图 1－22　髋骨外侧面及其肌肉附着

髂嵴的内、外二缘锐利，成为内、外唇。髂嵴前部凹向内，后部凹向外，全长位于皮下，有皮神经越过。髂嵴前部的内唇有腹横肌及腰方肌附着，外唇有阔筋膜张肌、背阔肌、腹外斜肌及臀中肌附着。内、外二唇之间有一不明显的隆线，称为中间线，有腹内斜肌附着。通过肌肉附着面的骨孔有不少由营养上述肌肉的血管进入骨内。由于髂嵴位置表浅，骨质厚而松，又具有肌肉附着多及血液供应丰富等特点，常用于植骨取材。

髂骨翼上缘肥厚，形成弓形的髂嵴。髂嵴的前后两端均有隆起部分，前段为髂前上棘，非常显著，是缝匠肌及阔筋膜张肌一部的起点，腹股沟韧带横过它与耻骨结节之间，在它的下方约5cm处有股外侧皮神经的后支越过。在髂前上棘的下方，相当于髂骨前缘的中点，另有一个隆起，为髂前下棘，是股直肌直头的起点。在髂前上棘的后上方5~7cm处，髂嵴外唇向外隆起，称为髂结节，为髂嵴最高点。髂结节的形态可以分为三型：三角形、弓形和髂前上棘延续形。后端为髂后上棘，位于臀后部的一个小凹陷内，是骶结节韧带的部分起点，其下方是一薄锐突起，为髂后下棘，相当于骶髂关节的最后部，髂后下棘下方有深陷的坐骨大切迹。

髂骨翼外侧面（或臀面）的前部向外凸出，后部参与构成骶髂关节，朝内凹进，在这个面上可以看到3个隆起，即臀后线、臀前线及臀下线。臀下线起自髂前上棘，弓形弯向后下，终于坐骨大切迹中部；臀前线起自髂前上棘，弓形弯向后下，达坐骨大切迹的上部；臀后线几乎呈垂直位于髂后上棘和髂后上棘稍前方。这3条线将臀部分为4个区域，在臀后线之后的狭窄部分为臀大肌及骶结节韧带的部分起始处；在臀前、臀后线之间为臀中肌的起始处；臀前线之下及髋臼以上的髂骨臀面为臀小肌的起始处；臀小肌附着处与髋臼缘之间的窄长部分为股直肌的反折头及髂股韧带的起始处。髂骨翼后外侧可出现圆锥形骨性突起，形成髂骨角（iliac horn）。髂骨角可单独发生，常为双侧对称，也有时伴发中、外胚叶组织各种异常，称为 Fong 病：表现为双侧拇趾发育不良或不发育，髂骨和桡骨头发育不良，髂骨上下径减小，骶骨呈弓形，双侧髋外翻，有些患者可出现虹膜色素沉着。

髂骨内侧面（或骶盆面）分前、后二部。前部为髂窝，光滑而凹陷，构成大骨盆的后侧壁。下方以弓状线与髂骨体为界。内侧面的后部为耳状面，粗糙不平，与骶骨的耳状面构成骶髂关节。耳状面的前上部宽广，后下部狭窄，其前下方的耳前沟，女性较男性深宽。

髂骨臀面的密质骨较盆面为厚，约为 1～2：1。自骶髂关节到髋臼，骨小梁呈纵行排列，与压应力及弓状线的走行一致，张力骨小梁与压力骨小梁垂直相交。成人自髂前下棘到坐骨大切迹的距离，一般为 6.4～7.4cm。在髂骨骶盆面及臀面，各有一个滋养孔，少数可为双孔、三孔或无孔，多位于弓状线内侧端的外后上方。

（二）坐骨

坐骨构成髋骨的下部，体近似锥形，构成髋臼的后下 2/5。坐骨后缘有尖形的坐骨棘，棘下方有坐骨小切迹，坐骨棘与髂后下棘之间为坐骨大切迹。坐骨体下后部向前、上、内延伸为较细的坐骨支，其末端与耻骨下支结合。坐骨体与坐骨支移行处的后部是粗糙的隆起，为坐骨结节。坐骨结节在坐位时是支持身体重量的重要部分，外观呈卵圆形，切面呈三角形，骨质粗糙而肥厚，肌后肌群，如半腱肌、半膜肌、股二头肌长头、大收肌坐骨部均起自其上，这些肌肉均是屈膝、伸髋的肌肉。除以上 4 条肌肉外，坐骨结节的外侧缘尚有股方肌起始，其内侧缘下部是骶结节韧带的附着处，在此附着点以上有闭孔内肌腱通过，显得平滑。在肌腱与骨骼之间存在有一个滑膜囊，这部分同时参与形成坐骨小切迹。自坐骨后缘向后突出的三角形坐骨棘，有肛提肌、尾骨肌及骶棘韧带附着，作为坐骨大、小孔的分界。坐骨体的外侧面有闭孔外肌附着；内侧面光滑，构成小骨盆侧壁的一部分，有闭孔内肌附着；后面为髋关节囊的附着部，其下部有一宽的闭孔切迹。坐骨上支的前缘形成闭孔的后界。

（三）耻骨

耻骨构成髋骨的前下部，分为体和上、下二支，组成髋臼的前下 1/5。耻骨与髂骨体的结合处骨面粗糙隆起，称为耻骨隆起。由此向前内伸出耻骨上支，其末端急转向下成为耻骨下支，耻骨体与耻骨支的附近是五个骨内收肌的起点，向下放射。耻骨上缘同时尚是腹直肌的止点及锥状肌的起点。耻骨上支可分为二缘及三面。上面锐薄，为耻骨梳，有腹股沟镰、腔隙韧带及腹股沟韧带附着。耻骨梳向后移行于界限，向前终于耻骨结节。耻骨上支下面有前外侧向后内侧经过的闭孔沟，有闭孔血管、神经通过。耻骨下支扁薄，分前后面及内外缘，前面有长收肌、短收肌、股薄肌及闭孔外肌附着，后面有闭孔内收肌附着。内侧缘与对侧合成耻骨弓，外缘围成闭孔。耻骨上下支相互移行处内侧椭圆形粗糙面，称为耻骨联合面，两侧合面借助软骨相连接，构成耻骨联合。耻骨上、下支之间的夹角为耻骨支夹角，男性较女性较大，多呈直角，女性多呈锐角，由此可帮助判定男女性别。

坐位时，身体的重量主要由坐骨结节支持，但耻骨体及耻骨弓有固定坐骨结节的功用，防止向内靠拢或向外分开。站立时，虽然身体的重量经髂骨传到股骨，但耻骨上支及耻骨体可以作为一个支撑点，防止两块髂骨向内靠拢。

（四）髋臼

髋臼位于髋骨外侧面中部，在髂前上棘及坐骨结节连线中间，为一半球形深窝，约占球面的 $170° \sim 175°$。髋臼的直径约 3.5cm，朝前下外方，将髋骨外侧面分为前后两部，前者向前向内，后者向后。这种倾斜度与股骨头脱位后所处位置有一定关系，脱位后股骨头易于向后滑脱，患肢一般呈屈曲及内收畸形。

髋臼由耻骨体、坐骨体及髂骨体三部分构成。髋臼的顶点占髋臼整个面积的 2/5，由髂骨构成；同等大小的髋臼的后壁和底由坐骨构成；耻骨在构成髋臼的面积上只占 1/5，构成髋臼的前壁。出生时，三部分彼此以软骨隔开。

髋臼的底凹陷，中央部深而粗糙，称为髋臼窝。窝的表面没有覆盖关节软骨，粗糙部分不与股骨头连接，也称为非关节部分，为股骨头韧带所占据。髋臼窝位于"Y"形软骨之下，股骨头的中心正对髋臼窝。直立时，股骨头的上部关节面突出于髋臼边缘之外。髋臼窝的壁非常薄，如果对着阳光观察，几乎透明，如骨质破坏或外伤，股骨头可向内穿透。髋臼窝的周围有平滑的半月形关节面，称为月状面，位于髋臼的周围，其后上部与上部因承受最大应力，宽而厚，月状面在髋臼切迹处中断。

髋臼的边缘，前部低下，而后部隆起，并且非常坚实。髋臼边缘虽厚，但也可发生骨折。髋臼的下缘有一切迹，名曰髋臼切迹，切迹中架有一坚韧的髋臼横韧带，恰好把髋臼下部的缺口弥补成完整的球窝。球窝的周围有一圈髋臼唇以加深髋臼的深度，髋臼的面积超过球面的一半，将股骨头深深包绕。横韧带与髋臼切迹之间的空隙有股骨头韧带动脉通过。

髋臼的上部厚而坚强，构成一个强有力的支重点，此部如发育不良，可致先天性脱位。负重线从坐骨大切迹之前向上延至骶髂关节，在直立位时可将躯干的重量传达至股骨头。髋臼的后下部至坐骨结节部分构成另一有力的支重点，在坐位时传达身体的重量。

如将髋臼与肩胛骨的关节盂相比较，后者仅靠肌肉及锁骨与躯干相连，活动的范围较大，髋关节一旦在非功能位强直，它所受的影响远较盂肱关节为大。髋臼上 1/3 最重要，是髋关节主要负重区，作为髋臼顶，厚而坚强，髋臼后 1/3 能维持关节稳定，较厚。此部分均需要相当暴力才能引起骨折。髋关节后面与坐骨神经贴近，此部骨折移位或在手术时，神经易遭受损伤。髋臼 1/3（或内壁）与上、后部比较，显得比较薄，造成骨折需要的暴力也较小，此部如发生断裂，对以后髋关节功能影响比较小。

骨性髋臼内缘（在髂前上棘与坐骨结节连线上）的直径平均为 52.8mm，带有髋臼唇的髋臼口内缘直径平均为 45.5mm，带有髋臼唇的髋臼深度平均为 32.6mm。其中男性平均为 33.3mm，女性为 31.7mm。

（五）闭孔

在髋臼的下部，耻骨与坐骨支形成一个孔，称为闭孔。闭孔上界为耻骨上支，内界为耻骨下支，外界为坐骨体，下界为坐骨支。闭孔边缘被闭孔膜覆盖，只在上部相当于闭孔切迹部分留一个小缺口，闭孔血管及神经由此通过。闭孔多成三角形，少数成卵圆形。

二、股骨上端

股骨上端（图 1 – 23、图 1 – 24）的解剖特点：股骨头呈球形，约占 4~5cm 圆球的 2/3，其上完全为关节软骨所覆盖，其中股骨头的几何中心被髋关节垂直轴、水平轴和前后轴贯穿。顶部微后有一小窝，称为股骨头凹，为股骨头韧带附着处，股骨头可由此获得少量供应。股骨颈微向前凸，中部较细（图 1 – 25）。

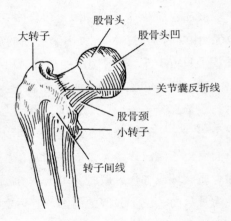

图 1 – 23　股骨上端

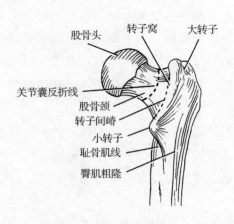

图 1 – 24　股骨上端

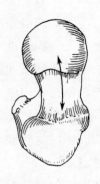

图 1 – 25　股骨颈（上面观）

股骨颈的下部有 2 个隆起，即大转子与小转子，其上及附近有很多肌肉附着（图 1 - 26、图 1 - 27）。靠外侧者为大转子，长方形，其后上面无任何结构附着，罩于股骨颈的后上部。大转子位置较浅，因直接暴力引起的骨折机会较大。大转子的内面下部与股骨颈及股骨干的松质骨相连，上部构成转子窝，有闭孔外肌腱附着。大转子的外侧面宽广而粗糙，自后上斜向前下有 1 条微嵴，为臀中肌的附着部。大转子的上缘游离，有梨状肌附着在后面，与髋关节的中心同一平面。下缘呈嵴状，有股骨外侧肌附着。下转子为圆锥形突起，在股骨干的后上内侧，在大转子的平面下，有髂腰肌附着其上。两转子的联系，在前有转子间线，在后有转子间嵴。转子间线比较平滑，起自大转子前缘上内部，向下内达于小转子下缘。其下方延续为耻骨肌线。转子间嵴显得隆起，位于（股骨）颈与（股骨）干的结合处。起自大转子的后上角，向下内终于小转子。关节囊并不附着其上，但有很多由骨盆出来的外旋小肌附着其上。有时在大转子的后下方，相当于小转子平面另一个突起，成为第 3 转子（图 1 - 28）。转子部的结构主要是松质骨，周围有丰富的肌肉，血液供应充足，骨骼的营养较股骨头优越得多，这些解剖学上的有利因素为股骨转子间骨折的治疗创造有利条件，易获得骨性愈合。

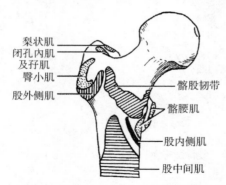

图 1 - 26　股骨上端肌肉附着（前面）

梨状肌
闭孔内肌及孖肌
臀小肌
股外侧肌
髂股韧带
髂腰肌
股内侧肌
股中间肌

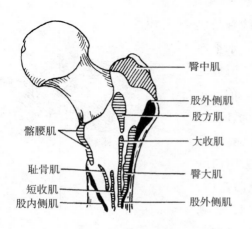

臀中肌
股外侧肌
股方肌
大收肌
臀大肌
股外侧肌
髂腰肌
耻骨肌
短收肌
股内侧肌

图 1 - 27　股骨上端肌肉附着（后面）

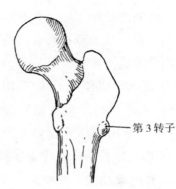

第 3 转子

图 1 - 28　股骨第 3 转子

（一）颈干角

股骨颈与股骨干之间成一个角度，即颈干角。颈干角可以增加下肢的运动范围，并使躯干的力量传达至较宽的基底部，大多数成年人为125°左右，变化范围约为110°~140°之间，股骨颈干角大于140°者为髋外翻，小于110°者为髋内翻（图1-29）。

测量颈干角，可在正位X线片上于关节面上下缘作连线，其中点垂线与股骨干纵轴交角即为颈干角（图1-30）。髋内翻时股骨颈较正常者为短，大转子的位置较正常者位置为高。于大转子尖端，画一水平线向内，它与股骨头关节面相交点位于股骨头凹之上，同时，股骨干也上移。在髋外翻时，股骨颈较正常者为长，自大转子尖端向内所画的水平线，与股骨头关节面相交点在股骨头凹之下。在髋部矫形手术时，应维持正常颈干角，根据股骨力线的方向，这样的角度最适合负重。

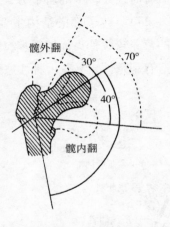

图1-29 股骨颈干角

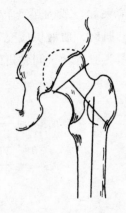

图1-30 颈干角测量

（二）前倾角（扭转角）

自股骨头中点沿股骨颈画一条线轴与股骨下端二髁间的投影连线，并不在一水平面上，正常情况下，前者在后者之前，形成的角度称前倾角或扭转角（图1-31）。前倾角个体差异很大，成年人此角平均为12°~15°，符合人的正常生理功能要求。前倾角大于15°，会使得一部分股骨头失去髋臼的覆盖，行走时为了保持股骨头在髋臼窝内，以致下肢有内旋倾向。前倾角小于12°，则会在行走时产生下肢外旋的倾向。前倾和后

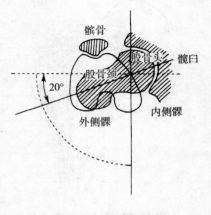

图1-31 股骨前倾角

倾在儿童中均相当常见，但通常随着成长逐渐消失。

　　所谓扭转系指股骨颈轴对膝关节横轴向前扭转（图1-32），或在足部向前呈中立位，股骨颈轴与踝关节横轴形成之角（图1-33）。股骨内旋时，股骨颈轴变水平位，前倾角消失；股骨外旋时，前倾角增大（图1-34）。

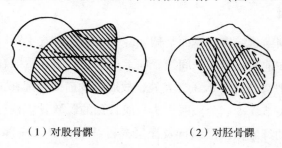

（1）对股骨髁　　　　　　（2）对胫骨髁

图1-32　股骨颈轴扭转（对膝关节）

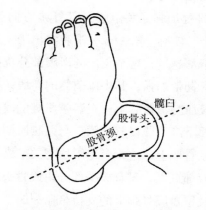

图1-33　股骨颈轴扭转（对踝关节）

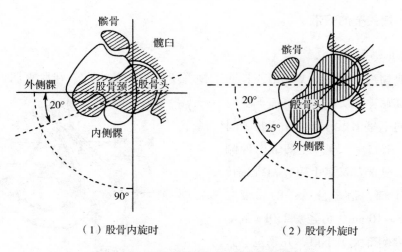

（1）股骨内旋时　　　　　　（2）股骨外旋时

图1-34　股骨颈轴对踝关节横轴位置关系

第三节　髋关节的非骨性结构

一、髋关节囊

髋关节囊为圆筒状结构，厚而坚韧。纤维层近侧附着于髋臼缘、髋臼唇及髋臼横韧带，远侧在前面止于转子间线，向下达于小转子，后面在转子间嵴内侧约1.25cm，相当于股骨颈外中1/3交界处，故股骨颈前面全部在关节囊内，而后面只有内侧2/3在关节囊内。分隔股骨头与股骨颈的骺软骨板横行，并整个位于关节腔内。关节囊的纤维由浅层纵行及深层横行纤维构成（一部分纤维呈螺旋形、斜行和弓形走向），后者构成一个围绕股骨颈的坚韧轮匝带，关节囊的厚度并非一致，在髂股韧带的后面显得特别坚厚，而在髂腰肌腱下则显得薄弱，甚至部分缺如，但在此处有髂腰肌腱加强。关节囊后部纤维方向朝外，横过股骨颈的后面，但并不直接附着其上，实际上有一部分滑膜突出于关节囊的外下，因为闭孔外肌腱正好由股骨颈的下部越过，这个突出的滑膜部分犹如闭孔外肌腱下的滑膜囊。关节囊的前、后均有韧带加强，其中以前侧的髂股韧带最为坚强，但其两歧之间较为薄弱，而由髂腰肌腱覆盖其上。在髂腰肌腱的浅面有股动脉，动脉的外侧为股神经，沿髂肌前面下降，覆以髂筋膜，与髂腰肌同位于肌腔隙中。股动脉的内侧为股静脉，卧于耻骨肌上，这3个组织均与关节囊贴连，至股骨颈的动脉大部在关节囊的后方附着部进入，只有极少部分由股骨头韧带进入。股骨颈头下或颈中骨折引起关节囊及覆盖股骨颈上的支持带撕裂时，大部血液供应受阻，股骨头可因缺血而发生坏死。

二、髋关节的韧带

（一）髂股韧带

髂股韧带呈倒置"V"型，长而坚韧，位于髋关节之前，在股直肌的深面，并紧与其贴连，尖部起于髂前下棘前下方，向下呈扇形分布，止于转子间线全长（图1-35），此韧带内外侧部较厚，外侧部又名上束，斜行达转子间线上部，是全身最强的韧带之一，厚8~10mm，可经受250kg的牵张力，内侧部又名下束，几乎呈垂直的方向止于转子间线下部，可承受100kg的牵张力。在两歧之间，韧带

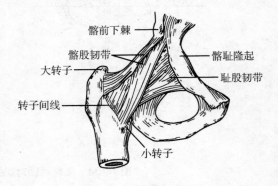

图1-35　髋关节前侧韧带

髂前下棘
髂股韧带
髂耻隆起
大转子
耻股韧带
转子间线
小转子

甚为薄弱，有时成为一孔，如此髂肌腱下囊即与关节腔相通。纤维的方向朝下并大部向内，内旋时显得特别紧张。

髋关节在中性位时，髂股韧带两歧长度在正常生理张力下分别为 12cm 及 8cm，股骨外站 24° 时，髂股韧带两歧变短并松弛，其长度分别为 10cm 及 5.5cm。

髂股韧带特别是前部非常坚强，有时髂前下棘发生骨折而韧带不被撕裂。髂股韧带能限制髋关节过度后伸，站立时，能使身体的重量落于股骨头上，此韧带与臀大肌共同作用，使身体维持在直立姿势。髂股韧带的内支能限制大腿的外展，外支能限制大腿的外展和外旋。在髋关节所有动作中，除能屈曲外，髂股韧带均维持一定紧张状态。整复髋关节脱位时即利用此韧带作为支点。在股骨颈骨折时，亦可利用髂股韧带进行整复，首先加大外旋，使交锁的骨折端离开，同时中度牵引，使膝屈曲同时使髋外展，此动作可紧张 Weitbrecht 支持带，松弛任何可使远侧断端牵引向上的肌肉，并松弛髂股韧带两歧，随后在外展牵引位内旋，应用支持带的合页作用使骨折复位。复位后，再维持内旋、内收，使髂股韧带及髋部肌肉紧张，保持复位。

（二）耻股韧带

耻股韧带在关节囊内面，略呈旋形，内端起自髂耻隆起、耻骨上支、闭孔嵴及闭孔膜，有耻骨纤维与之交织，纤维斜向下外，止于转子窝前方、髂股韧带下束的内侧部，能限制髋关节过度外展及外旋。

（三）坐股韧带

位于髋关节的后面，较薄，起自髋臼的下部，向外上经股骨颈后面，一部分纤维组织入轮匝带，一部分纤维附着于转子窝的前方、髂股韧带的深面。此韧带能限制、髋关节内收及内旋（图 1－36）。

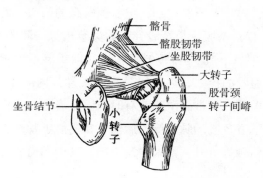

图 1－36　髋关节后侧韧带

（四）轮匝带

轮匝带为关节囊韧带深部增厚部分，由环形纤维构成，环绕股骨颈的中部，外侧纤维肥厚，略突入关节腔，股骨颈后部纤维较浅，具有扶持之力。此韧带有部分纤维与耻骨韧带和坐骨韧带相融合。

（五）股骨头韧带（股圆韧带）

股骨头韧带为一束三角形扁平纤维带，长约 3.0~3.5cm，埋于髋臼窝的纤维脂肪组织中。基底部起于髋臼切迹及髋臼横韧带部，止于股骨头凹前上部，罩以滑膜。股骨头韧带包括三个束：①后坐骨束最长，经横韧带下方，止于月状面后面的下后方；②前耻骨束止于月状面前面后方的髋臼切迹处；③中间束最薄，止于髋臼韧带的上缘。股骨头韧带虽然在关节囊内，然在滑膜之处，被一滑膜管包绕，向下在髋臼切迹开放，与覆盖髋臼横韧带的滑膜相续。关节下方的脂肪（哈弗腺）在屈曲时被吸入髋臼窝。股骨头韧带的功能甚难确定，在关节半屈、内收或外旋时即行紧张，其有无保持股骨头于髋臼的作用，仍属疑问，因后者主要靠负压维持。由闭孔动脉后支发出的股骨头韧带动脉由髋臼切迹进入此韧带，此动脉来自闭孔动脉后支或旋股内侧动脉，经髋臼横韧带下方进入股骨头韧带，供应股骨头凹一小区的血运。一般来说，股骨头韧带在人类是退化残余的构造，有人认为它由关节囊或耻骨肌一部分衍化而来，有时可完全缺如。

根据髋关节周围的韧带配布，可以发现关节囊的内下侧比较薄弱，股骨头脱位往往在此处发生。关节囊在屈曲、内收及轻度外旋时最为松弛。

三、滑膜及滑膜囊

（一）滑膜

滑膜比较宽阔，衬于关节腔内部，覆盖髋臼缘的两面、髋臼窝的脂肪垫及股骨头韧带。（图 1-37）滑膜反折至股骨头的关节边缘。髋关节的滑膜构成皱襞，或称 Weitbrecht 支持带，内侧与外侧皱襞恒定，前皱襞不恒定。这些皱襞具有双重作用，一方面是血管的径路，供应股骨头及股骨颈内的血管由此潜行入骨内，另一方面又可作为关节内韧带。滑膜腔有时与髂耻囊相交通。髋关节穿刺时，前侧宜在腹股沟韧带下方及股动脉外侧，后侧宜在髂后下棘及大转子连线终点稍外进入。因此，在股骨颈骨折时，如未损及滑膜及其中的血管，对于骨折的愈合将起良好的作用。

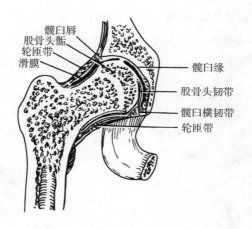

图 1-37　髋关节（冠状切面）

（二）滑膜囊

主要为髂耻囊，通过髂股韧带与耻骨韧带的小孔，位于髂腰隆起及关节囊之间，80%与关节囊相通。在臀大肌腱膜与大转子之间有一个很大的臀大肌转子囊，该囊下方有2~3个小的臀肌股骨囊，位于臀肌粗隆附近与臀大肌肌腱之间。在坐骨结节部也有一个滑液囊，称为臀大肌坐骨囊。这些滑膜囊均直接或间接有助于髋关节的运动，减少肌腱与关节的摩擦。

臀大肌坐骨囊是人体中受压最大的滑膜囊，由于长期持久压迫和摩擦，可发生滑膜囊炎，局部圆形肿胀压痛，滑膜充血水肿、增生，囊壁增厚，分泌滑液较多，多发生于老年长期坐位工作的女性。滑膜囊因位于深处，穿刺后难以闭合，常用手术切除。臀大肌坐骨囊基底与骨膜紧密相连构成坐骨肛门窝外侧部的一部分，与阴部管相邻，切除时宜沿坐骨结节外侧分离，以防损伤阴部内血管造成出血。

第四节　髋关节周围的肌肉

一、浅层肌肉

（一）臀大肌

臀大肌是身体中最大的一块扁肌，但覆盖其上的深筋膜则甚薄，肌肉呈菱形（图1-38），起于髂骨臀后线以后的髂骨臀面，并以短腱起自髂后上棘、骶骨下部与尾骨的背面以及两骨之间的韧带，胸腰筋膜和骶结节韧带，肌纤维非常粗大，平行向外下，大部分移行于髂胫束的深面，小部分止于股骨的臀肌粗隆（图1-39）。由尾骨尖至股骨干上，中1/3交点连线代表臀大肌的下缘；另外自髂后上棘画一线平行于上述之线，所成的菱形即代表臀大肌的表面投影。

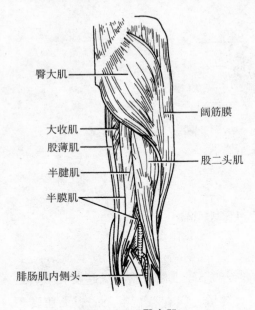

图 1-38 臀大肌

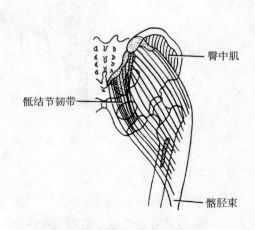

图 1-39 臀大肌附着部位

臀大肌在髂嵴的附着部约占髂嵴全长的后 1/4。臀大肌上半的浅、深层纤维与阔筋膜融合。臀大肌的止腱呈腱板状，腱板长（39.40±1.30）mm，宽（109.90±2.40）mm。腱板的上 3/4 斜越股骨大转子，连于髂胫束，使后者明显加厚，下 1/4 经下收肌与骨外侧肌之间止于臀肌粗隆。

除阔筋膜张肌外，臀大肌覆盖臀中肌的后部、其他臀肌及血管、神经等。

臀大肌在越过坐骨结节时有一滑膜囊将其分开，称为臀大肌坐骨囊。站立时，坐骨结节为臀大肌所掩，坐位时却不受掩，并非坐在臀大肌上，臀大肌坐骨囊及其周围致密结缔组织起到缓冲摩擦的作用。此滑膜囊发炎时，使患者仰卧，将大腿屈曲或将躯干前屈，则滑膜囊因紧张而发生疼痛，放射至臀部。另一滑膜囊介于臀大肌与大转子之间，称为臀大肌转子囊，起保护和缓冲的作用。上述两囊化脓时，脓液可在臀大肌下缘穿出，向下沿大腿深筋膜深面蔓延。在臀大肌腱与股骨的臀肌粗隆间，尚有 2~3 个很小的滑膜囊，称为臀肌股骨囊。

股骨大转子滑膜囊有保护及减少大转子被摩擦的生理功能。滑膜囊被压迫或过分受到刺激，易引起炎症，如合并结核菌感染，则成为原发大转子滑膜囊结核。

臀大肌深面有一层疏松脂肪组织，由骨盆经坐骨大切迹下行的感染或由髋关节囊破溃的脓液往往在此处形成臀大肌下脓肿，开始由于臀大肌甚厚，常不易发现，待脓液积存较多时，外表遂显膨隆。脓液可向下至臀大肌下缘，并沿坐骨神经直至腘窝。

臀大肌和深层肌肉之间有蜂窝组织（疏松结缔组织）充填，该间隙中有血管和神经通过，蜂窝组织和邻近区域交通途经如下：①经坐骨大孔与骨盆蜂窝组织相交通；②经坐骨小孔与坐骨肛门蜂窝组织相交通；③向下与围绕坐骨神经的蜂窝组织相交通；④臀区深部蜂窝组织向前，沿闭孔动脉的分支与内收肌区的深部蜂窝组织相交通。这些交通路径对于了解脓肿的扩散有一定意义。

臀大肌的主要血液供应来自臀上、下动脉的浅支，在肌肉内侧缘的深面进入，其中臀上动脉浅支在髂后上棘的下方从深面进入臀大肌，臀下动脉浅支在坐骨棘的上方进入肌肉。动脉进入肌肉后立即发出 2~4 个二级支，由此再发出三级支及更小的分支滋养该肌。臀上动脉的分支是分散型，供应该肌的上 1/3；臀下动脉的分支呈集中型，供应该肌其余的 2/3；臀大肌的下内侧部分有时受阴部内动脉供给。

臀大肌的神经支配来自臀下神经，经梨状肌下孔出盆，在臀下血管内侧出坐骨大孔。神经与臀下血管伴行，分成数小支进入臀大肌的深面，入肌点多在肌的 3/4~4/4 部之间和 1/4~2/4 部之间。臀下神经有 1~3 支，2 支者最为多见，占 (52.24 ± 6.10) %。

臀大肌的主要功能为后伸和外旋髋关节。固定臀大肌起端时，能使已屈的髋伸直；大腿外固定时，则使骨盆后倾，使前屈的躯干回复至直立位，此外，臀大肌尚能使大腿外旋。髋关节伸直时，臀大肌位于髋关节矢状轴的下方，可协助内收；屈曲时则位于髋关节的上方，又能协助外展。臀大肌挛缩时，不能在中立位进行屈髋，只有在外展外旋位使挛缩的肌纤维放松时，出现蛙式位才有可能屈髋。臀大肌瘫痪时身体向后倾斜，患者常以一手扶托患侧臀部帮助行走。为使臀大肌发挥作用，其起点与止点大转子之间必须保持一定距离。陈旧性股骨颈骨折患者因为大转子上移，虽然臀大肌完好，但因为过分松弛也难以发挥作用。由于臀中、小肌肌纤维越过髋关节运动轴的后外侧，不仅能使髋关节外展，其后部纤维还能使髋关节后伸和外旋，髋关节越屈曲，臀中、小肌后部纤维越紧张，使髋外展外旋的作用越大，因此臀中、小肌的挛缩同样会引起类似臀大肌挛缩所致髋关节功能障碍和畸形。对重症臀大肌萎缩者，单纯切断挛缩索带或"Z"形切断延长效果常不佳，原因是术后仍残留病理索带，新的粘连和纤维变性。因此，需要将深层一切挛缩组织包括臀中、小肌挛缩彻底切断松解，还需将髋外旋肌近止点处切断和切开挛缩的关节囊，必要时甚至在大转子上缘切断髂胫束，才能取得满意的松解效果。

儿童髋关节脱位复位后，如出现功能障碍，并非均由粘连引起，如仅有髋屈曲、内收、内旋受限，应考虑臀肌挛缩，但一般症状较轻，不出现典型"蛙腿步态"和膝"划圈征"。松解臀肌可改善功能。

（二）阔筋膜张肌

阔筋膜张肌起自髂前上棘及髂嵴外唇前 2.5cm 处，覆被以阔筋膜，在缝匠肌与臀中肌之间，腹肌呈梭形，其纤维向下而微后，在股上、中 1/3，移行于髂胫束。阔筋膜张肌与臀大肌分别止于髂胫束的前后缘，成一广阔扇形，尖指向下，覆盖髋区外面，犹如肩部的三角肌，因此两肌合成髋三角肌。阔筋膜张肌能向上牵引髂胫束，臀大肌能向后上牵引髂胫束，二肌共同收缩，能沿大腿纵轴向上牵引髂胫骨并伸膝。

阔筋膜张肌的血液供应来自股深动脉的旋股外侧动脉，主要血管进入肌肉前通常分为上、下 2 支。上支短，下支稍粗而长，穿肌束后，又分支至皮下组织和皮肤，形成丰富吻合。有的也分为 3 支，分别供应阔筋膜张肌的上、中、下 1/3。上支并通过肌肉的起点进入髂嵴。全部分支的穿支呈轴形，沿着阔筋膜的浅面到大腿前外侧皮肤，其数目为 5～7 个，直径 0.8～1.0mm，并有静脉 1～2 条，以后与主要动脉合成血管神经束而进入肌肉。

阔筋膜张肌由臀上神经下支支配，此神经经臀中、小肌之间向外，由后上外向前下方。

阔筋膜张肌皮瓣区有 2 条皮神经分布：①T_{12}神经的外侧皮支，直径 0.5～2.0mm，有 2～3 束，分布于髂嵴和肌肉上部的皮肤；②股外侧皮神经（L_2～L_3），直径 2～3mm，有 3～4 束，分布于大腿前外侧皮肤。

阔筋膜张肌皮瓣是一个用途广泛并且可靠的皮瓣。它包括阔筋膜张肌、髂胫束、阔筋膜和相连的皮肤。虽然肌肉不大，但髂胫束宽长，肌肉与筋膜的比例为 1：2，作为肌皮瓣，不显臃肿。其远侧肌肉动脉的穿支供应皮肤的范围，从髂嵴一直延伸到膝上 5cm，在股直肌深面分离旋股外侧动脉降支，可以得到一条 5～6cm 长的血管蒂，约在髂前上棘下方 10cm 处进入肌肉。

二、深层肌肉

（一）臀中肌

臀中肌起于臀前线上方及臀后线前方的髂骨背面、髂嵴外唇和阔筋膜，纤维呈扁平扇形向下集中，止于股骨大转子尖端的上面和外侧面（图 1-40）。前部为阔筋膜张肌所覆盖，后部则为臀大肌所掩蔽，在臀大肌与阔筋膜张肌之间的臀中肌浅面仅为皮肤和臀筋膜所覆盖。神经支配来自臀上神经，前部纤维可使髋内旋，后部纤维可使髋外旋，但其主要功能为使大腿外展；当大腿被固定时，则使骨盆侧倾，行走时每迈一步，肌的止端即行固定，将躯干拉于着地的下肢上。臀中肌在一足支重时对固定髋关节起重要作用，对髋关节后伸也起作用。臀中肌止点深面有 1～2 个臀中肌转子囊，有时可发生钙质沉积，也可受到结核病菌的侵袭。

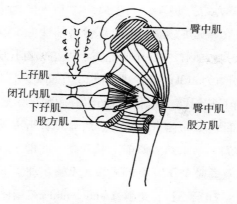

図中标注：
- 臀中肌
- 上孖肌
- 闭孔内肌
- 下孖肌
- 股方肌
- 臀中肌
- 股方肌

图 1 - 40　臀中肌

臀中肌的血液供应来自臀上动脉的深支，从臀中肌内侧缘的深面、髂后下棘的下方进入肌肉。动脉进入肌肉呈分散型，分出 2 ~ 3 个主支，以后再分成更小的支。主支呈锐角，走向肌束，二级及更小的分支沿肌纤维而行。主支通常是 2 个，上支供应该肌肉的上 1/3，下支供应其余的 2/3。臀中肌受上神经支配，与动脉一同进入肌肉，位于动脉的稍下方，呈分散型，分出 3 ~ 5 个分支，以后再分出更小的支。神经在肌肉内的走形基本上与动脉的分支一致，神经分支上部比下部直径为小。

（二）臀小肌

臀小肌起于臀前线下方及髋臼以上的髂骨背面，渐成扁腱，止于大转子的前缘（图 1 - 41）。臀小肌在臀中肌的深面，覆盖髂骨，并从上面覆盖关节，其前部纤维较厚，覆盖股直肌的两头。臀中、小肌从上面覆盖髋关节。臀小肌抵止处有一不恒定的臀小肌转子囊，有利于外展及内旋髋关节。神经及血液供应与臀中肌相同。

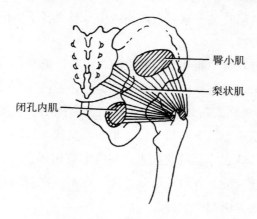

图中标注：
- 臀小肌
- 梨状肌
- 闭孔内肌

图 1 - 41　臀小肌

肢体下垂时，臀中、小肌起悬挂肌的作用，能防止关节囊拉长及肢体坠落。两侧下肢站立时，臀中、小肌能防止股骨头自髋臼脱出。臀中、小肌朝上朝内，在身体强壮的成人臀小肌的支持力约为 142kg，臀中肌约为 130kg。所有朝上朝内肌肉（耻状肌、闭孔外肌、臀中肌、臀小肌及旋外肌）联合力估计为 500kg，而臀中、小肌约担负 60%。一侧肢站立，站立侧臀中、小肌能防止骨盆对侧下倾。在一体重为 70kg 的成人，臀中肌单独牵引力为 210kg，这一肌肉的效力如减少 1/3，骨盆将不能平衡。

平常时，如一侧下肢屈髋、屈膝离地，另一侧下肢站立，骨盆即向站侧倾斜，站侧髂前上棘降低。如站侧有髋脱位、股骨颈骨折或臀肌瘫痪时，骨盆不向站侧倾斜而向对侧倾斜，结果站侧髂前上棘升高，此即 Trendelenburg 征阳性。臀中、小肌瘫痪时，在悬垂姿势下，有倾向使关节囊扩张，股骨头极易自髋臼内脱出；患侧站立时，骨盆摇摆不稳，患侧 Trendelenburg 征阳性，身体重心移向站立侧下肢，健侧坐、耻支朝向小转子，患者跛行，上下楼梯困难或不可能。这种情况系由于大转子上升，肌纤维松弛，遂使臀肌收缩无力。结果骨盆和大转子不能紧紧靠拢，重力不能通过髋臼和股骨头。

臀小肌的主要营养来自臀上动脉的深支，动脉在坐骨大切迹的弯曲缘，相当于髂后下棘水平，从肌的内面进入肌肉，动脉分支呈分散型，有 2～4 个二级分支，神经与动脉一起进入肌肉，位于动脉的下方，并呈分散型。

在慢性骨髓炎患者，为消除骨质缺损而做臀肌肌肉瓣手术时，应按照其血液供应及神经分布情况裁取，务使肌蒂最多血管与神经分支。

（三）梨状肌

梨状肌呈三角形，大部分起于第 2～4 骶椎前面骶前孔外侧，出盆后，尚有起自骶髂关节囊、骶棘韧带和骶结节韧带的附加纤维加入，几乎充满坐骨大孔，由此出盆，纤维向外集中，移行为肌腱，紧贴髋关节囊的后上部，向外止于大转子上缘的后部。如自尾骨尖至髂后上棘连线中点至大转子尖画一线，可大致代表梨状肌下缘的表面投影。

梨状肌上、下缘与臀中肌和上孖肌之间，多数以筋膜移行，少数以肌纤维或腱纤维移行，其中梨状肌与臀中肌完全融合为一体者占（6±2.37）%，其外上方与臀中肌重叠者占 8%±2.71%。梨状肌前面，内侧 1/3 与骶丛及盆腔相邻，外侧 2/3 上方与臀小肌相邻，下方与坐骨体相邻。梨状肌后面，内侧 1/3 紧邻骶髂关节囊下部，外侧 2/3 以丰富的疏松组织与臀大肌相邻。

在梨状肌肌腱止端的下方与关节囊之间，有不恒定的梨状肌囊，其炎症能刺激梨状肌而使其挛缩，引起坐骨神经痛。

梨状肌的形态可有不同，梨状肌和肌腱常因坐骨神经的穿过而被分隔为完全的二肌腹二肌腱（6%）、不完全的二肌腹一肌腱（24%）或一肌腹二肌腱（1%）。

梨状肌为臀部一个重要标志，在其上缘有臀上动脉及臀上神经穿出，下缘有臀下动脉、臀下神经、坐骨神经、阴部神经及股后侧皮神经等结构穿出。梨状肌在伸髋时能使髋外旋，屈髋时能使髋外展。

（四）闭孔内肌

闭孔内肌为贴于小骨盆侧壁的三角形扁肌，起自闭孔膜周围的骨面及膜的内面，其肌束向坐骨小切迹集合，肌腱绕过为透明软骨所覆盖的骨面，以后几乎呈直角穿经坐骨小孔而入臀深部，最后越过髋关节的后面，止于转子窝的内侧面。肌肉跨过坐骨小切迹处有一闭孔内肌坐骨囊，在闭孔内肌肌腱抵止的深面，有一闭孔内肌腱下囊。

（五）上、下孖肌

闭孔内肌腱上、下缘各伴以上、下孖肌，这3条肌肉介于上为梨状肌下为股方肌之间。上孖肌起于坐骨小孔的上缘（坐骨棘），下孖肌起自坐骨小孔的下缘（坐骨结节），两肌的肌纤维加入闭孔内肌腱，止于转子窝。

（六）股方肌

股方肌在下孖肌之下，起于坐骨结节的外侧，止于股骨大转子后面的股方肌结节。股方肌由坐骨结节外侧面斜向后外，其终止部多为肌性，少数可半为肌性半为腱性，只有极少数完全为腱性。股方肌的下缘与坐骨结节下端在同一平面，越过小转子的后面。

股方肌的血液供应丰富，股方肌上动脉除少数起自臀上动脉外，多数自臀下动脉的第4、5支，在走行中，多数背侧横过坐骨神经，但可在坐骨神经内侧、外侧或腹侧下行。血管长度平均58mm，直径0.46mm，多从肌的上缘内侧进入。股方肌下动脉来自旋股内侧动脉，一般有1~4个分支，以2个分支最多。来自股深动脉第一穿动脉升支的分支和股方肌止点处的血管有细的吻合支。以上三肌及梨状肌均为髋的外旋肌。这些肌肉形成一平面，髋关节后脱位好发于此处，坐骨神经由于这些肌肉的保护，有可能避免损伤。

切取股方肌骨瓣时，宜靠近大转子尖端截骨，下端在股方肌下缘凿取。如此骨瓣内可有充分血供，形成一个有肌蒂和血管蒂的骨瓣，不仅有肌源动脉，也有大转子的直接血液供应（图1-42）。

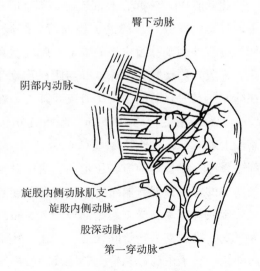

臀下动脉
阴部内动脉
旋股内侧动脉肌支
旋股内侧动脉
股深动脉
第一穿动脉

图1-42 股方肌的血液供应

第五节　髋关节的血液供应

一、股骨头、股骨颈血液供应的来源

供应股骨头、股骨颈的血管主要有旋股内、外侧动脉，闭孔动脉，臀上、下动脉及股深动脉第一穿动脉等（图1-43）。

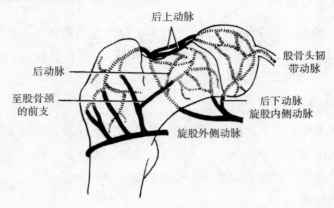

后上动脉
股骨头韧带动脉
后动脉
至股骨颈的前支
后下动脉
旋股内侧动脉
旋股外侧动脉

图1-43　股骨头、股骨颈血液供应

（一）旋股外侧动脉

此动脉96.9%起自股深动脉，围绕股骨颈根部，共同组成囊外动脉环。这两条动脉是供应股骨近段的一级血管，旋股内侧动脉组成环的内侧、后侧和外侧部，旋股外侧动脉组成环的前部，此环仅有1/10的人是不完整的。

旋股外侧动脉在股深动脉与腹股沟韧带交点以下6cm处发出，主干发出后，在缝匠肌及股直肌深面发出升支及降支，在升支起始处发出一横支。升支长9～12cm，距髂前上棘约10.5cm，起始处外径平均为3.1cm。其分支髂嵴支起点距髂前上棘6.6cm，外径为1.1cm，在股骨头缺血性坏死时，有些学者主张截取前部髂骨瓣在股骨颈前方转位植入。应用升支髂骨瓣血管恒定、蒂长、径粗、操作较简单的特点，遇有髂嵴支过细时，可连同臀中肌支使髂骨具有2条血管供应。

旋股外侧动脉横支起始部外径2.5cm，可解剖长度约4cm，在大转子前缘分为三支，第一支沿转子间线上行，在大转子尖的稍前方进入关节囊；第二支水平向外绕至转子中部，与臀上、下及旋股内侧动脉的分支吻合；第三支行至大转子基底部与旋股内侧动脉或第一穿动脉吻合。

旋股外侧动脉降支分布于股直肌、股中肌及股外侧肌，终支下行达膝部。

有作者以多血管束植入股骨头颈内治疗股骨头缺血性坏死，但凿取骨髓道要够宽、有足够长度及数目的血管束，以扩大血管在股骨头内的分布范围，旋股外侧动脉众多小支沿转子间线全长供应股骨颈基底，从这些血管发出分支，终于纤维性关节囊附着的股骨处。

进入关节囊内颈部的动脉口径相当大，穿过关节囊前部，在髂股韧带升支歧及横歧之间。在关节囊内，这个血管位于滑膜之下，在股骨颈的近侧，血管口径在头下区明显缩小，从这个动脉有时有小的关节支穿过髂股韧带，沿转子间线在髂股韧带横歧之下，在滑膜下上升，靠近旋股内侧动脉发出的上头动脉，终于股骨颈上部。

2~3个转子血管向外延续，供应大转子的前面及外面，最上的一支上升，供应臀小肌附着处，在该处可能与旋股内侧动脉至股骨颈上部的分支相吻合。1~2个分支在前面进入大转子，最下支越过骨中间肌，向外在股外侧肌上部之下走行，环绕股骨干的外侧面。此血管分布于大转子的外面，可能与臀上动脉相吻合，以后向后，其分支与第一穿动脉供应同一区域。

（二）旋股内侧动脉（medial femoralcircumflex artery）

该动脉有81.3%起自股深动脉。旋股内侧动脉主干发出后，先向后行于髂腰肌、耻骨肌之间，然后位于内侧关节囊与闭孔外肌之间，发出内侧颈升动脉（下支持带动脉、内侧干骺动脉）和至闭孔外肌之肌支。旋股内侧动脉以后继续在关节囊外向后在转子间嵴发出后颈升动脉，在此区尚发出分支与臀上动脉分支吻合。在囊外动脉的外侧部，旋股内侧动脉的终支延续为外侧颈升动脉，行于关节囊后面附近，在闭孔外肌腱浅面，斜行经过转子窝。外侧颈升动脉供应股骨头、股骨颈和大转子，是一条很重要的动脉，在3~10岁尤其如此（图1-44）。

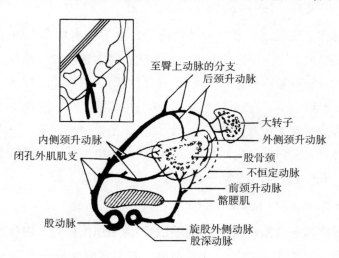

图1-44 供应股骨颈的血管（斜切面）

各颈升动脉分为囊壁段和颈段，前者在股骨颈基底关节囊附着处，从关节囊的各面穿过关节囊囊壁，其平均数目，前面为2.0，内侧面2.0，后面1.4，外侧面1.1。颈段支供应骨骺及干骺端，其越过股骨颈中部的血管平均数：前面2.7，内侧面为 3.4，后面为 2.4，外侧面为 4.1。

旋股内侧动脉在转子窝、小转子的近侧，发出 3~4 个小血管，在此区再发出至股骨头的后下支，其在闭孔外肌以下经过时，穿过关节囊附着于股骨颈基底处。此动脉为一厚的滑膜层所保护，沿股骨颈向上，与其他两个小的血管在关节边缘供应股骨头，从这些血管发出的小分支，分布于此区的滑膜层。

当旋股内侧动脉在充满脂肪的转子窝向上行走时，众多小支在转子窝进入小孔，供应股骨头基底。在闭孔外肌下缘，1~2 个相当大的转子支绕过大转子的后面外侧，血管主干在闭孔外肌的上面向上行走，至股骨颈的上面，此后在深处被闭孔内肌及上、下孖肌总腱及其上的大转子尖保护。当此血管抵达短而扁平的颈上部，2~3 个大支在靠近于大转子相接处进入股骨颈，在同一区域，3~4 个大血管穿过外侧关节囊附着处，向近侧在稍增厚的滑膜层下，在股骨头上部的关节软骨边缘进入 4~5 个大孔，这些血管一般口径均大，数目亦恒定。

（三）臀上动脉（superior gluteal artery）

臀上动脉供应髋臼的上部、纤维性关节囊上部及大转子的一部。当臀上动脉从坐骨大切迹穿出时，一支下行，供应髋臼后缘及关节囊后部；另一支沿髂骨横行，在臀小肌之下供应此肌，并分数支至髋臼的上部，这些血管的分支下降，终于近侧关节囊。臀上动脉至臀中肌的分支在此肌下越过，并发出一终支至股骨。降支至大转子上面及外侧面，该处为臀下动脉，旋股内、外侧动脉的共同分布区。

（四）臀下动脉（inferior gluteal artery）

臀下动脉在梨状肌之下及坐骨神经内侧，除了发出众多大的分支至臀大肌外，尚向后发出两个主支至髋关节的深部结构。横支越过坐骨神经，并发支供应该神经，当其越过神经不久，一支向下，供应髋臼缘的下部、后部及邻近纤维性关节囊，本干继续向外，在闭孔内肌、孖肌及梨状肌之间，有众多小支分布于这些肌肉的附着点、臀中肌及大转子的上后缘。在坐骨神经内侧，一支至深部，突然向下，在神经及髋臼后部之间，该支以后朝前围绕坐骨，在髋臼下部及坐骨结节的切迹中，在闭孔外与闭孔动脉相吻合，供应髋臼的下部。

（五）闭孔动脉（Obturator artery）

闭孔动脉多数起自髂内动脉，出闭孔后，除了肌支分布于内收肌群之外，在闭孔肌的深面，还有关节囊支，在髋臼窝，有丰富分支分布于脂肪、滑膜及髋臼，进入股骨头韧带内的动脉仅为闭孔动脉髋臼的一个终支。

在髋臼后部，从臀下动脉发出一支，常与闭孔血管环相连，从这两条动脉有几个分支进入髋臼下后部的孔内，在闭孔环的前内侧部，约 1/3 的标本可以清楚地看到臀下动脉与旋股内侧动脉参与组成外闭孔环。

（六）股深动脉的第一穿动脉（first perforating arteries）

第一穿动脉自股深动脉发出，穿过大收肌的上部，位于臀大肌附着点之下，除了有些支供应臀大肌及大收肌以外，一个大的支在臀大肌附着点以下沿股骨干上升，在股方肌下缘分出一个小支至小转子的后下面，另一支至大转子的后下侧。

第一穿动脉于小转子尖下约4.6cm贴股骨干内侧穿出大收肌，立即分为升、降2支。升支贴臀大肌附着处上行，沿途发出1～4支，其末支达大转子的下部，分布于大转子外侧及股方肌止点处（图1－45）。由于第一穿动脉升支的大转子支与旋股内侧动脉深支、旋股外侧动脉横支以及臀下动脉分支之间有恒定丰富的吻合，可以该血管为蒂切取大转子骨瓣，对股骨上段骨缺损进行修复。

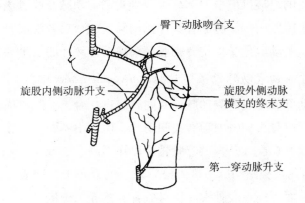

图1－45 股深动脉第一穿动脉

二、股骨近端的各组血液供应

股骨近端主要由股骨滋养动脉、支持动脉及股骨头韧带动脉供应。支持带动脉分为独立的3组，即后上、后及前组（图1－46）。

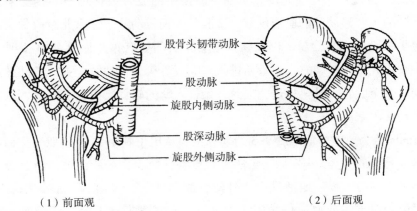

（1）前面观　　　　　　　　　　　　（2）后面观

图1－46 股骨头、股骨颈的血液供应

在所有年龄，支持带动脉均为供应股骨头及股骨骺的主要血管。股骨头韧带动脉对股骨骺仅为小的次要血液供应来源，在儿童为33%，成人为70%，随年龄增加，股骨头韧带动脉的口径亦增加。在儿童，股骨头韧带动脉只在少数具有重要性，但这种重要性，在成人有所增加。对儿童股骨头骺来说，股骨滋养动脉并不重要，但对成人，则作为补充血液供应。幼儿及儿童发生中的股骨头骨化中心，由关节囊动脉接受血液供应。儿童股骨头韧带动脉不进入股骨头，亦不供应生长的股骨头，仅有极小动脉伴随股骨头韧带经其附着处的纤维组织至股骨头凹区。股骨头韧带动脉、支持带动脉及股骨滋养动脉之间，一直到股骨头骨化几乎完成时才发生吻合。

成人股骨头的血液供应虽一部分由股骨头韧带动脉及股骨滋养动脉供应，但在更大程度上受旋股内侧动脉的骨骺外侧动脉支配，后者沿股骨颈，在关节边缘进入股骨头。这些动脉遭受损伤，则股骨头缺血性坏死的发生率将大大增加。

（一）股骨头韧带动脉或头凹动脉（foveolar artery）

发自闭孔动脉或旋股内侧动脉，或同时起自二者，在髋臼横韧带下沿股骨头韧带至股骨头。股骨头韧带内均有头凹动脉，但大小不同。各作者对此动脉是否供应骨化中心以及在成人是否供应股骨头存在不同看法。

Hyrtle 认为儿童头凹动脉不进入松质骨，仅分布于头凹表面，经毛细管与头凹静脉相吻合，而不进入股骨头内，对股骨头营养无价值。

Schmorl 认为，在2岁时，头凹动脉因血管壁部分增殖、肿胀及萎缩而开始闭塞，此为生理性闭塞。从2~30岁，这种情况无改变。30岁以后，血管腔只留有一窄隙，或完全不能通过。该作者认为，2岁以后，由头凹动脉进入股骨头的血液持续减少。但在2岁以前对生长的股骨头血液供应具重要性。

Wolcott 发现：①在幼儿及儿童期，发生中的股骨头骨化中心接受来自旋股内侧动脉的关节囊动脉的血液供应。②股骨头韧带动脉不进入儿童股骨头内，亦不供应生长股骨头的营养，仅在韧带附着于头凹处有很小血管。10岁时，当骨化中心长大并接近头凹时，血管始进入。③股骨头韧带动脉、关节囊动脉及骨干滋养动脉直至股骨头骨化接近完成时，始进入薄的软骨区而相互吻合，以后股骨头韧带动脉闭塞。

Trueta 认为，在供应股骨头3组动脉中，从出生到3~4岁，股骨头韧带动脉不参与股骨头的营养。4岁后，干骺血管重要性减少，最后消失，而股骨头韧带动脉亦尚未参与，唯一血液供应为外侧骨骺动脉。8~9岁时，股骨头韧带动脉参与供应，但干骺的血流仍被阻止。最后，在青春期，干骺动脉活跃，骺板愈合，遂具有成人的血液供应。Tucker 在成年人中发现，头凹动脉的大小及排列有甚多变异，进入股骨头内者约为70%，其他则不能很好地显示。成人头凹动脉进入股骨头内者约为儿童的一倍，血管直径平均为 0.326mm，其大小较儿童增加约 80%。

（二）支持带动脉（retinacular artery）

支持带动脉即关节囊动脉。支持带动脉靠近骺软骨板处进入股骨颈，为供应生长股骨头的主要血液来源。Tucker（1949）认为支持带动脉起自旋股内、外侧动脉，在转子窝有丰富囊外吻合，参与者有臀下、股深、闭孔及旋股动脉。旋股动脉位于纤维性关节囊远侧的表面，其分支在外侧穿入纤维性关节囊，沿股骨颈内行，位于滑膜反折皱襞的深部，与支持带纤维相贴。这种血管一般成组排列，偶尔亦有分散孤立者。

支持带动脉主要有 3 组，即后上、后下及前动脉。前 2 组为旋股内侧动脉的分支，沿股骨颈上、下缘走行。如从内侧看，股骨头颈后上动脉位于 11 点钟及 2 点钟间，后下动脉在 5~7 点钟间，此两组动脉虽可延展至股骨颈之前，但一般在其后面。这两组动脉大小一致，后上组一般较大，偶尔为骨骺的仅有血液供应来源。前组最小，最不恒定，系旋股外侧动脉的分支。支持带动脉位于滑膜之下，有时位于滑膜反折皱襞内，在其行程中发出许多支至股骨颈，与骨干滋养动脉相吻合。上支持带动脉的分支特别多，其至股骨颈基底者行程较直，支持带动脉在颈中部的分支相当丰富。后上支持带动脉不穿入骺软骨，但在其周围越过骺软骨板而朝向股骨头中心。在股骨头内，支持带动脉彼此吻合，并与滋养动脉及头凹动脉相吻合。

一般均认为，旋股内侧动脉为供应股骨头血液供应的主要来源，所有作者均发现旋股内侧动脉的终支恰在股骨颈的后上及后下，由关节边缘进入股骨头内。儿童时，这些分支向近侧行走，在骺板之上，以后急剧成角，抵达骨化中心。

Wolcott（1943）对新鲜尸体（胎儿 8 月~15 岁）注射，发现股骨干滋养动脉甚至在胎儿时期即与关节囊动脉吻合，关节囊动脉亦很早在股骨头股骨颈交界处发出几个相当大小血管，以后围绕骺软骨板，越过软骨，当其进入股骨头的软骨后，立即呈 45°直接朝向骨化中心。后上及后下关节囊动脉均发支供应骨化中心，但并非在所有人均同时供应。Wolcott 认为，关节囊动脉为股骨头的骨化中心唯一血液供应来源。关节囊动脉及股骨头韧带动脉之间的吻合，直至骨化中心扩展到一定程度（在头凹处，关节囊动脉及股骨头韧带动脉间仅隔一薄层软骨）才发生，大致在 12~14 岁，成人 20% 股骨头韧带动脉不进入股骨头内，无此种吻合。

Judet（1955）将成人股骨颈的血液供应分为 4 组：①上组动脉：在所有血管中最重要，经股骨颈上缘进入，起于旋股内侧动脉或其与旋股外侧动脉、闭孔动脉及臀下动脉的吻合。这种吻合紧位于转子窝附近。上组动脉在关节囊外面走行，在股骨颈附着处，供应股骨头、股骨颈的 3 ~ 4 个动脉直接向内，以后行于覆盖股骨颈上缘的滑膜深面，沿股骨颈走行，恰在到达股骨头的关节软骨边缘时，进入骨内，供应股骨头的 2/3 或 3/4，即 Trueta 所谓的外侧骨骺动脉。在上组动脉间，吻合数量多且规则，可在骨的内外，但总靠近起始处。在股骨颈内，上组动脉行程规律，直行向下外至股骨骨干，当抵达股骨颈中部时，在松质骨间朝所有方向分支，终支可远至股骨颈下缘皮质。②下组动脉：由旋股内侧动脉起始，沿关节囊附着处走行，从这个动脉有 2 ~ 4 个分支向内，在行程第 1 段，一般位于滑膜皱襞及骨之间。下组动脉又分为 2 群：外下群血管较小，由 2 ~ 3 个小支形成，在关节囊皱襞起始，进入股骨颈下部皮质内，此处皮质极厚，它们供应皮质，并经过皮质与上组的终支相吻合。内下群紧邻股骨头的关节软骨边缘穿入，直行向上，立即分为许多终支，又形成 2 组，一组向内上供应股骨头下 1/3 或 1/4；另一组向内，供应股骨颈的下内部，这组血管与上组及下组的外下群相吻合。③、④股骨颈前、后动脉：与上、下组动脉不同，行程不规则，不供应股骨颈的松质骨，仅终于皮质，形成一厚的周围网。这组血管由细小动脉构成，从旋股内、外侧动脉发出，起始在骨与滑膜之间，从股骨颈基底，朝向股骨头，在股骨颈后面下半比较规则，在前面仅有一个细小动脉，向上内。在股骨颈不同组动脉有许多吻合，每组又与邻近系统相吻合，上组及下组的内下群与股骨头的动脉亦吻合，在原来骺软骨板处，尚可以看到一组大致平行的吻合。股骨颈的上组动脉与转子区动脉沿转子窝向下外在转子间嵴吻合。有些股骨颈的上组动脉穿入股骨干上部，与股骨干滋养动脉相吻合。

（三）干骺动脉（metaphyseal artery）

干骺端内部有许多小血管，特别紧邻骺软骨板下方，小血管数目最多。干骺动脉在股骨颈中部深入骨内，在骨化中心骨化以前，干骺动脉位居骺软骨板之上，不穿过骺软骨板，骨化以后，此血管乃供应干骺端。

上干骺动脉一般有 2 ~ 4 个，自股骨颈上面进入，与大部关节软骨有一定距离，直行向下，以后突然向上内，朝向骺软骨板，下干骺动脉仅在关节软骨下缘进入骨内，常有一支较大，呈短螺旋状。干骺动脉在进入骨骺前，在滑膜下常彼此吻合。Hunter 称为关节血管环（circulus articularis vasculosus）。在股骨颈前侧，关节血管环缺如，在上下部，关节血管环最明显，该处主要动脉进入干骺内。

骺软骨板是骨骺与干骺端之间的血流屏障，虽然颈升动脉既分支供应骨骺，也分支供应干骺端，但是二者的血管吻合只在骨的表面而不在骨内。在新生儿，（股骨）颈升动脉在股骨颈表面的分支只供应干骺端，而不会穿过骺软骨板的中央进入骨骺，而（股骨）颈升动脉的其他分支可自周围延伸向上，穿过股骨头软骨终于骨骺。

（四）股骨滋养动脉（femoral nutrient arteries）

股骨滋养动脉不穿过骺软骨板抵达股骨头。在成人股骨滋养动脉向近侧行走，经股骨颈至头。Howe 发现，股骨滋养动脉在股骨干髓腔的上端终为众多小支，但从不分布于髓腔以外，其对股骨大转子、股骨头、股骨颈的血液供应相对不重要。Tucker 发现，股骨滋养动脉在股骨干中部进入，1~2 上支在髓腔内上行，与支持带动脉的颈支相吻合。13 岁以下者，滋养动脉不从干骺越过骺软骨板至骨骺，但在成人可见到这种吻合，为滋养动脉及支持带动脉间的毛细管丛吻合所补充。

（五）骨髓小血管

小血管的排列与骨髓性质（黄、红）有关。在儿童及少年，红髓在股骨上端的骨骺及干骺肉眼均可看到，但在成人，仅局限于干骺及关节软骨与股骨头凹下面的骨骺，大部分骨骺为脂肪所占据。镜下观察，红、黄髓并无明确分界，而常是互相交错，骨髓富于细胞，也可完全为脂肪性，红的细胞性骨髓由网状纤维的嗜银网组成，网状细胞附着其上，在网内有红细胞，处于发展不同阶段，偶有脂肪细胞及大的薄壁血管——静脉窦。在黄髓，脂肪细胞代替所有其他细胞，在脂肪之间有小血管，如毛细管大小。

骨髓小动脉及其分支的口径一致，直行，转换方向时角度突然改变。骨髓内薄壁血管以窦样管（sinusoid）形式出现。窦样管的大小虽较一般毛细管大几倍，但其壁薄如毛细管壁。窦样管的壁是否具有开口，形成开放循环，不能肯定。

骨髓静脉起自毛细管，窦样管较宽，行程较相当动脉更规则。在某些区域，如干骺部由窦样管引流的小静脉迅速排空，至大的薄壁静脉，较小口径的小静脉有时有并行动脉，或作螺旋状围绕动脉，或伴随另一静脉离开，可能在骨内存在动静脉吻合，但尚不能证实。窦样管为骨髓内主要血管床，相当于其他器官的毛细管。Trueta（1953）认为，这种毛细管的分布及形态与黄髓代谢需要有关。骨骺及干骺部的血液供应区别是：骨骺的动脉分布呈弓状，血管形状与骨髓类型的关系仅在动脉的最细分支可看到；黄髓血管呈毛细管网，红髓血管呈血管窦。贫血时，由于红细胞需要量增加，骨骺的骨髓由黄髓转变为红髓，骨骺的动脉弓不改变，但原先黄髓的毛细管代之以血管窦，细的输入血管进入宽大的血管窦，血流速度也大为减慢，缓慢的血流可能与骨转移瘤及骨髓炎的病变有关。Judet 发现，有些股骨颈的血液供应极丰富，可能与其红髓多少有关。造血髓有窦样管，而脂肪髓只有少数血管。该作者不能明确年龄与骨髓造血区及脂肪区何者的关系占主要。在大多数股骨颈中央区，围绕主要血管，含红髓，伸延至骨干的骨髓。在头下区附近，常可见一孤立红髓区，但在转子区从未见到。

第六节 髋关节及其周围结构的体表标志

一、髋部表面解剖

（一）髂骨

髂嵴全部可在皮下摸到，其上无任何肌肉或肌腱越过，深筋膜直接附着其上，其明显程度与人的胖瘦有关。从后面观察，髂嵴最高点相当于第4腰椎棘突。髂嵴最外的部分为髂关节，从前面看是髂骨最高点。结节间线乃两侧髂关节相连的线。髂前上棘位于髂嵴的前端，在瘦人甚为明显，为缝匠肌及阔筋膜张肌的起点，可作为测量下肢长度的标志。髂后上嵴在髂嵴的后端，位于臀上部的凹陷内，距中线小于一手掌宽处，相当于第2骶椎水平，适对骶髂关节的中点，这个平面同时相当于蛛网膜下腔的末端。

（二）耻骨

耻骨结节位于腹股沟的内侧，在瘦人易于触得，由耻骨结节向内为耻骨嵴，两侧耻骨之间有纤维软骨相连，形成耻骨联合。

（三）坐骨

坐骨结节在髂后下棘之下，其下端与小转子在同一平面，这个平面同时也是股方肌及大收肌坐骨部的分界线，在站立时覆被以臀大肌，但在坐位时即由肌的下缘滑出。由坐骨结节向下可以摸到坐骨下支。坐位时并非由尾骨尖承重，而是由坐骨结节承担身体的重量。尾骨尖实际上位于坐骨结节平面之上，可在两臀部间皱襞内触得，约在肛门后 3～4cm。

（四）股骨

对腹股沟韧带中点以下用力下压，再使下肢旋转，可觉股骨头在指下滚动。股骨大转子的尖端约在髂嵴下一手掌宽处，相当于髂前上棘至坐骨结节一线的中点，在瘦人因其上方的臀中肌比较明显，大转子处成一凹陷，在内收时较为凸出。大转子的上缘因阔筋膜紧附于髂嵴及大转子尖端之间，不易摸出，但如使大腿外展，因阔筋膜松弛，大转子即比较容易摸到。检查者的手指可深入至转子窝内。

（五）臀肌

臀部的脂肪组织非常坚厚，其深面的肌肉比较不明显，但臀大肌的边缘有时仍可视出，其下缘向下外，越过臀皱襞中侧，直至大腿的外侧。如使大腿内旋，则在髂前上棘外下方可看到阔筋膜张肌的隆起，其深面为臀中肌及臀小肌。

二、髋部骨性标志测量

（一）Nelaton 线及 Bryant 三角

正常情况下，由髂前上棘至坐骨结节间作一连线，即 Nelaton 线，此线应经过股骨大转子。使患者仰卧，自髂前上棘画一线垂直于床面，再由大转子尖端画一线垂直于此线，即 Bryant 线，正常此线的长度约为 5cm。由髂前上棘、股骨大转子尖及二垂直线相交点所成的三角即为 Bryant 三角。

股骨头脱位或股骨颈骨折时，上列各线的位置将发生变化，股骨大转子的位置将上升至髂前上棘与坐骨结节连线之上；Bryant 线因大转子向上而缩短，同时髂转子角亦减小。这种测量虽然有时因坐骨结节不易清楚摸得，但在设备简陋条件下，对于检查尚能有些帮助。

（二）Shoemaker 线及 Kaplan 点

仰卧时，两髋伸直，呈中立位，两侧髂前上棘连线应与身体纵轴相垂直，两侧髂前上棘与大转子的连线（Shoemaker 线）向前腹壁延长相交点（Kaplan 点），正常应位于脐部或脐以上，在髋关节脱位或股骨颈骨折后，此点即移至脐以下。

（三）髂转子前、后线

髂转子前线为髂前上棘至股骨大转子的连线，它与二髂前上棘连线所成的角度正常为 30°，名髂转子角。髂转子后线为髂后上棘至股骨大转子间之线，相当于臀中肌及梨状肌的分界，这条线的内、中 1/3 交界处为寻找臀上动脉由骨盆穿出最好的标志。自髂后上棘至坐骨结节连一线，此线下、中 1/3 交界处即相当于臀下动脉的表面投影。

（四）坐转子线

在坐骨结节及坐骨大转子间画一条线，其中点稍内，正当坐骨神经下行的径路。

三、下肢长度的测量

比较两侧下肢的长度对诊断及治疗有很大的帮助，通常测量下肢的长度可直接测量由髂前上棘至内踝尖的距离，亦可间接测量髂前上棘至股骨内侧髁的下端及由此至内踝尖的距离。为使测量准确，必须注意两侧髂前上棘连线是否与躯干纵轴相垂直，同时明确髂前上棘的部位。这样的测量虽然对下肢长短有所估计，但不能鉴别长度的缩短系由股骨颈或有股骨干的病理变化所致。要寻找它们之间的差别，必须另以股骨大转子作为起点再做测量，才能判明病源之所在。

某些病理情况下，因为患肢强直被固定于内收位，为了站立或行走，骨盆必须向患侧提高，这样患侧下肢就显得较短。这种错觉是因为只测量了脐部至内踝的距离，如果再比较两侧髂前上棘至内踝尖的距离，就会发现两侧真正的长度是一样的。同样情况，如果患肢强直被固定于外展位，骨盆向健侧提高，患肢外表上显得较长，实际上它的长度仍一样。因此在比较下肢长度时，必须根据盆骨的位置是否在水平线而定，如果它向一侧倾斜，脊柱往往会发生代偿性侧凸，外观上所显示的长度常是不确定的。

髋关节结核患者，最初患肢外展，骨盆向患侧降低，患侧的长度显得较长。以后由于韧带松弛，股骨头及髋臼破坏，外旋诸小肌变弱，而内收诸肌作用加强，患肢由外展变为内收，患侧骨盆提高，患肢显得较短。当然在疾病晚期，由于股骨头及髋臼遭到破坏或股骨头发生脱位，患肢将发生缩短现象。

第七节　脊柱的一般检查

根据患者的病史、临床症状和体征，对脊柱相关性疾病可做出初步诊断，但最后明确诊断还要依靠系统的、周密的、准确的临床检查。有时甚至要做一些特殊的检查，才能最后确定诊断。尤其要强调指出的是中医"望、闻、问、切"四诊合参的学术观点、临床诊法和排除其他疾病在脊柱相关疾病的诊断过程中还是处于指导地位的。

一般检查系指对脊柱的外观姿势、肌肉张力、椎间序列及功能活动范围的检查。最常用的检查手段就是望诊和触诊。

1. 望诊　先从背后进行检查，观察脊柱有无侧凸。脊柱侧凸是指脊柱中线向侧方弯曲。脊柱侧凸的类型有：一侧单纯性脊柱侧凸，脊柱仅向一侧弯曲；"S"形脊柱侧凸，一般有三个弯曲，居中的侧凸如向右侧凸，则上下两端为向左侧凸，居中的弯曲为原发性，上下则为代偿性弯曲。根据弯曲的部位可分为腰部侧凸、胸腰部联合侧凸和胸部侧凸。颈部则应注意有否斜颈。检查完背面，再检查侧面。正常脊柱颈、腰段有生理前凸，胸、骶段为后凸，同时注意骨盆倾角的增减和脊椎有无前凸或后凸畸形。脊柱在腰椎部过分前凸，呈挺腹抬臀的姿势，其原因可能是背肌无力或代偿性腹内重量增加。第4、5腰椎滑脱时，前凸也可增加。脊柱后凸畸形多为胸腔部分过度后凸，常称驼背。

2. 触诊　首先确定压痛点的位置，根据压痛点位置的深浅，再进行浅压痛和深压痛的检查。检查时自上而下用拇指顺序轻压棘突、棘间韧带和两旁的腰背筋膜、肌肉、椎间关节、腰骶关节、骶髂关节、髂腰韧带、骶部背面以及臀部的好发压痛部位。当发现压痛点时，即在局部做一记录，再重复检查一次，看压痛点的位置是否固定，然后做好记录。使患者椎旁肌肉放松，然后做间接按压、叩打等检查，使力量达到深层组织。

3. 脊椎活动范围的检查　包括头颈部、胸椎、腰椎活动范围的检查，如下颌可接近或贴胸（约45°）；后伸时额与鼻尖近乎水平位（约45°）；左右旋转时下颌骨可接近同侧肩部（约80°）；当膝关节伸直，腰前屈时两手指可触地（约90°）；后伸时两手指接近腘窝上缘（约30°）；左右侧屈时两手指可触及膝关节外侧（20°～30°）。

4. 脊椎棘突偏歪　沿纵轴逐个检查患者的颈、胸、腰椎棘突，可发现一个或多个脊椎棘突排列错乱，偏离脊椎中轴线移向一侧。究竟棘突偏歪有无临床意义，历来分歧较大。有人从健康人群调查的数据或椎体标本棘突骨结构形态的偏歪，认为是"发育性棘突偏歪"，从而否定棘突偏歪的临床意义。有人则认为棘突发生偏歪，是脊椎内外失衡的结果，并以此作为一些疾病的诊断和手法治疗的依据。我们认为，查体时发现棘突偏歪，可有下面三种情况。

（1）发育性棘突偏歪：人体在生长发育过程中，因先天或后天因素的作用，棘突在其发育过程中，其骨性结构偏离中轴线而移向一侧，棘突棘呈不对称性。这种类型的棘突偏歪，是发育性骨结构解剖变异，因而无临床意义。

（2）代偿性棘突偏歪：骨结构发育正常的棘突，在外力作用下偏离脊椎中轴线，棘旁软组织有轻微的炎性反应（如肌紧张、有或无轻度压痛）。由于机械代偿机制的作用而未产生临床症状。因此也无直接的临床意义。

（3）病理性棘突偏歪：发育正常的棘突，在外力作用下偏离脊椎中轴线，棘旁软组织有明显的肌紧张和压痛并有相对应的临床症状。这类棘突偏歪，是临床诊断和手法治疗的依据。

由此可见，临床诊断棘突偏歪，需具备下列条件：触诊发现病损处棘突偏离中轴线；棘突偏歪一侧软组织局限性压痛、肌紧张；与病变局部相关联的神经、血管分布区的临床症状。例如，寰枢椎半脱位（注：寰椎以横突为标志）易引起同侧头面部或脑血管神经症状；$T_{1\sim4}$棘突偏歪或后突，产生心血管或呼吸系统以及相应肋间神经分布区的症状；$T_{8\sim10}$棘突偏歪可产生与偏歪同侧的季肋部疼痛和不适的症状。这些症状的产生均与病损局部病理改变密切相关。针对性地施以复位手法，临床症状得以缓解或消除。下文论述的脊椎棘突偏歪，均属于病理性棘突偏歪。

5. 骶髂关节错动位置的检查　骶髂关节属微动关节。脊椎前屈后伸运动时，骶骨的关节面可随骨盆的前倾后仰，沿关节横轴做轻度的旋转活动。在妊娠期和产后妇女，慢性腰腿痛、骶髂关节劳损患者，关节周围韧带松弛，骶髂关节旋转活动范围可以增加。

6. 皮肤的检查　由于皮肤内有大量的汗腺，皮下有丰富的血管，借助于排汗和血管的舒缩，对调节体温有重要作用。检查皮肤温度时检查者以自己温暖的指背或手背皮肤切触患者的皮肤，以测试其温度。并同对侧相应部位做对比。这种方法简单而粗糙，但对有经验的检查者仍可觉察出 0.5℃ 的温度差异。正常人体的皮肤温度各部略有差异，一般躯干温度较四肢末端略为高，手部温度较足稍高。

7. 筋膜触诊　筋膜层的触诊比较皮肤层的触诊稍难些，要通过皮肤层后才能感知筋膜，而且还要区分浅筋膜和深筋膜。筋膜层触诊的要点是检查者的手与被检查者的皮肤之间不发生相对摩擦运动（即所谓的皮动肉不动），稍加用力揉动即可感知皮下脂肪层的厚度。在脂肪层的深面可触及完整的肌肉表面轮廓，这便是筋膜层的表面。筋膜层在软组织疼痛性疾病的诊疗中占有重要位置，在触诊的过程中应该注意其厚度、表面张力、弹性、有无结节、包块、条索等。

8. 局部高张力　各种因素引起的筋膜间室内压力增高，如炎性渗出、肌肉痉挛或筋膜挛缩，这种压力在引起肌肉发生缺血性挛缩之前就对各种神经末梢产生了病理性刺激，筋膜表面张力的增高和筋膜间室内压的增高均可对分布于其表面或穿过其间的皮神经产生牵拉或压迫。我们通过这样一种假设来理解筋膜间室内高压造成的皮神经卡压，致密的深筋膜表面形成了一个封闭的系统，好像充满了水或空气的气球，各种感觉神经纤维的末梢分布在这个气球的表面。当气球内的气体或液体增多，压力加大时，气球的体积增大表面张力也随之增大，分布在其表面的神经纤维末梢也被动受拉，产生了各种疼痛及感觉异常。应用按摩手法治疗筋膜间室内压力增高的机理也就是针对这种软组织减压设计的。目前，这种软组织张力性皮神经卡压在慢性劳损性疾病所产生的疼痛中已经成为主要的病因。

9. 痛性结节　痛性结节在慢性劳损性软组织损伤患者中的发生率特别高，仔细的触诊可以辨别其所处的解剖层次，多在深筋膜层。质地柔软，表面光滑，活动度好，与周围组织界限清楚，轻柔地按压 3～5 分钟可自行消散或使其体积缩小。产生的原因目前尚不清楚，可能为增生肥厚的筋膜与其下方紧张痉挛的肌肉的复合体。

10. 条索状包块　条索状包块是慢性劳损性软组织损伤患者的另一个特殊体征，其解剖层次也多位于深筋膜层。四肢关节的骨突部位多见。包块的表面比较光滑，活动度好，与周围组织界限清楚，有明显的压痛，有时向远近端放射痛，为增生的纤维结缔组织。在关节周围需注意与肌腱及韧带区别。

11. 骨关节　骨是体内坚硬的器官，主要由骨组织构成。脊椎骨属于不规则骨，由于椎骨间的连接组织及其运动情况的不同，椎骨的连结可分为不动关节（椎间盘）和关节（关节突关节）两种。形成关节的基本要素是对应的骨端及其上面覆盖的关节软骨、包裹上述结构的关节囊（含滑膜层及纤维层）和韧带。脊椎骨关节在解剖层次方面处于最深层，但由于所处的部位不同，表面覆盖的软组织厚度不同，其触诊的要求亦不尽相同。有些骨突、骨棘位于皮下，是很好的骨性标志，在这些部位触诊就要注意其周围的解剖关系。有些骨骼位于肌肉的深层，如椎板、横突、上下关节突等，依靠直接触诊就比较困难，需要一些特殊的轴向敲击或牵拉来进行检测。

12. 运动范围　当我们对脊柱的运动做分析时，一般总是以脊柱的某一部分或整个脊柱甚至把脊柱和骨盆作为一个整体来分析。脊柱的运动包括屈、伸、侧屈和旋转。根据关节生理学的材料：脊柱腰部屈曲可达 60°，伸为 35°；脊柱侧屈运动发生在额状面，脊柱腰段侧屈可达 20°，颈部为 30°～45°，整个脊柱侧屈的幅度为 75°～85°。脊柱腰段回旋幅度很小，仅有 5°；胸部幅度较大，为 35°；颈部则更大，可达 45°～50°；寰椎甚至可达 90°。整个脊柱回旋的幅度可达或超过 90°。

13. 动量检查　脊柱的活动胸腰段常是联合行动。和颈椎一样也有前屈、后伸、侧弯和旋转 4 种运动。胸椎因受胸廓限制，活动度极小。主要的动作发生在腰段。

（1）前屈：主要发生在下腰段，正常可达 90°（此时有髋关节参加）。

（2）背伸：主要发生在腰段，约有 20°～30°。背伸肌主要是骶棘肌。

（3）侧弯：主要发生在下胸段及腰段。同时伴有一定的旋转。正常时使脊柱变成一均匀的弯弧，约 30°。侧弯肌主要是腹内、外斜肌，腰方肌。腰方肌检查：取站立位，病员做主动腰部侧弯运动。

（4）旋转：主要发生在胸腰段及腰骶段，其余腰椎因关节面呈矢状面，故旋转活动范围很少。躯干正常的旋转范围约 30°。

14. 其他各项检查　颈压轴及拔伸试验，转头闭气试验，臂丛神经牵拉试验，头颈伸屈、旋转试验，跟膝试验，单髋后伸试验，骶髂关节旋转试验，拇趾背伸试验，颈静脉压迫试验，腱反射试验，颈屈曲试验，风府穴按压试验等。

第八节　检　查

疾病的诊断要靠病史、体格检查、辅助检查来进行综合判断。只有做出准确的判断才能进行合理的治疗。

骨科临床检查时，首先应树立全身情况与局部情况并重的观念，切忌只见局部，忽略整体；其次，应充分暴露被检查部位，这是做好检查的首要条件；第三，应注意对比，包括左右对比或患侧与健侧对比，以及上下邻近组织之间的对比。骨科各部位检查的顺序，必须遵循一个原则，即不遗漏重要的阳性体征和有意义的阴性体征。

一、骨科一般检查

（一）检查用具

1. 一般用具　同一般体格检查用具，如听诊器、血压计等。

2. 骨科用具

（1）度量用具：包括金属卷尺（也可用皮尺或无伸缩性布卷带代替）、关节量角器、旋前旋后量角器、骨盆倾斜度测量计、足度量器、枕骨粗隆垂线等。

（2）神经检查用具：包括叩诊锤、棉签、大头针、音叉、冷热水玻璃管、皮肤用铅笔、握力器等。

（二）检查注意事项

1. 环境要求　检查时要在温度适宜、光线充足、安静舒适的地方进行。

2. 检查顺序　需系统而全面，一般先进行全身检查，再重点进行局部检查。按顺序进行，避免误诊、漏诊。检查时一般按视诊、触诊、叩诊、听诊、特殊检查、功能活动检查、肢体长度与周径测量、肌力检查、神经系统检查、软组织检查的顺序进行。

3. 显露范围　根据检查需要脱去上衣或裤，充分显露被查部位。检查时要显露健侧做对比（如果双侧均有病变，应设法与正常人做对比），不可忽视邻近关节或其他有关部位的检查，应结合全身检查，要有整体观念。检查女患者时要有家属或护士陪同。

4. 检查体位　通常情况下，上肢和颈部的检查可采用坐位或站位；下肢及腰背部的检查一般采取卧位，有时还可采用下蹲位，特殊检查可采取特殊体位。

5. 检查手法　要求动作规范、轻巧，检查应轻柔，对创伤患者要注意保护，尽量减少由于操作而引起的患者不适。

6. 其他事项　若患者配用矫形支具，如使用拐杖等，应检查是否合适，可能时应去除做全身和局部检查。若患者采用石膏或夹板固定或牵引，应检查肢体位置，血循环情况，固定部位活动情况，牵引重量，局部皮肤有否破损，石膏、夹板是否完好无损，其松紧度是否合适。

（三）一般检查项目

1. 发育与体型　发育状况通常以年龄、智力和体格成长状态（身高、体重及第二性征）之间的关系来判断。一般判断成人正常的指标为：胸围等于身高的一半，两上肢展开的长度等于身高；坐高等于下肢的长度。体型是身体各部发育的外观表现，包括骨骼、肌肉的成长和脂肪的分布状态。临床上把成年人的体型分为无力型（瘦长型）、超力型（矮胖性）和正力型（均匀型）三种。

2. 营养状态　根据皮肤、毛发、皮脂肪、肌肉的发育状况综合判断，也可通过测量一定时间内体重的变化进行判断。临床上分为营养良好、中等、不良三个等级。

3. 体位和姿势　体位是指患者身体在卧位时所处的状态。临床上常见的有：自动体位、被动体位和强迫体位。

4. 步态即行走时表现的姿态。步态的观察对疾病诊断有重要帮助。骨科常见的典型异常步态有剪刀步态、摇摆步态、跨越步态、跛行步态、间歇性跛行等。

二、髋关节基本检查

（一）问诊

髋关节病变引起的疼痛，通常位于腹股沟部中点或臀部，有时也位于大腿前面和膝部内侧，其解剖基础是沿闭孔神经前支放射。医师如不了解髋关节疼痛的特点，只检查膝关节，就会漏诊早期髋关节病变。髋关节的活动痛也应该详细询问，仔细分析。

脊椎病变也可引起牵涉性"髋痛"，但主要表现在臀部及大腿外、后侧，常被误诊为髋关节疾病。真正的髋痛常因走路增多而加剧，而脊椎病变引起的髋痛，咳嗽、打喷嚏时加重，甚至放射到足或小腿。

（二）望诊

1. 站位检查

（1）步态：注意异常步态。

1）代偿性跛行：主要由单侧下肢短缩引起，如果一侧患肢短缩在 1～2cm 以上则无法完全代偿，此时骨盆及躯干倾斜，患者常以患侧足尖着地或屈曲对侧膝关节而呈跛行。

2）疼痛性跛行步态：当单侧髋关节发生病变时，患者行走时为了减轻患侧下肢的负荷，患侧足谨慎落地，在行走中迅速抬起，尽量设法缩短患肢的负重时间，即当用患肢着地时极快地收回正跨步的健肢，健肢跨步动作十分仓促，患者常在对侧借助手杖或拐杖减轻疼痛。双侧髋关节病变时患者多用双拐辅助行走，儿童突然发生者，见于髋关节结核、股骨头骨骺炎等；成年人逐渐发生者，以髋关节关节炎为多见。

3）摇摆步态（鸭行步态）：臀中肌为股骨外展肌。如一侧臀中肌无力，行走时该侧肢体支撑时，对侧骨盆下降，躯干为了取得重心平衡，需向支撑肢体倾斜，至健肢支撑时，躯干恢复常态。常见于先天性髋关节脱位、髋内翻或陈旧性股骨颈骨折愈合后等。双侧髋关节脱位时，可见躯干交替向双侧摆动和倾斜。

4）髋关节强直步态：髋关节强直固定在不同的位置上，各有其特殊的步态。总体说来，当一侧髋关节强直时，身体侧转移动行走，患侧髋部呈整块地向前移动之趋势，即转动腰部及全骨盆，使患侧下肢向前迈步。常见于髋关节结核、化脓性髋关节炎。

5）偏瘫步态：偏瘫患者步态的特点是站立相及双足负重期延长，步态的异常与马蹄足膝关节屈曲受限、髋关节屈曲增加有关。

（2）两侧髂前上棘：观察两侧髂前上棘是否在同一水平面上。如骨盆向左倾斜，同时有代偿性腰椎右侧弯则提示左髋关节有外展畸形，但要鉴别这两者中哪个是原发的。任何原因引起的下肢长度不等，均可继发骨盆倾斜，同时出现下腰椎代偿性侧弯。可以通过测量下肢短缩的准确数值来判断，也可以通过目测的方法来进行粗略的检查。方法是让患者两腿并拢，两足跟着地放平，取立正姿势，医师用双手拇指分别压在患者两侧髂前上棘部，然后目测两下肢的长度相差数值。在髋关节疾病中，引起肢体短缩常见于髋关节结核、股骨头坏死、小儿股骨头骨骺炎、骨骺滑脱等。

（3）股骨大粗隆的位置：大粗隆向上移位，表现为髋部增宽，大粗隆明显向外突出，与髂前上棘距离变短，常见于股骨头骨折和髋关节脱位，如为双侧性，则出现会阴部增宽，或有明显的双侧髋内翻表现。多见于双侧股骨头无菌性坏死和小儿双侧先天性髋关节脱位。

（4）髋关节有无畸形：髋关节不能伸直可呈屈曲、内收、外展及旋转畸形。

1）屈曲畸形：患者髋关节不能伸直呈屈曲状态。站立时多有"点角"，或腰椎前凸。

2）内收畸形：患肢超过躯干中线，呈内收位不能外展，同侧骨盆高于对侧。

3）外展畸形：患肢处于外展位而不能内收，同侧骨盆低于对侧。

4）旋转畸形：观察足趾或髌骨，向外偏时为外旋畸形，向内侧时为内旋畸形。髋关节前脱位时，患肢呈变长、外展、外旋而微屈髋畸形。当髋关节后脱位时，出现患肢屈髋、屈膝、内收、内旋、短缩畸形。股骨颈骨折时，呈现屈髋、屈膝、外展、外旋、短缩畸形，若是关节囊外骨折其旋转角度加大。在股骨大粗隆骨折时，患肢呈内收、外旋、短缩畸形。在髂耻滑囊炎时，患侧下肢往往处于屈曲位。髋关节关节炎时，呈现屈曲、外旋、内收畸形。

（5）两侧腹股沟：检查时应注意观察皮纹深度和位置是否对称，因腹股沟中点稍下方正是髋关节的前部，关节内有肿胀必然引起腹股沟的改变。必要时需要做双侧对比检查，否则不易发现一些较轻微的异常。如果腹股沟局部凹陷变深，则有股骨头脱位的可能。

（6）两侧臀大肌：髋部如有慢性疾病或长期疼痛，使患肢不能负重，可出现臀大肌废用性肌萎缩，表现为患侧臀部变得平坦。如臀部出现条索状沟凹，并伴有臀肌萎缩，则是由于臀筋膜挛缩或臀大肌纤维条索状形成所造成的特有外观形态。如有一侧臀部高突，则常见于髋关节后上脱位。

（7）两侧臀横纹：观察两侧横纹是否对称。

（8）皮肤改变：观察髋关节周围有无瘢痕及窦道，局部有无红肿。臀部如果出现红肿并伴有疼痛、高热等症状，则提示可能有臀部软组织感染性疾病，如急性蜂窝织炎等。

2. 仰卧位检查 髋关节轻微畸形时，站立位时可因骨盆或腰椎代偿不易发现；仰卧位时，由于不负重，无代偿，骨盆摆正后，可以显示。正常髋关节的两侧髂后上棘或髂嵴顶点连线应与双下肢轴线垂直，若在骨盆已摆正的情况下，任何一侧下肢轴线不垂直于上述连线，说明该侧髋关节有内翻或外侧畸形。

3. 仰卧位检查 髋关节屈曲挛缩者不能完全俯卧。

（三）触诊

1. 仰卧位检查 触诊时首先寻找体表标志如髂前上棘、大粗隆等进行定位，触摸髋部有无压痛、肿胀、肿物、异常隆起、肌紧张、痉挛等。

腹股沟中点压痛多见于髋关节炎症、股骨颈骨折、风湿性关节炎、股骨头无菌性坏死、髋关节结核等。如触之隆起、饱满，说明髋关节肿胀；如触到凹陷，则是股骨头脱出。若在大粗隆触及囊性肿物，其后方生理凹陷消失，伴有压痛，可见于大粗隆滑囊炎。在屈伸髋关节时，可触及一粗而紧的纤维带在大粗隆上来回滑动，多见于弹响髋。股骨大粗隆上移可见于股骨粗隆间骨折、髋关节后上方脱位、股骨头无菌性坏死时。

2. 俯卧位检查 髋关节后方主要的骨性标志是髂后上嵴，于皮下很易摸到。坐骨结节位于臀部，约在臀皱襞的水平，因为该结节有臀大肌和脂肪覆盖，所以关节伸直时不易摸清。骶髂关节因有突出的髂骨和支持关节的韧带，所以骶髂关节触不到。

臀部软组织触诊：主要检查臀大肌、臀中肌、股方肌、梨状肌、骶结节韧带等软组织有无异常改变，大粗隆后上部正是髋关节的后壁，触按其有无压痛，有无肿胀。在臀大肌下方，若触及球形股骨头，则说明髋关节后脱位。

（四）叩诊

仰卧位检查：

1. 大粗隆叩击痛 半握拳，从大粗隆外侧向内叩击，使关节发生冲击疼痛。

2. 足跟叩击痛 将髋关节外展 30°，下肢伸直位，并抬高 30°，用拳叩足跟部，使之发生传导痛。髋部有骨折或炎症时，均可出现叩击痛。

（五）听诊

仰卧位检查：

1. 髋关节内弹响

（1）当髋部自主伸直到最后 25°时，于髋关节内可听到清晰的一尖锐的响声，常见于运动员。起因不明，可能是髂腰肌肌腱于髋关节前方向外侧滑动所致，也有可能是关节盂缘韧带松弛，股骨头撞击髋臼盂的结果。

（2）由于股骨头在髋臼的后上方边缘轻度自发性移位，造成大腿突然屈曲和内收而发生弹响，日久可变为习惯性。多见于儿童。

（3）由于髂股韧带呈条索状增厚，在髋关节过伸，尤其是外旋时与股骨头摩擦而发生程度不定的弹响。常见于成年人。

2. 髋关节外弹响　当髋关节屈伸及行走时，在大转子上方出现一滑动的条索状物，并同时出现较大的声响，发生的部位有两处：

（1）大转子与髂胫束之间：髋关节屈伸的时候，髂胫束由大转子后方向前方滑动，引起弹响。大转子处有明显的压痛，滑液囊肥厚，见于大转子滑液囊炎。

（2）腹股沟韧带与髂骨之间：见于腰大肌下滑液囊炎。

（六）肢体画线及测量

1. 下肢的长度及周径

（1）下肢的长度：真正的下肢长度应该从股骨头中心量起。由于股骨头中心没有固定的表面标志，常选择髂前上棘到内踝尖的距离为下肢长度。如发现双下肢不等长，应进一步确定短缩的部位，如股骨大粗隆以上缩短，则表明病变发生在髋关节附近。

（2）周径的测量：在髌上10cm处测其周径，并与对侧对比。

2. 股骨大粗隆位置的测量　髋关节病变如结核、后脱位、髋内翻及股骨颈骨折等引起的下肢短缩，股骨大粗隆都向上移位，可用下列方法测量。

（1）内拉通（Nelaton）线（图1-47）：仰卧位或侧卧位，从髂前上棘与坐骨结节的中心（此点在髋关节屈曲45°时最突出）连一直线。正常时Nelaton线恰好通过股骨大粗隆。如股骨颈骨折或髋臼骨折大转子尖上移，超出此线之上。但是，大粗隆顶点上移超过1cm才有诊断价值，因为坐骨结节较大，定点很难准确。

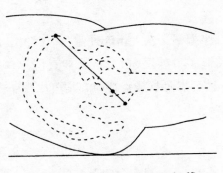

图1-47　内拉通（Nelaton）线

（2）布赖恩特（Bryant）三角（图1-48）：仰卧位，两腿平伸，患肢有畸形时即取健肢与患肢对称体位。从髂前上棘向床面作一垂线 AD，由髂前上棘向股骨大粗隆作 AB 线，自大粗隆顶点向 AD 线作一垂直线 CB，即构成三角形 CAB，CB 线为三角形之底边。两侧对比，如患侧 CB 线有短缩即表示大粗隆上移，见于髋关节脱位或股骨颈骨折。

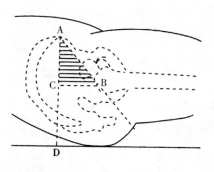

图 1-48　布赖恩特（Bryant）三角

（3）舒梅克尔（Shoemaker）线与卡普兰（Kaplan）交点（图 1-49）：患者仰卧位，由两侧股骨大转子顶点与髂前上棘之间各画一连线，此线称为舒梅克尔（Shoemaker）线。将左、右之连线向前腹壁延长，正常时，两线在脐或脐上中线相交，两线交叉点称为卡普兰（Kaplan）交点。如一侧大转子上移，则交点在对侧腹壁脐的下方，两侧髋骨亦不在同一水平面上。

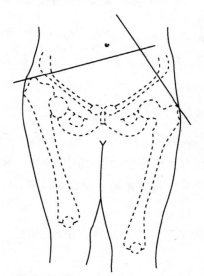

图 1-49　舒梅克尔线与卡普兰交点

（4）大转子间连线：又称奇恩（Chiene）试验（图 1-50）。两侧大转子顶点以及两侧髂前上棘之间，连成两条直线。正常时，此两线平行，如一侧大转子上移，两线即不平行。

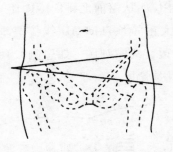

图 1 - 50　大转子间连线

（5）耻骨联合横线（图 1 - 51）：通过耻骨最高点作水平线，正常时，此线经过大转子顶点，如大转子上移，则其顶点高出此线。

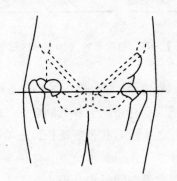

图 1 - 51　耻骨联合横线

（6）阿兰 - 多德（Alan - Todds）试验：检查者将两侧拇指各置于髂前上棘，而中指放在大转子的顶点，将环指、小指置于大转子后方，两侧对比，即可测出大转子移位情况。

（七）髋关节运动功能检查

髋关节的活动有前屈、后伸、内收、外展、内旋、外旋六个方向，又有外力作用的被动运动和自身肌力作用的主动运动。检查时，就要检查关节这两方面功能。神经损伤或脊髓灰质炎患者应先做主动运动检查，一般髋关节病变可以直接做被动运动检查。

1. 髋关节中立位　髋关节伸直，髌骨、足趾朝上。

2. 主动运动检查

（1）屈曲：屈髋肌为髂腰肌、缝匠肌、阔筋膜张肌和耻骨肌。其中最强有力的为髂腰肌，此外，还有一些辅助屈肌，如臀中肌和臀小肌前部纤维、长收肌、股薄肌等。

患者仰卧位，双下肢伸直，被检查侧髋关节主动屈伸或被检查侧屈髋、屈膝，大腿向胸腹部靠近，臀部和背部不要离开床面，正常人膝关节接近胸部。膝伸直时，由于腘绳肌（股二头肌、半腱肌及半膜肌）的紧张，主动屈曲可达80°，被动屈曲约120°。膝屈曲时，腘绳肌松弛，主动屈曲130°~140°，被动屈曲可超过140°.

（2）后伸：后伸肌为臀大肌、臀中肌后部纤维、腘绳肌和大收肌。

患者俯卧位，双下肢伸直，检查侧下肢抬离床面，主动后伸一般为20°，被动后伸可达30°。检查时要注意防止腰椎代偿运动，骨盆不能离开床面。

（3）外展：外展肌为臀中肌、臀小肌和阔筋膜张肌，臀大肌上部纤维和梨状肌亦起辅助作用。

患者仰卧位，双下肢伸直。医师双手扶住两侧髂骨，防止骨盆运动。被检查侧下肢自动外展，估计两腿之间的角度。正常可达30°~40°。

（4）内收：内收肌为耻骨肌、长收肌、短收肌、大收肌和股薄肌。此外，臀大肌、股方肌、闭孔内肌、闭孔外肌和腘绳肌也有内收大腿的作用。

患者仰卧位，被检查的下肢自动向对侧肢体靠拢并越过，估计其超过的角度。检查时下肢与身体要正直。正常可达20°~30°。

（5）外旋：外旋肌为梨状肌，闭孔内肌，上、下孖肌，屈髋时髂腰肌亦起作用。

患者仰卧位，髋关节和膝关节各屈曲90°，大腿不动，足向内侧运动，小腿向内运动的角度即是髋关节外旋的角度。正常可达30°~40°。检查时要防止骨盆移动。

（6）内旋：内旋肌为臀中肌、臀小肌前部纤维及阔筋膜张肌。

患者仰卧，髋关节和膝关节各屈曲90°，大腿不动，足向外侧运动，小腿向外运动的角度，即是髋关节内旋的角度。正常可达40°~50°。

3. 被动运动检查　在进行髋部运动功能检查时，如果患者有运动功能障碍，往往以骨盆或腰椎的活动来代偿运动受限的髋关节。为了准确地评价髋关节的活动范围，应该防止这种代偿运动。在进行下面各项检查时，应该固定住骨盆。

（1）屈曲：正常时，髋关节屈曲角度为130°~140°。

患者仰卧位，使骨盆放平，通过两髂前上棘之间的假想线与身体中线垂直。检查者一手放在腰椎下面固定骨盆，另一手放在膝部。当屈曲髋关节时，同时屈曲膝关节，要注意屈曲到什么角度时，患者背部能触及医师固定骨盆的手，这时腰部前凸变平，骨盆也被固定，再进一步屈曲，只能是髋关节运动。要尽可能使髋关节屈曲，正常时，屈曲可使大腿靠近胸部。检查时要注意对侧肢体必须保持伸直位，如骨盆发生旋转则出现托马斯征，另外还要注意对侧髋关节是否有屈曲挛缩畸形。

（2）后伸：正常时，髋关节后伸的角度约为30°。

患者俯卧位，检查者将一侧手压在患者骶骨部，固定住骨盆。让患者弯曲膝关节，松弛腘绳肌，使其不参与伸髋活动。检查者另一只手放在被检查侧大腿的下面，向上抬腿。假如腿不能后伸，就可能有髋关节屈曲挛缩或关节强直，这时需要检查对侧，对比两侧的活动范围。

（3）外展：正常时其外展角度为 45°～50°。

患者仰卧，两腿取中立位。检查者一侧前臂放在患者骨盆前部，用手握住对侧髂前上棘固定骨盆，然后用另一只手握住踝部，尽量使检查侧下肢外展。下肢外展到最大限度时，检查者可以感到骨盆开始移动。如果让被检查侧下肢保持这个位置，再以同样方法检查另一侧，这就很容易比较两髋关节外展程度。

（4）内收：正常时其内收角度为 20°～30°。

患者仰卧位，检查者用手固定患者的骨盆，另一只手握住踝关节，使被检查侧下肢横过身体中线和对侧下肢的前方。当内侧收到最大限度时，检查者可感觉到骨盆开始移动。

内收、外展双侧同时检查法：患者仰卧，两腿平伸。医师站在床尾，以双手分别握住患者的两足跟，使双腿充分交叉，观察双髋的内收度。再使两腿充分分开，观察两髋外展度。髋内翻、髋关节后脱位以及炎症性疾患均外展受限，髂胫束挛缩则髋内收受限。

（5）内旋：正常时，其内旋角度为 35°。

患者仰卧位，双下肢伸直。检查者站在观察床头足侧，用双手分别握住双足踝上部，以髌骨近端作为标志，向内旋下肢并测定旋转角度。

另一种检查方法是让患者仰卧位，双侧小腿悬垂于观察床头，检查者一手固定其大腿，以防止在检查过程中把股骨拉向侧方，另一手握住胫骨下端，以胫腓骨作为杠杆，将小腿向外侧，使大腿和髋关节发生内旋。胫骨可以作为一个指针，可清楚地表明旋转活动角度。然后，以同样方法检查对侧，并做两侧对比。

（6）外旋：正常时其外旋角度约为 45°。

检查方法与内旋检查方法基本相同，只是将检查动作改为相反方向即可。

内外旋双髋同时检查法：患者仰卧，使其双髋及双膝同度屈曲。两膝并列不动，两足充分分离，观察两髋的内旋度。然后将两足并列不动，两膝充分分离，观察两髋的内旋度。然后将两足跟并列不动，两膝充分分离，观察两髋的外旋度。髋关节结核、骨关节炎、化脓性关节炎、类风湿关节炎及强直性脊柱炎等疾病均能使内外旋受限，而先天性髋脱位以及陈旧的外伤性后脱位则可发现内旋范围增大而外旋受限。

在检查过程中应该注意区分伸髋与屈髋这两种体位检查髋关节旋转活动范围。因为在一种体位可能受限。在检查髋关节旋转疼痛时要一面检查，一面分析，以判断其疼痛的位置。

活动髋关节时出现疼痛，可能有关节内病变和软组织病变两种情况。一般在轻度旋转时即出现疼痛，多由于关节面的不平滑所引起。强度旋转因软组织被牵拉，所以肌肉、筋膜有病也能引起疼痛，这时需要结合压痛部位和旋转方向来推断哪一侧软组织受牵扯而产生疼痛。

髋关节的屈曲位旋转，可使髂腰肌松弛。如果轻微旋转仍有疼痛，则证明是关节面摩擦痛，可以排除髂腰肌的牵拉痛。常见的止于股骨小转子的髂腰肌慢性炎症，则必须做屈曲位旋转。因为髋关节伸直能使髂腰肌紧张，如稍有旋转就更使髂腰肌紧张，此时的旋转痛并不代表关节面的摩擦痛。所以不能伸直的髋关节不能马上估计为髋关节本身病变，而是软组织挛缩所引起的关节外病变。髋关节伸直对步行非常重要，因此在髋关节环转运动时，嘱患者用腿做顺时针和逆时针画圆运动，检查者用手察辨髋部的响声。低浊的响声可能是大粗隆与滑囊之间摩擦的缘故，响脆的声音是关节面不平所致。

三、髋关节检查

（一）站立检查

单腿站立试验，又称髋关节承重功能试验、臀中肌试验、Trendelenburg 征。嘱患者先用健侧下肢单腿站立，患侧下肢抬起，患侧骨盆向上提起，该侧臀皱襞上升为阴性。再使患侧下肢抬起，则健侧骨盆及臀皱襞下降为阳性（图 1 - 52）。此试验反映髋关节的稳定情况，任何髋关节结构的改变（如先天性或外伤性髋关节脱位、股骨颈骨折等）或肌肉的瘫痪、无力，而影响臀肌特别是臀中肌的作用，甚至发生麻痹性髋脱位时，本试验呈阳性。

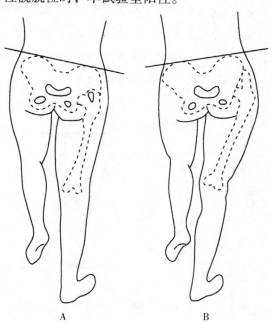

A   B

图 1 - 52　髋关节承重功能试验（右侧）

A. 阳性；B. 阴性

（二）仰卧位检查

1. 托马斯（Thomas）征　又称髋关节屈曲挛缩试验。检查时嘱患者取仰卧位，大腿伸直，此时腰部前凸；屈曲健侧髋关节，迫使脊椎代偿性前凸消失，则患侧大腿被迫抬起，不能接触床面（图1－53）。提示该髋关节有屈曲挛缩畸形或髂腰肌痉挛，而患肢与床面形成的角度即屈曲畸形的角度，临床上常见于类风湿关节炎、股骨头缺血性坏死、髋关节结核、髋关节骨关节炎等。

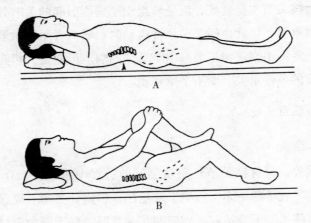

图1－53　托马斯（Thomas）征

A. 患肢平放于床面，腰椎代偿性前凸——阳性；B. 健肢屈曲髋膝关节，
腰椎前凸消失，但患肢髋屈曲——阳性

2. 艾利斯（Allis）征　又称Galeazzi征。检查时患者取仰卧位，屈膝屈髋，两足平行放于床面，双足跟放齐后比较两膝高度。不等高为阳性，提示较低一侧的股骨或胫骨缩短，或髋关节后脱位（图1－54）。临床上多见于股骨干或胫腓骨骨折的重叠移位、股骨颈骨折、粗隆间骨折向上移位、髋关节后脱位等疾病。

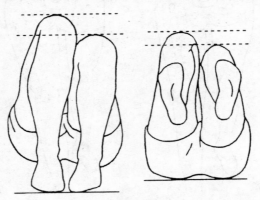

图1－54　艾利斯（Allis）征（左下肢缩短）

3. 高芬（Gauvain）征　又称大腿滚动试验，检查时患者取仰卧位，双下肢自然伸直，检查者用手掌轻搓大腿，使大腿来回滚动。若系该髋关节疾患并引起

髋周围肌肉痉挛，运动受限，疼痛，可见到该侧腹肌收缩，则为阳性（图1-55）。临床上常见于髋关节脱位、股骨颈骨折、股骨粗隆间骨折、髋关节炎症、结核等。

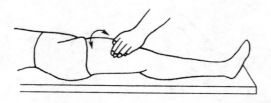

图1-55 高芬（Gauvain）征

4. 望远镜征 又称都普顿（Dupuytran）征、巴洛夫（Barlove）试验、推拉试验。检查时患者取仰卧位，检查者一手固定骨盆，另一只手握住患肢膝部，使髋关节、膝关节稍屈曲，沿股骨干长轴，用手上下推动股骨，反复数次，若觉察有抽动和音响为阳性（图1-56），临床上多见于小儿先天性髋关节脱位、股骨胫骨折未愈合等。

5. "4"字试验 又称Feber征。患者仰卧位，患肢髋膝关节屈曲，髋关节外展、外旋，小腿内收、外旋，将足踝放在对侧大腿之上，两腿相交成"4"字形。检查者一手固定骨盆，一手在屈曲膝关节内侧向下压。如髋关节出现疼痛，而膝部不能接触床面，即为阳性。表示该侧髋关节有病变。做此试验时，必须先确定骶髂关节是否正常，如有病变亦为阳性（图1-57）。

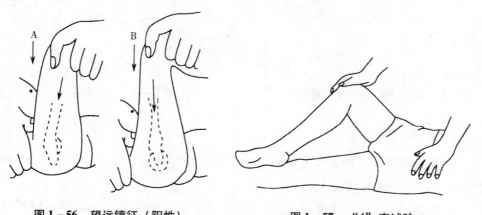

图1-56 望远镜征（阳性）　　　图1-57 "4"字试验

6. 杨特征 本体征是区别髋关节屈曲畸形是由于髂腰肌挛缩还是由于髂胫束挛缩的方法。检查步骤与托马斯征基本相同，当托马斯征出现阳性体征时，保持健侧膝髋极度屈曲体位，将患肢外展到一定角度髋关节屈曲畸形是由于髂胫束挛缩引起。

7. 奥托兰尼试验 用于新生儿先天性髋关节脱位的早期诊断，通过触诊的脱位感、复位感及脆响等，判断髋关节有无松弛或半脱位引起的异常活动。检查时，患儿仰卧，双髋外展，两腿外展，两腿分开，患侧膝关节不能接触床面；如能，则先有一滑动声响，此为暂时复位的标志（图1－58）。

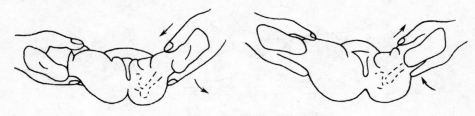

8. 巴尔娄试验　这是Ortolani试验的改良方法，但两侧同时检查。保持前述实验体位，中指放在大转子处，拇指在小转子部位施加压力，如感到股骨头向后滑出髋臼，放松后立即复位者，说明髋关节不稳定，极易发生脱位（图1－59）。

9. 蛙式试验　又称屈膝屈髋外展试验。正常新生儿或2～9个月婴儿双髋、膝各屈曲90°后，外展双髋可达70°～90°，若不能达到，应疑有先天性髋脱位（图1－60）。

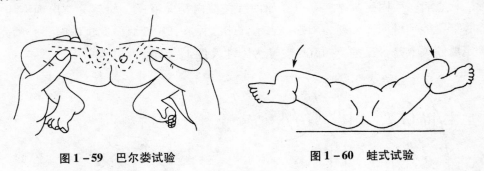

图1－59　巴尔娄试验　　　　　图1－60　蛙式试验

（三）侧卧位检查

1. 髋外展试验　患者侧卧位嘱自动伸直大腿并外展，如不能外展，即为阳性。见于臀中肌麻痹或松弛。

2. 欧伯试验　又称髂胫束实验。检查时患者取健侧卧位，健侧屈髋屈膝，减少腰椎前凸。检查者立于患者背后，一手固定骨盆，另一手握住患肢踝部，屈患髋膝达90°后，外展大腿并伸直患膝，再放松握踝的手，正常时应落在健腿之后方，若落在健腿之前方（即髋关节表现为屈曲）或保持上举外展的姿势即为阳性，提示髂胫束挛缩或阔筋膜张肌挛缩（图1－61）。

（四）俯卧位检查

髋关节超伸试验，患者俯卧位，检查者一手固定骨盆，另一手握住踝部，使之屈膝向后，提起下肢，正常髋关节可向后超伸15°左右（图1-62）。当髋关节有挛缩及炎症等病变时，其伸展受限。

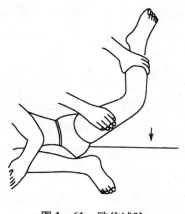

图1-61 欧伯试验

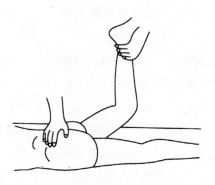

图1-62 髋关节超伸试验

第九节 影像学检查

影像学检查在脊柱相关疾病的诊疗中不可或缺，尤其是在某些疾病的鉴别诊断中起到"金标准"的作用。近年来数字化影像技术的实施，CT、MRI及超声技术的普及运用，使得脊柱相关疾病的诊疗手段更加丰富。

一、脊柱影像学检查与诊断

（一）X线检查

脊椎各节段的X线平片检查是一项重要的辅助检查，它不仅能显示脊椎骨的各种改变，还可除外结核、类风湿、肿瘤和畸形。X线平片是脊椎结构立体形态的平面投影，尽管影像重叠紊乱，仍可直接、间接反映脊椎的既往和现状，有较丰富的内涵。对于X线平片检查的价值，要结合病史和体征，客观予以评价。脊椎各节段的常规或特殊投照位置的X线平片检查，各有关专著已做详尽的论述，本章不再重复。重点介绍与钩活术治疗脊柱相关疾病关系密切的几个问题。

1. 寰枢椎半脱位X线征的临床意义　寰枢椎开口位片若发现寰椎侧块偏移、齿状突不居中、两侧寰枢关节间隙不等宽，则是寰枢椎半脱位的X线征。侧位片上常可见寰椎后弓呈"环状"（正常呈重叠影像）。临床症状有：与寰椎侧块偏移方向同一侧的头痛或偏头痛和眼部症状。可伴头昏、眩晕、血压异常、失眠等。查体发现一侧寰椎隆起（与另一侧对比）、压痛，局部肌肉紧张、压痛或有C_2棘突偏移错位。

2. 钩椎关节增生X线征的临床意义　此征象多发生在中下段颈椎。钩椎关节增生的程度与该椎间盘退变、间隙狭窄的程度成正比。单个间隙钩椎关节增生者，常有明显的根性刺激症状或交感神经激压症状。多个椎体钩椎关节的增生性改变，因是一个慢性的渐进过程，患者一般已较适应，所以临床症状不明显。一般以颈、肩、上肢的麻胀劳累、乏力为主，多见于老年患者，由于往往自认为是"老年病"而不予重视。

3. 胸椎正、侧位片单个间隙相对应椎体增生的 X 线征的临床意义　此征象多发生在中下段胸椎，提示该部曾有损伤或有异常应力存在。临床症状有：增生同侧相对应的肋间神经分布区的疼痛和不适以及相应节段交感神经支配脏器的功能紊乱症状。T_8、T_9 间隙右侧增生性改变，则有右季肋部的慢性疼痛不适和胃肠功能紊乱症状。查体见该部棘突偏歪，棘旁压痛、肌紧张。

4. "水平骶椎"与腰前凸曲线加深 X 线征的临床意义　X 线平片显示腰骶角增大（>43°）即为"水平骶椎"，常见腰曲加深征象，临床症状有站立、端坐、平卧和行走时因腰骶部胀痛甚至下肢麻胀而不能持久，患者需叩打骶部或采取下蹲位以缓解腰骶部和下肢的症状。严重者可出现间歇性跛行和马尾神经受激压的症状。查体见腰曲明显加深，骶部后凸隆起，两侧腰肌紧张和代偿性肥厚。

5. 骶髂关节密度增高 X 线征的临床意义　骶髂关节密度增高，提示关节存在慢性劳损或炎性改变，见于慢性腰腿痛或类风湿关节炎（中枢型）早期的患者。一侧骶髂关节密度增高或同时伴有关节间隙增宽（与另一侧对比）征象者，示该关节存在损伤或关节错位。临床症状有：一侧腰骶部疼痛不适，并且往同侧下肢牵扯。部分患者还可有同侧下腹的隐痛、触痛和盆腔脏器功能紊乱症状。少数患者有骶尾部痛和下肢怕冷、多汗或无汗症状。查体见该侧腰肌代偿性紧张，骶髂关节压痛或叩痛，或者该侧骶髂关节前错位或后错位。

（二）CT 和 MRI 检查

X 线计算机体层成像（X - ray computed tomography，CT）和磁共振成像（magnetic resonance image，MRI）出现于 20 世纪七八十年代，这两项影像学技术的临床应用使脊柱相关疾病的诊断和鉴别诊断水平大为提高。

1. CT 检查

CT 是用 X 线束对人体层面进行扫描，取得信息，经计算机处理后获得重建图像。所显示的是断面解剖图像，其密度分辨率优于 X 线图像。CT 检查分平扫、造影增强扫描和造影扫描。在观察分析时，应首先了解成像的技术条件，是平扫还是增强扫描；再对每帧图像进行观察。结合一系列多帧图像的观察，可立体地了解器官的大小、形状和器官间的解剖关系。病变组织与周围组织的密度差是诊断的主要依据，依据病变密度高于、低于或等于所在器官的密度而分为高密度、低密度或等密度病变。如果密度不均匀，有高有低，则为混杂密度病变。还要观察邻近组织和器官的受压、移位和浸润、破坏等。CT 检查对中枢神经系统疾病的诊断价值较高，应用普遍。对颅内肿瘤、脓肿与肉芽肿、寄生虫病、外伤性血肿与脑脊髓损伤、椎管内肿瘤与椎间盘脱出等疾病诊断效果好，诊断较为可靠。螺旋 CT 扫描可获得比较精细和清晰的血管重建图像，而且可以做到三维实时显示，有望取代常规的血管造影。

2. MRI 检查

MRI（磁共振成像）是利用原子核在磁场内共振所产生的信号经重建成像的一种技术。可获得人体横断面、冠状面、矢状面及任何方向断面的图像。有利于病变的三维定位。MRI 显示解剖结构清晰而逼真，可很好地观察器官大小、形状和位置等方面的情况，对引起器官形态变化的疾病能快速做出诊断。在良好的解剖背景上显示病变是 MRI 诊断的突出优点。在观察病变时要注意病变的位置、大小、形状、边缘轮廓及与有关脏器的关系。MRI 诊断已广泛用于临床，尤其在神经系统较为成熟。对脑干、幕下区、枕大孔区、脊髓与椎间盘的显示明显优于CT。对神经脱髓鞘疾病、多发性硬化、脑梗死、脑与脊髓肿瘤、血肿、脊髓先天异常与脊髓空洞症的诊断价值较高。对腹部与盆腔器官如肝、肾、膀胱、前列腺、子宫颈部和乳腺 MRI 检查也有相当价值。在恶性肿瘤早期对血管的侵犯和肿瘤分期方面优于 CT。骨髓在 MRI 上表现为高信号区，侵及骨髓的病变如肿瘤、感染及代谢性疾病，MRI 可清楚显示。在显示关节内病变及软组织方面也有其不可替代的优势。

（三）特殊检查

脊椎损伤性病变的诊断，主要依据临床病象和 X 线平片检查。若诊断不能确定或为了进一步明确病变的性质、部位、程度和范围，在条件许可时，可做一些辅助检查。

1. 椎管造影检查

目的在于鉴别脊髓症状是由于脊髓变性、粘连性蛛网膜炎、脊髓肿瘤或椎间盘向椎体后方疝出所致。常用的造影剂为碘油或碘苯脂之类。由于碘油黏稠度较大，吸收很慢，长期滞留有引起异物反应、肉芽肿或化学性蛛网膜炎的可能，因此，最后在已确定手术适应证后方行碘油造影，便于在术中吸出。碘苯脂比较稀，易注入也易抽出，短期内能自行吸收，所以有人主张采用。椎管造影的方法简介如下：腰穿后，往蛛网膜下腔注入造影剂 2 ~ 5ml。患者仰卧（显示脊髓后方受压情况）或俯卧（显示脊髓前方受压情况）位。在透视下观察造影剂流动情况。徐倾斜检查台。检查腰椎病变时，先使头端升高，使造影剂往下流至椎管第 1 骶椎平面，然后再使造影剂向上回流。检查颈、胸椎病变时，倾斜检查台呈头低脚高位。在椎管正常无梗阻情况下，造影剂通过速度相等，均匀顺利，没有不对称的缺口或滞留。椎管有部分梗阻者，当加大倾斜角度时，可见造影剂通过缓慢并且不对称或分流而过，呈"L"或"U"形。椎管完全梗阻者，可见造影剂在梗阻处滞留不前，虽加大倾斜度亦不能通过。如果造影剂不能通过颈椎达于颅内，为了解颈椎梗阻上界及其节段数，则加做脑池穿池下行造影。为多发性颈椎间盘病变的彻底治疗提供诊断依据。椎间盘突出者呈小而规则的充盈缺损或压迹，压迹位置对着椎间隙平面。脊髓肿瘤视其大小，可造成椎管的部分或完全性梗阻，形成杯状缺口或充盈缺损，缺损常对着椎体平面，其范围可延及或超过邻近椎间隙或椎体。

2. 椎间盘髓核造影检查

即将造影剂注入可疑病变的椎间盘内，观察其形状以确定有无病变。椎间盘髓核造影只能了解椎间盘本身的情况，不能全面了解椎间盘以外的病变，且操作繁琐，有可能损伤神经和引起感染，患者痛苦较大，一般不宜采用。仅在手术过程中，为了明确定位以及了解椎间盘是否存在病变时酌情使用。

3. 椎动脉彩色多普勒检查

通过动脉穿刺或动脉插管，注入适量造影剂，了解椎动脉有无畸形、迂曲、阻塞、受压、变细以及椎动脉的形态学改变与颈椎活动的关系，适用于椎动脉型颈椎病的确诊。由于椎动脉造影的技术条件要求较高，一些患者可能出现严重的并发症，而椎动脉型颈椎病的诊断，通过临床及其他各项辅助检查一般可以确诊，因此宜慎重使用。近年来由于微创技术和数字成像技术的发展，椎动脉彩色多普勒检查开始用于临床检查。比较常用的是激光多普勒和超声多普勒两种方法。

4. 脉象图

脉象图是使用仪器来描记脉搏搏动图形的一种方法。脉诊是中医诊断学的重要内容，是中医诊断疾病特有的方法。应用仪器记录脉象图，就可以使人的主观感觉成为客观的脉象图形，因而确定了脉象性质和数量概念的客观指标，掌握了正常和疾病过程中脉象变化的客观规律。对于脊柱相关疾病应用脉象图观察，可帮助了解疾病状态下心血管系统的循环状态，血管壁的张力、弹性、柔顺性，间接地推测支配血管的神经的功能。脉象图是一种摄取人体动脉血管搏动信息的电子仪器。它的原理是用传感器将人体动脉血管脉搏信息转变成与之相对应的电阻改变量，通过转换电路将其转换成便于记录的模拟电压信号，用心电图机描记脉图供定量分析。脉象图的取图方法是根据传统中医学切脉的原理，先切取左、右侧寸口脉象，然后患者取仰卧位，平静呼吸，准确测量左、右肱动脉血压，按照中医学切脉的方法将患者手心向上，手臂外展，触及桡动脉搏动后，将传感器置于关脉部位取图，按照已确定的各标志点，测量其初始数据，进行统计学处理。运用切脉的方法来诊断疾病在中医学已有很久的历史。《素问·脉要精微论》指出："切脉动静，而视精明，察五色，观五脏有余不足，六腑强弱，形之盛衰，以此参伍，决生死之分。""阴阳有时，与脉为期，期而相失，知脉所分，分之有期，故知死时，微妙在脉，不可不察。"脉象本身是一种信息，由切脉所掌握的不是脉管本身的变化，而是脉象所负载的信息。对于不同的与脊柱有关的疾病，大量地反复统计这些信息，对之进行分类和对比观察，就可以发现它和特定疾病的联系。运用脉象仪观察脉象，反映了动脉的压强和容积的瞬时变化，客观地记录和反映了脉象的情况，说明脊柱相关疾病发生后，人体循环系统和神经系统的功能改变，得出脉象质和量的变化，为疾病的治疗和预后提供客观依据。

5. 血流图

血流图亦名电阻图或电阻式血管容积描记。即给人体被检部位通过一种无损伤的微弱高频电流，检测两个电极之器官电阻抗的综合变化，来测定颅内、肢体和心、肺、肝、肾等部位体液的生物阻抗、循环功能和血流动力学变化的生物物理方法，是目前应用得较简单的一种无创性检查方法。本方法能间接诊断和评价被检部位的循环功能状态、血流供应强度、血管紧张度及血管解剖状态等。血流图检查的基本原理是体液导电能力最强，而皮肤导电能力很差。所有组织的电阻率均决定于含水量和相对密度。含水量和离子多的电阻率小，为良导体；含水量和离子少，密度大、电阻率大的为不良导体。前者如含水量肌肉可达 72% ~ 75%，脑的含水量为 68%，是良导体。肌腱、脂肪和骨骼为不良导体。当测定某种器官的阻抗变化时，电极之间所测部位不同，分别存在皮肤、皮下组织、肌肉、脂肪、腱膜、神经、腺体、体液、血液等组织。因此，凡是随心脏搏动而引至有血液搏动部分的组织，发生相应变化的瞬间，以电极引出，加以放大记录时即可描绘出所测部位的血流图波形。概括地说，血流图方法就是给人体待检查部位通过以对机体无害的微弱高频电流时，测量出该部位的电阻抗的变化和大小，利用此种生物物理方法反映出被检部位的体液、血流量的变化情况，以供医生参考，使其对疾病做出正确诊断。血流图可作为临床研究及其他检查的补充资料，观察某些疾病的血流动力学改变具有一定的意义。在脊柱相关疾病中，如颅脑疾患、某些心血管系统疾病、肢体血流障碍、反映某些血管的病理解剖及机能状态，应用血流图检查可协助对疾病的诊断并进行治疗前后的对比观察和判断预后。脊柱相关疾病中常用的血流图检查有脑血流图、肢体血流图，以及心、肺血流图等。脑血流图是描记测量电极间头部组织电阻抗随着心动周期而发生的波动性变化，借以了解脑血管的结构、功能和血流动力学的改变，对脊柱引起的头痛、头晕、失眠和视力下降、听力减退等有一定的价值。肢体血流图在一定条件下可以反映被检部位搏动性血液供应状态、血管壁弹性变化，间接地反映脊柱相关疾病时神经对血管支配的受累状况，借以客观评定肢体血流循环在病理状态下的大致情况。

6. 诱发电位

诱发电位是指人工刺激感受器或传入神经，在感觉传入冲动激发下，脊髓和大脑皮层某一特定的区域产生较为局限的电位变化。这种电位变化是短暂的，很微弱，运用电子计算机叠加技术，将微弱的信号叠加，即可在体表记录到诱发电位。周围神经受刺激时，电冲动沿神经传导到中枢神经系统。这种活动可以通过神经系统的各种不同组织的电活动而检测出来。电活动出现的时间、波形、波幅可用来估计神经系统的状况。目前已在脊神经后根、脊髓和大脑皮层记录到了诱发电位，根据诱发电位的结果可以对脊柱相关疾病进行解剖学定位及估价其功能状态。刺激周围神经时，冲动沿神经传导至后根、后角、后索直至皮层感觉区，凡以上部位病变影响神经传导功能，诱发电位即可出现异常。故诱发电位是感觉传入功能完整性定量的客观指标。当脊髓、神经根缺血、受压、炎症、水肿等因素作用时，神经传导功能障碍，此时会出现相应脊柱节段神经支配脏器的症状，同时也会出现诱发电位的异常，包括诱发电位的潜伏期和神经传导速度的改变。经过治疗后，消除了脊柱的病理因素，恢复了脊柱的内在平衡，缓解了脊髓、神经的压迫、炎症或缺血，因而诱发电位也恢复正常。所以诱发电位是感觉神经功能完整性和判断脊柱相关疾病时神经受累程度及预后的定量客观指标。

7. 肌电图

肌电图是研究或检测肌肉生物电活动，借以判断神经肌肉系统机能及形态学变化，并有助于神经肌肉系统的研究或提供临床诊断的科学。肌电图的检查方法是应用同心针极插入肌肉内引出肌肉在不同状态下的生物电位，比较精确地区分下运动神经之病变部位和性质，对肌肉的力量、收缩、感觉状况以及疼痛和神经传导速度提供客观的依据，有助于判断病变的部位、程度，推测其恢复情况和预后。骨骼肌的兴奋和收缩是肌电图形成的基础。肌电图是记录不同机能状态下骨骼肌的电位变化，这种电位变化与肌肉的结构、收缩力学、收缩时的化学变化有关，而骨骼肌的收缩是靠神经支配的，通过肌电图的变化，有助于了解相应脊髓节段或神经根的病变部位、程度及其与内脏疾病的关系。肌电图的检查方法是将引导电极插入到骨骼肌。首先要选择适当的肌肉，将电极插入后一般肌电图按以下三步进行观察：①肌静息状态的肌电变化，②随意收缩时肌电变化，③被动牵张时的肌电变化。然后将肌电信号往前置放大器输入，在示波屏上可观察到肌电图或直接纸描记录。脊柱相关疾病时，由于脊髓或神经根受到压迫或刺激，失去对所支配肌肉的控制作用，这样的肌纤维由于体内少量乙酰胆碱的刺激而产生自发收缩，因此四肢肌肉中可出现纤颤电位，偶尔出现束颤电位。小力呈主动收缩时，多相电位正常，不出现巨大电位；大力收缩时，呈完全干扰相。运动单位的平均时限和平均电压正常。在病变晚期和病程较长的患者，主动用力收缩时，可出现波数减少和波幅降低，失神经支配的肌肉范围呈节段性分布。

8. 括约肌肌电图

括约肌肌电图对于阳痿诊断的适应证很有限，但对疑有多系统变性的患者具有较高的诊断价值。绝大多数多系统变性患者具有勃起功能减退症状，有些甚至出现于其他神经系统症状之前 1 ~ 2 年。支配括约肌的脊髓前角细胞位于骶段脊髓内形成一致密核，称为 Onuf 核。病理研究发现多系统变性患者 Onuf 核中前角细胞选择性丢失，引起肛门括约肌及尿道括约肌的失神经改变。大多数男性患者阳痿症状出现于膀胱症状之前。

二、股骨头坏死的影像学检查与诊断

（一）X 线检查

近年来虽然影像学有了长足的发展，但是对于股骨头缺血性坏死的诊断仍以普通的 X 线片作为主要的手段，有时甚至不需要其他的影像学手段即可做出明确的诊断。股骨头血液供应中断后 12 小时骨细胞即坏死，但在 X 线片上看到股骨头密度改变，至少需要 2 个月或更长时间。骨密度增高是股骨头坏死后形成的现象，而不是骨坏死的本身。

1. 髋关节前后位相　为表现 X 线摄影体位。摄影方法：患者仰卧于摄影台上，被检侧髋关节放于台面中心。下肢伸直，足稍向内倾，使两足尖并拢，相互接触。股骨头放于暗盒中心（髂前上棘与耻骨联合上缘连线的中垂线上向外 2.5cm，即为股骨头）。

2. 髋关节侧位相摄影方法　患者侧卧于摄影台上，被检侧靠于台面，下肢伸直，大腿外侧缘紧靠台面，使股骨长轴对暗盒中线，使股骨颈位置对暗盒中心。对侧髋部弯曲，与躯干成直角，使 X 线不致被对侧下肢挡住，膝部和小腿用沙袋支撑。

（二）髋关节的 CT 检查

常规取仰卧位，头先进，横断扫描。双足略分而足尖向内侧旋转，两足尖并拢，双上臂抱头，以髂嵴为上界做正位定位片，从髋上缘为起始向下逐层扫描至大转子下缘水平，扫描层数 5mm，间隔 5mm。扫描为种业扫描。过滤函数：标准算法或骨算法。窗技术：一般采用故窗和软组织窗两种窗观察。骨窗：WW：2000 ~ 3000，WL：100 ~ 400，软组织窗：WW：200 ~ 400，WL：20 ~ 40。

（三）髋关节的 MRI 检查

髋关节 MRI 检查时，患者仰卧位，双腿略内旋，两足尖并拢，以确保双侧对称，一般使用体线圈包绕双侧有利于做对比。一般进行冠状面及横断面检查，

也可以同时加做矢状位扫面，包括冠状面 T1W1、T2W1 和 T2 脂肪抑制及横断面 T1W1、T2W1，层厚 5mm。

（四）X 线解剖及阅片方法

1. X 线解剖　髋关节包括髋臼、股骨上端和关节囊，为球窝型关节，是全身最大的持重关节。髋关节囊前面附着在股骨粗隆间线，后面附着在股骨颈中、下 1/3 的交界处。18 岁以后的成人及 2～3 岁的小儿的髋臼边缘光滑，其余年龄的髋臼边缘可以不规则，但两侧对称，所以不要误以为病变。

体重由骶髂经髋臼、股骨头颈传递至下肢，使髋部骨结构产生与力线相一致的骨小梁支架。

股骨上端骨小梁分为两组，持重束和张力束。两组均有主束和副束。持重束简称 S 束。主束由股骨颈内侧皮质向上散在分布在股骨头顶关节面下，副束由小粗隆向上分布在大粗隆。张力束简称 T 束。主束由大粗隆向内上分布到股骨头内侧关节面下。副束骨小梁起自大粗隆下外侧骨皮质，在张力主束下经股骨颈向内行走。两束的副束的骨小梁在粗隆下相交叉。两个交叉之间，骨小梁稀少为 Ward 三角（图 1 - 63）。

髋关节各种轴线的关系如下：由大粗隆的最上缘引一水平线与股骨轴线垂直，此线可以通过股骨头中央凹或在凹的下方，刺线叫作司肯纳（Skinner）线（图 1 - 64）。股骨颈的下缘与闭孔的上缘及内侧缘连续起来，形成连续的弓形线，叫作 Shenton 线（图 1 - 65a）。股骨骨干的轴线与股骨颈的轴线形成一个 120°～130°的角度（图 1 - 65b）。髋臼的髂部斜面所引的斜行线与水平线形成一角度，在儿童能步行以前，此一角度小于 28°（图 1 - 66）；若大于 28°时，表示髋臼发育不佳，可能为先天性髋关节脱位的因素。

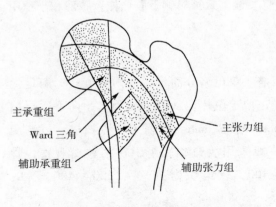

主承重组
Ward 三角
辅助承重组
主张力组
辅助张力组

图 1 - 63　股骨头上端骨小梁分布

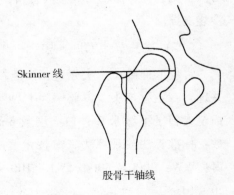

Skinner 线

股骨干轴线

图 1 - 64　司肯纳（Skinner 线）

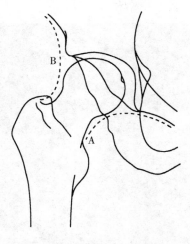

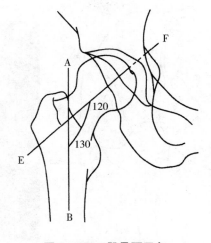

图 1 - 65a　沈通线（虚线 A）　　　　　**图 1 - 65b　股骨颈干角**

AB 线与 EF 线形成的夹角约 120° ~ 130°

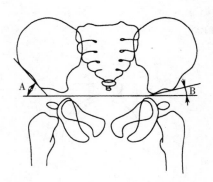

图 1 - 66　步行前幼儿髋臼角测量

A. 髂骨角；B. 髋臼角

　　髋关节常规 X 线摄影为前后位（图 1 - 67）。Kohler 线如泪滴状，它表示髋关节内侧界线。它的外脚表示髋臼的前缘，外脚向下行至髋臼下缘时转向内上方成为内脚。内脚与外脚相连接的半圆形的弯曲部分恰好位于沈通线的下方。Kohler 线可用来衡量髋臼线的畸形。张德昌等用股骨头覆盖指数评价股骨头与髋臼之间的关系，测量方法如下：股骨头最内点与髋臼外上缘垂直线的间距 A 为髋臼顶宽，股骨头最外点与最内点垂直线的距离 B 为股骨头宽，A 除以 B 乘以 100% 即得股骨头覆盖指数。正常下限值为 76，在 75 以下为异常，说明股骨头承受身体的重力点外移，有关节向外侧脱位（图 1 - 68）。髋关节间隙正常值的改变对临床诊断髋关节病变具有重要意义。股骨头最内点与髋臼内缘的垂直距离为内间隙宽度，正常人男性为 7.67mm（±2.7mm），女性为 6.95mm（±2.75mm）；股骨头最高点与髋臼的距离为上间隙宽度，正常男性为 4.11mm（±1.55mm），女性为 3.92mm（±1.61mm）。

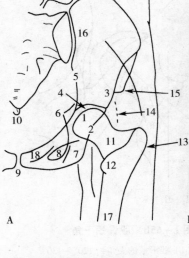

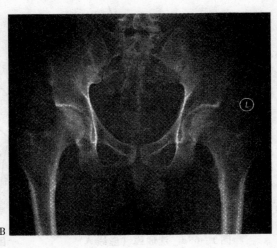

图 1-67

A. 髋关节前后位线条图　1. 股骨头；2. 髋臼后缘；3. 髋臼倾斜部；4. 髋关节间隙；5. 髂耻线；

6. 坐骨棘；7. 坐骨；8. 闭孔；9. 耻骨联合；10. 尾骨；11. 股骨颈；12. 小粗隆；13. 大粗隆；

14. 关节囊；15. 髂前上棘；16. 骶髂关节；17. 股骨干；18. 耻骨　B. 髋部前后位平片

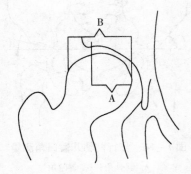

图 1-68　股骨头覆盖指数

股骨头最内点与髋臼外上缘垂直线的间距 A 为髋臼顶宽，股骨头最外点与

内点垂直线的间距 B 为股骨头宽。A 除以 B 乘以 100% 即得股骨头覆盖指数

　　髋臼指数：在髋关节正位片上，分别测量髋臼窝的深度与长度，髋臼指数即为深度与长度的比值（图 1-69）。成年为 6:10，如指数 <0.5，则表示髋臼窝浅。

　　Perkin 方格：自髋臼外上缘作垂直线（又称为 Martin 线），再从两侧"Y"形软骨上缘作连线，向两侧延长与上述垂直线相交，将髋关节分成 4 个象限，以测定股骨头位移情况。股骨头骨骺中心位于下象限（图 1-70），有脱位者在外下方，更严重者在外上方。

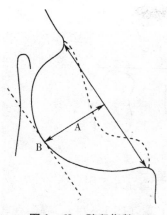

图 1 - 69　髋臼指数

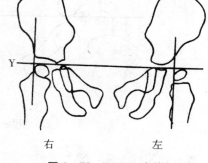

右　　　左

图 1 - 70　Perkin 方格

右侧股骨头在内下象限，位置正常，

左侧股骨头在左外下象限，示关节脱位

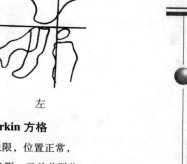

股骨头与髋臼重叠影像：较大儿童股骨头和干骺端内缘影像与髋臼后缘影像重叠成梭形（图 1 - 71）。重叠影像变形或消失表示股骨头外移，见于关节腔积液、股骨头缺血性坏死。

Köhler 泪滴：髋臼底前下方正位投影，形如泪滴。正常时两侧大小相等，在股骨头骨骺未出现之前，可测量股骨颈与泪滴的距离（图 1 - 72），正范围为（8.5 ± 1.3）mm，大于 11mm 或与健侧存在 2mm 以上差异时，提示骨盆解剖不对称，或为髋关节病变。

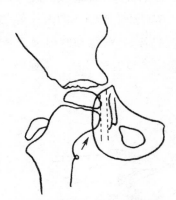

图 1 - 71　股骨头与髋臼重叠影像

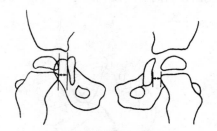

图 1 - 72　Köhler 泪滴

闭孔肌征：又称特纳征，在骨盆正位片上比较两侧闭孔肌阴影。如一侧变小或增宽，则为髋关节有病变之征象。

股骨干骺端位置：也叫 Hilgenreiner 测量法，用于测定股骨头化骨核出现前髋关节对位情况。先经双侧髂骨最低点 Y、Y′作连线，然后自股骨干骺端最高点 A 到 YY′线作垂线相交于 C，测量 A 至 C 的距离 H 及 Y 的距离 D（图 1 - 73）。分别用 D 值约为 12mm。先天性髋关节脱位时 H 值减小，D 值增大。

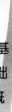

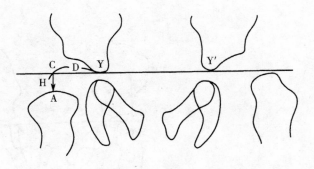

图 1 – 73　　**Hilgenreiner 测量**

　　成人髋关节 X 线表现：髋关节包括髋臼和股骨上端（图 1 – 74）。髋臼在骨盆外侧面中部朝向前外下方，髋臼由髂、坐、耻三骨的体部结合而成，上为髂骨体，后下为坐骨体，前下位耻骨体，分别占髋臼的 2/5、2/5 和 1/5，髋臼边缘呈堤状，下缘有切迹，横韧带架在切迹上方。髋臼缘和韧带周边镶有环形软骨即关节盂唇。髋臼窝在髋臼中央，窝底骨质很薄，受外伤或被破坏时股骨头可突入骨盆腔，在正位片上，髋臼呈半月形凹窝，口朝外下方。髋臼后缘的阴影部分重叠在股骨头阴影上。形成髋臼顶和内壁的关节皮质呈一弯曲的白线，髋臼顶部的皮质线常常较股骨头的皮质线为厚，髋臼外侧的皮质及其皮质下骨小梁因股骨头阴影显得稍为模糊，但在体层上可以分开显示。髋臼外上缘的皮质线转向上方与髂骨外缘的皮质相连，这条线一直延续到髂嵴，该处的皮质线较宽，这些线的任何中断都意味着病变。两侧的皮质线和小梁形态都是对称的。髋臼的中心对着小骨盆的髂耻线。髋臼底前下部正面投影像泪滴，称为泪滴线，代表髋关节的内侧界线。泪滴线的内外角之间的宽度代表了髋臼窝的厚度。正位像上可以显示髋臼后缘、前缘和髋臼窝三条致密线。髋臼顶有时有一游离的小骨块，称为髋臼小骨。关节盂在 X 线上不显影。

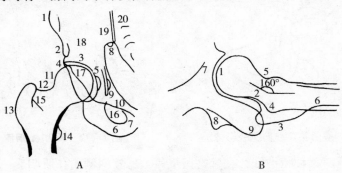

图 1 – 74　　**髋关节正常 X 像**

　　A. 髋部前后位 X 像　1. 髂前上棘；2. 髂前下棘；3. 髋臼；4. 髋臼缘；5. 髋臼窝；6. 坐骨结节；
7. 坐骨支；8. 坐骨大切迹；9. 坐骨棘；10. 耻骨上支；11. 股骨头；12. 股骨颈；13. 大粗隆；
14. 小粗隆；15. 粗隆窝；16. 闭孔；17. 股骨头凹；18. 髂骨翼；19. 骶髂关节；20. 骶骨

　　B. 髋部侧位 X 像　1. 股骨头；2. 股骨颈；3. 大粗隆；4. 小粗隆；5. 粗隆间嵴；6. 股骨干；
7. 髋臼；8. 坐骨棘；9. 坐骨结节　股骨颈长轴线与股骨干纵轴线交角为股骨颈前倾角

在 X 线正位片上股骨头呈半圆形，股骨头窝在股骨头顶部持重面稍下方，股骨旋转时窝的位置有变化。股骨头最粗大的骨小梁束自顶部斜向外下止于股骨干内侧皮质，并密切连接股骨距。股骨颈上缘较短，下缘稍长较圆，大概有 2/3 在髋关节囊内，参与髋关节的构成。股骨颈外上方有大粗隆（大转子），内下方偏后为小粗隆（小转子）。如 X 线片显示小转子增大，表示髋关节处于外旋位。反之，小转子影与股骨干重叠时，则表示髋关节在内旋位。转子间前面有粗隆间线，后面有粗隆间嵴。

股骨头的血液供应：股骨头供血动脉由旋股内侧动脉、旋股外侧动脉、臀上动脉、臀下动脉及圆韧带动脉共同构成一动脉环，其中间前二者是主要供血动脉，特别是旋股内侧动脉，占股骨头部血液供应的 65% ~ 80%。圆韧带动脉较细，只供给股骨头周围，有学者认为此动脉在成人不参加股骨头部供血。

旋股内侧动脉大多起始于股深动脉，少数起始于股动脉，自起始后发出分支为股骨头上支，沿股骨颈后侧从内向外走行。股骨头上支远端发出分支上升进入股骨头关节囊内，称之为上支持带动脉。在股骨颈内侧，旋股内侧动脉发出头下支。旋股内侧动脉与旋股外侧动脉共同构成囊外动脉环，上支持带动脉发出上干骺动脉，上干骺动脉与外侧动脉供应股骨头骨骺区域的上外 2/3 部分。

旋股外侧动脉绝大多数由股深动脉发出，发出后向外侧穿过股神经的分支间到达缝匠肌和股直肌的深面，一般由此分为升降两支，横支大多从升支起始部（大转子下方）分出。横支向外潜入股外侧肌深面，分为小支绕股骨上端外侧面，与旋骨内侧动脉构成囊外动脉环，旋股外侧动脉终末支供血给股骨头干骺端外侧及周围肌肉。虽然旋股外侧动脉不是正常股骨头最主要的供血动脉，但由于其解剖位置特殊，是股骨头坏死最主要的移植用供血动脉。

2. 髋关节的 X 线片阅片方法

（1）观察髋关节的形态：注意观察髋臼及股骨头的形态是否正常，尤其要注意股骨头有无塌陷、变扁的变化。

（2）观察髋臼及股骨上端骨皮质及骨小梁是否完整，有无骨质破坏、增生及硬化的病变存在，应注意分析病变的部位、大小、形状、密度及边缘特征，以判断病变的性质。

（3）关节间隙是否正常，有无关节间隙狭窄及增宽。

（4）关节周围有无肿胀、钙化等改变。

（5）观察髋关节的各种骨质测量，如沈通线、髋臼角、股骨头覆盖指数等测量是否正常。

（6）两侧对比观察，双侧髋关节具有良好的解剖对称性，双侧对比观察有助于发现早期病变。

（五）髋关节的 CT 片及阅片方法

1. 正常髋关节的 CT 解剖　正常髋臼股骨头均为圆形，软骨下骨皮质光滑锐利，内侧可见圆形韧带窝。股骨头中央骨小梁密集成为致密之中心骨团，自此致密中心骨小梁向股骨头表面呈放射状或伪足分支排列，且骨小梁由粗变细，称之为星芒征（asterisk）。当扫描至大粗隆出现后的层面中，上述排列的骨小梁可略粗大、不规则。同时，大粗隆出现后的侧面中于股骨头的前、内及后侧可见一大半圆形排列之高密度骨小梁带，与骨皮质间略有距离，边缘不十分锐利，与骨皮质共同形成类似双环之现象，为正常所见。

2. 正常髋关节的 CT 片阅片方法

（1）观察髋关节的形态：注意观察髋臼及股骨头的形态是否正常，尤其要注意股骨头有无塌陷、变扁等变化。

（2）观察髋臼及股骨上端骨皮质及骨小梁是否完整，有无骨质破坏、增生及硬化等病变出现，如有病变存在，应注意分析病变的部位、大小、形状、密度及边缘特征，以判断病变的性质。

（3）关节间隙是否正常，有无关节间歇狭窄或增宽。

（4）关节周围有无肿胀、积液及钙化等改变。

（5）两侧对比观察，双侧髋关节具有良好的解剖对称性，双侧对比观察有助于发现早期病变。

（6）采用不同的窗宽与窗位观察，用骨窗观察骨结构的变化，用软组织窗观察关节囊及周围软组织有无异常改变。

（六）正常髋关节的 MRI 表现及阅片方法

1. 正常髋关节的 MRI 表现　髋关节股骨头内部信号强度取决于骨髓成分。幼儿股骨头内无骨髓，全部为软骨，SE 序列上为中等信号。儿童股骨头内为红骨髓，T1WI 和 T2WI 均为均匀中等信号。随着年龄的增长，红骨髓逐渐变为黄骨髓。由于红黄骨髓之间的转变，髋臼、股骨头、坐骨和耻骨显示出不均匀的信号，切勿将此当作病理改变。骨骺愈合时骨骺闭合线呈低信号曲线，以后软骨板骨化，并被骨髓组织浸润，但成年后该部位仍可有线样低信号。骨骺线闭合方式与骨坏死有密切关系，特别是封闭型的骨骺线最易发生骨坏死。这主要是由于股骨头内的黄骨髓遇到刺激脂肪生成的因子后封闭型的骨骺线限制了脂肪体积的扩大，导致髓内压升高，血管受挤压，造成供血不足。

从股骨头至股骨颈冠状面像上可有一扇形低信号区，为负重区小梁，该区在横断面上可为星形低信号区，产生原因可能是骨小梁增厚，钙盐沉积增多。另外滋养血管穿入处 T1WI 和 T2WI 均为低信号。

（1）横轴位图像：主要显示髋关节前后结构。正常股骨头呈光滑球状，内侧稍凹。股骨头和髋臼骨髓内的高信号表明其内部为黄骨髓，股骨头内部夹杂点状低信号为持重骨小梁。皮质呈低信号强度。股骨头软骨和髋臼软骨呈中等信号强度，平行于股骨颈的纤维关节囊为黑色。坐骨神经为低信号，位于坐骨的后方。浅部的肌肉为缝匠肌、阔筋膜张肌、臀中肌和臀大肌。股骨头的正前方为髂腰肌，臀小肌位于臀中肌的深部，内收肌位于髋臼的内侧。股骨颈水平，可显示向前斜行走行的髂股韧带。坐骨神经位于坐骨后外侧和臀大肌深部。

（2）冠状位图像：前方冠状位层面可见股骨头凹为低信号，此为股骨头圆韧带的附着处。髂股韧带位于股骨颈的外侧。中部冠状层面显示股骨颈的内侧由上至下为内收肌、外收肌和髂腰肌。后部冠状层面可见股骨颈后方走行的外收肌。股骨头骨髓和关节软骨的信号随着年龄不同而有所不同。儿童股骨头骨髓内主要为黄骨髓，故呈高信号，干骺端骨髓主要为红骨髓，在 T1WI 和 T2WI（FSE）上为高信号。生长板为一带状低信号，位于股骨头骨骺与干骺端之间。骺软骨为中等信号，成人骺线闭合后，股骨近端干骺端内的红骨髓逐渐为黄骨髓所取代，股骨头骨骺区、大小粗隆和股骨头的内下方为黄骨髓的高信号。随着年龄逐渐增长，可在粗隆间见到红骨髓呈强度较低的斑片状信号。至 50 岁以上时，股骨近端髓多为黄骨髓，呈高信号。无论儿童还是成人，均可见持重骨小梁走行在股骨头内上至股骨颈下外方之间，骺线均为低信号。

2. 矢状位图像　有助于显示股骨头和髋臼的软骨。髋臼缘可见低信号的环形韧带或为髋臼的关节盂缘。关节的前方可见髂股韧带和髂腰肌及附着在小粗隆的髂腰肌肌腱，缝匠肌位于较前方。

3. 髋关节的 MRI 片阅片方法

（1）首先识别图像的成像方法是 T1WI 和 T2WI，还是脂肪抑制成像（STIR 成像）。

（2）观察髋关节的形态：注意观察髋臼及股骨头的形态是否正常，尤其要注意股骨头有无塌陷、变扁等变化。

（3）掌握正常髋关节，尤其是髋臼及股骨上端在 T1WI 和 T2WI 上的信号特点，注意观察有无异常的低或高信号出现。如有异常的信号出现，应注意分析异常信号的部位、大小、形状及边缘等特征，以判断病变的性质。

（4）关节间隙是否正常，有无关节间隙狭窄或增宽。

（5）关节周围有无肿胀、积液等改变。

（6）两侧对比观察，双侧髋关节具有良好的对称性，双侧对比观察有助于发现早期病变。

第十节 中医辨证与辨病

中医学认为，人体是一个有机的整体。骨为支架以支持人体，保护内脏；筋则约束骨骼，构成关节，产生运动。筋骨靠气血和肝肾的精气得以充养。《素问·宣明五气》云："肝主筋，脾主肉，肾主骨。""肝主筋。""肾生骨髓。"可见筋骨肌肉的损伤，与脏腑有着密切的关系，筋骨受到气血的濡养，才能产生步、握、摄的肢体功能。如风寒湿热之邪入侵，体内肝肾不足、脾气虚弱，致筋骨失养，不能束骨而利关节。临床上正虚邪实兼杂合而发病，其病机不外乎外力损伤、脏腑功能失常、外感风寒湿邪入侵；其病因不外乎内因、外因、不内外因三种情况，这就是基本病因病机。

一、八纲辨证

八纲指阴、阳、表、里、寒、热、虚、实八类证候。八纲辨证是通过四诊获取临床资料，用阴、阳、表、里、寒、热、虚、实八类证候进行归纳分类，借以说明病位、病变性质、正邪对比等情况的过程。

（一）辨表里

表证指病位浅，病在肤表的一类证候。《医宗金鉴·正骨心法要旨》指出："伤损之证外挟表邪者，其脉必浮紧，证则发热体痛。形气实者，宜疏风败毒散；形气虚者，宜加味交加散，或羌活乳香汤以散之。"说明了损伤表证的表现和治疗。里证指病位深，病在脏腑、气血、骨髓的一类证候。《证治准绳·疡医卷之六》指出："凡堕伤内有瘀血者，必腹胀满而痛，或胸胁满也。"里证可由表证发展，表邪入里，也可由外邪直中脏腑，或由七情、饮食劳倦等因素导致。在本书讨论的疑难杂症辨证中也有表里之分，表者病在表皮肌肉，病程短，活动受限不明显，或遇冷遇风加重；在里者病在筋骨，病程长，活动受限不明显，或近衣被，遇冷加重。

（二）辨寒热

寒证指机体阳气不足或感受寒邪表现出的一类证候。热证指机体阳气偏盛或感受热邪表现出的一类证候。单纯感受寒邪为实证，机体阳气不足为虚寒。单纯感受热邪为实证，机体阴血不足为虚热。《正体类要·正体主治大法》指出："若下后手足俱冷，昏愦出汗，阳气虚寒也。""发热若出血过多，或溃脓之后，脉洪大而虚，重按全无，此阴虚发热也。用当归补血汤。脉沉微，按之软弱，此阴盛发躁也。用四君、姜、附。若发热烦躁，肉瞤筋惕，亡血也。用圣愈汤。"薛氏指出了不同发热现象的证治。在本书讨论的疑难杂症辨证中有寒热之分：寒者四肢冷凉，面色苍白，遇冷加重，遇热减轻；热者全身燥热，皮肤发红，遇热加重，稍凉得缓。

（三）辨虚实

虚实辨证是对疾病发生发展过程中正邪的盛衰进行分析，从而指导临床用药和辨别疾病的预后。在骨关节炎疾病的发生发展过程中，由于邪气的不同，脏腑功能的不同，正气不足可表现为许多形式：气虚、血虚、阴虚、阳虚、气血亏虚、阴阳亏虚等等。虚证可概括性地分为气血阴阳的不足，也可落实到具体的脏腑经络上，如表虚、虚寒、虚热等。实证同样可概括性地分为痰饮、水湿、瘀血阻滞脏腑经络，也可落实到具体的脏腑经络上，如表实、实寒、实热等。

虚证和实证是矛盾的两个方面，二者相互联系，相互影响。《经历杂论》指出："凡六淫之痛，皆有虚痛、实痛之别，虚者正虚，实者邪实，治邪则正虚，补虚则邪实，故痛之喜按、拒按，不能不因药而变也，正虚则邪陷，扶正即所以捍邪，使邪得以外解也。"在疾病的发展过程中可出现虚实夹杂、实证转虚、因虚致实、真实假虚、真虚假实的现象，治疗和用药时都必须注意。本书讨论的疑难杂症在辨证中虚者全身无力，病程长，或有全身其他虚证的症状；实者急性发作，病程短，或有全身其他实证症状。

（四）辨阴阳

阴阳是辨别疾病性质的总纲，用于统领表里、寒热、虚实六个方面，表、热、实证属阳，里、虚、寒证属阴。阴阳辨证是疾病的总体辨证，"阴虚""阳虚""亡阴""亡阳"都是疾病的总体表现，不是某个局部的表现。如邪气实的疾病，阳偏盛则出现阳证，阴偏盛则出现阴证。正气虚的疾病，真阴不足出现阴虚，真阳不足出现阳虚。在人体疾病发生发展过程中，局部症状与全身症状的性质可能完全不一致，阴阳辨证主要用于对疾病总体性质进行判断，对疾病的预后和转归进行判断的一种辨证方法。本书讨论的疑难杂症辨证中有明显的阴阳之分，阴者寒、凉、麻、疼（冷痛）等，阳者热、胀、肿、痛（热痛）等。

二、病因辨证

导致脊柱疾病的因素是多种多样的。病因辨证是利用望、闻、问、切四诊收集有关疾病表现的各种资料，然后将资料进行分析、归纳、判断，再与"模式"中各种病因的表现特征进行比较，决定谁是导致疾病的原因，从而为治疗用药提供依据。根据疾病不同阶段的表现，结合各种病因致病的性质，推论各种病因作用于人体后在体内引起的变化，从而推论疾病发展和转归。具体的六淫、七情、劳逸失度、病理产物、其他病因分别介绍。

三、精气血皮肉辨证

（一）精气血的失常

精气血失常，包括精、气和血的不足及其各自生理功能的异常，精、气、血互根互用关系失常等病理变化。

精、气和血是构成人体的基本物质，也是人体各种生理活动的物质基础。如果人体的精气血失常，必然会影响及机体的各种生理机能，而导致疾病的发生，故《素问·金匮真言论》说："夫精者，身之本也，故藏于精者，春不病温。"清冯兆张《锦囊秘录》说："足于精者，百病不生；穷于精者，万邪蜂起。"《素问·调经论》说："血气不和，百病乃变化而生。"但是，精气血又是脏腑机能活动的产物，因此脏腑发生病变，也会引起精气血的病理变化。所以，精气血失常的病机，同邪正盛衰、阴阳失调一样，是分析研究各种临床疾病病机的基础。

精气血关系失调：精气互化，精血同源，气为血帅，血为气母。精、气、血三者，在生理上密切相关，在病理上也可相互影响。

气与血关系的失调：气和血之间具有相互资生、相互依存和相互为用的关系。气对于血，具有推动、温煦、化生和统摄的作用；血对于气，则具有濡养和运载等作用。故气的虚衰和升降出入异常，必然影响及血。如气虚则血无以生化，则致血虚；气虚则推动、温煦血液的功能减弱，血液因之运行滞涩；气虚统摄血液的功能减弱，则血逸脉外而出血；气机郁滞，则血可因之而瘀阻；气机逆乱，则血可随气上逆或下陷，出现上为吐血、衄血，乃至厥仆，下为便血、崩漏等症。

同样，血的虚衰和血行失常时，也必然影响及气。如血虚则气失所养而衰少；血脱，则气随血脱；血瘀则可致气郁。故临床气血关系的失调，主要有气滞血瘀、气虚血瘀、气不摄血、气随血脱以及气血两虚等几方面。

（二）津液代谢失常

津液的代谢失常，是指津液生成、输布或排泄过程障碍。津液的正常代谢，是维持体内津液生成、输布和排泄之间相对恒定的基本条件。

津液代谢是一个复杂的生理过程，必须由多个脏腑的相互协调才能维持正常。诸如肺气的宣发和肃降，脾气的运化转输，肾气的蒸化，三焦的通调，以及肝气的疏泄都参与其中，以肺、脾、肾三脏的作用尤为重要，而其核心是气对津液的作用。因此，气的运动及其维持的气化过程，调节着全身的津液代谢。

因此，如果肺、脾、肾等相关脏腑生理机能异常，气的升降出入运动失调，气化功能失常，均能导致津液生成、输布或排泄的障碍，包括津液不足及津液在体内滞留的病理变化。

（三）津液与气血关系失调

津液的生成、输布和排泄，依赖于脏腑的气化和气的升降出入，而气之循行亦以津液为载体，通达上下内外遍布于全身。津液与血液相互化生，津液的充足，是保持血脉充盈、运行通畅的条件，而血液的充沛和畅行，也是津液充盛和流行的条件。因此，津液与气血的功能协调，乃是保证人体生理活动正常的重要方面。一旦津液与气、血的关系失调，则可出现水停气阻、气随津脱、津枯血燥、津亏血瘀、血瘀水停等病理变化。

（四）皮肉辨证

"皮"是人体最外层的结构，外邪、外力及其他外因作用于人体的时候，"皮"首当其冲。"肉"居于皮下，皮受伤后最先影响到肉，肉的病变也常通过皮反应出来，皮肉常同病。"肺主皮毛"，"脾主肌肉"，皮肉的病变与肺脾直接相关联，反之亦然。

1. 皮肉破损　皮肉破损指外力作用于人体，在暴力的大小超过了人体皮肤和肌肉的耐受度后，引起了皮肤的破裂和肌肉的断裂或撕裂。皮肉破损可以是明显的，也可是隐渐的。在发病的一定阶段，皮肤表面看起来完整，但实质已受到破坏，皮肤的抵抗能力已部分消失或全部消失。

皮肉破损的分类古人较粗疏，现代人分类要细一些，可以是表皮的损伤，常根据致伤物的性质来分类，分为擦伤、刺伤、穿通伤、撕裂伤、碾压伤、切割伤等，每一种损伤都有其特征，治疗的方法也有所差异，辨证时必须注意。

由于皮肤的破损，卫外不固，导致外邪如破伤风杆菌、化脓菌、厌氧菌等容易侵入人体，从而导致一系列临床症状的产生。在外力作用于人体，导致皮肤破损的过程中，走行于皮肤中的毛细血管，甚至较大的血管容易受到损伤，从而引起出血、局部肿胀等临床症状。

2. 瘀阻腠理　瘀阻腠理一是指外力作用于皮肤，导致血管损伤，血溢脉外，聚集在皮肤、肌肉或皮肉间。二是指痰饮、水湿、异物聚集在皮内、肌肉或皮肤与肌肉间。

不同病理产物的瘀积有不同的表现：皮肉损伤后，血溢脉外，早期表现为局部肿胀，接着出现局部皮肤发红，然后出现皮肤紫暗，局部肿胀逐渐消退，皮肤的紫斑也逐渐变浅，由紫变黄，最后皮肤颜色恢复正常。痰饮瘀积在皮肤肌肉间，局部出现肿块，皮肤颜色不变，局部温度不变。水湿瘀积在皮肤肌肉间，整个肢体或全身肿胀，用手压之则凹陷，皮肤张力不太高。痰饮瘀积在皮肤肌肉间，整个肢体出现肿胀，用手按压不易凹陷，皮肤张力高。皮肤破损，异物瘀积于皮肉间，在皮肤损伤的部位或周围出现局部肿胀，按压时疼痛加重，皮肤颜色随异物的颜色而改变。

四、脏腑辨证

脏腑辨证是根据脏腑的生理功能和病理表现，对临床症状进行分析归纳，研究与脏腑有无联系，借以推论疾病的起因、部位、病机、性质和治疗方法的一种辨证方法。

五脏和六腑有相互的对应关系，脏腑和人体各组织也有对应关系。《素问·宣明五气》指出："五脏所主，心主脉，肺主皮，肝主筋，脾主肉，肾主骨。"说明了脏腑和人体各部位的关系。人体是一个有机体，脏腑病可影响到关节，本书讨论的疑难杂症亦可影响到脏腑，因此必须掌握脏腑辨证，以提高本书讨论的疑难杂症的治疗水平。《素问·刺要论》指出："皮伤则内动肺""肉伤则内动脾""筋伤则内动肝""骨伤则内动肾"，说明了损伤可影响到脏腑。

本书讨论的疑难杂症和脏腑在病理上的相互影响是多方面的，只有通过仔细的辨证分析，才能将复杂的临床症状分清，为治疗提供帮助。

（一）心病辨证

"心主血脉""心藏神"是心的功能，因此"血脉"的病变，"神"的病变都与心有关。本书讨论的疑难杂症常影响到血脉，血脉的病变也常影响到心，辨证时应有所注意。

（二）肝病辨证

"肝主疏泄""肝藏血""肝主筋""肝开窍于目"，凡气机失调的疾病、血液的疾病、筋的疾病都与肝有关，尤其是"肝主筋"。本书讨论的疑难杂症常影响到肝，肝的疾病也常影响到生殖和免疫系统。

（三）脾病辨证

"脾主运化""脾统血""脾主肌肉"，凡运化失常的疾病、血液病、肌肉的疾病都与脾有关，尤其是"脾主肌肉"。脾与生殖和免疫系统关系十分密切，本书讨论的疑难杂症常影响到脾胃功能。

（四）肺病辨证

"肺主气，司呼吸""肺主宣发肃降，通调水道""肺外合皮毛"，凡呼吸系统的疾病、水液代谢的疾病、皮肤的疾病都与肺有关。带状疱疹后遗神经痛与皮肤密切相关，皮肤能反应带状疱疹疾病的轻重。带状疱疹后遗神经痛常影响到肺，肺的病变也可影响到皮肤。

（五）肾病辨证

肾"藏精""主骨生髓""主水液"，凡生殖系统的疾病、骨的疾病、脑和脊髓的疾病、水液代谢的疾病都与肾有关，尤其是肾"主骨生髓"。肝肾与脊柱相关疾病的关系密切，肾脏与脊柱相关疾病的关系更为密切，肾的病变常影响到脊柱相关疾病，脊柱相关疾病的病变也常影响到肾。

五、经络辨证

经络学说是研究人体经络系统的生理、病理变化及其与脏腑相互关系的学说，是中医理论体系的重要组成部分。它独具规律，自成体系，以十二经脉作为经络学说的主导部分，其在生理上有沟通表里上下、联系脏腑器官与通行气血的作用，即内连脏腑，外络肢节，贯穿上下，联系内外。经络又是气血运行的通路，通过经络的传注，血气通达全身，发挥其营养组织器官、抗御外邪、保卫机体的作用。正如《灵枢·本藏》所说："经脉者，所以行血气而营阴阳，濡筋骨，利关节者也。"《灵枢·海论》指出："夫十二经脉者，内属于脏腑，外络于肢节。"

经络在病理上的作用，主要是关系于疾病的发生与传变，用于说明病理变化。其不仅是外邪由表入里的传变途径，而且也是脏腑之间病变相互影响的重要渠道。通过经络的联系，内脏病变可以反应到体表的一定部位，故临床可以根据疾病所出现的症状，结合经络循行的部位及所联系的脏腑，作为诊断治疗疾病的依据。《灵枢·经别》指出："夫十二经脉者，人之所以生，病之所以成，人之所以治，病之所以起。"《灵枢·官能》说："察其所痛，左右上下，知其寒温，何经所在。"《外科大成》又说："治病不知经络，犹捕盗不知界分。……惟经络一明，然后知症见何经，用何经之药以治之，了然无谬。"都指出了经络对于指导本书讨论的疑难杂症的临床诊断及治疗的重要意义和作用。

经络是由经脉和络脉组成的，其中经脉分为正经和奇经两大类。正经有十二，即手足三阴经和手足三阳经，合称十二经脉；奇经有八，即督脉、任脉、冲脉、带脉、阴跷脉、阳跷脉、阴维脉、阳维脉。中医针灸学认为，脊柱周围的督脉、华佗夹脊穴、新夹脊穴（魏氏夹脊）足太阳膀胱经节都是提高免疫力、鼓舞正气的重要穴位点，对本书讨论的疑难杂症有特异性治疗作用。

（一）经络与疾病

经络的功能即经气，经气不利，人体表里、上下、脏腑、器官、气血等功能均不能正常发挥，从而发生疾病。《医宗金鉴·外科心法要旨》指出："痈疽原是火毒生，经络阻隔气血凝。"说明经气不通能直接导致疾病的发生。

经络是外邪侵袭的通道。《诸病源候论·卒腰痛候》指出："劳伤之人，肾气虚损，而肾主腰脚，其经贯肾络脊，风邪乘虚卒入肾经，故卒然而患腰痛。"说明了外邪可顺经络侵入人体。病邪侵入人体后，沿着经络的走行由表入里，由浅入深，由此脏传入彼脏，由脏入腑或由腑入脏。

除病邪外，暴力亦可顺经络传递，影响到人体各组织。《杂病源流犀烛·跌仆闪挫源流》指出："其由外侵内，至经络脏腑之俱伤，亦与跌仆闪挫无异也。"根据暴力的不同传变，可以推论它影响到的组织和脏腑。

《临证指南医案·诸痛证治大纲》指出："若夫诸痛之症，头绪甚繁。内因七情之伤，必先脏腑而后达于肌躯；外因六气之感，必先肌躯而后入于脏腑：此必然之理也。在内者考内景图，在外者观经络图。其十二经游行之部位：手之三阴，从脏走手；手之三阳，从手走头；足之三阳，从头走足；足之三阴，从足走腹。凡调治立方，必加引经之药，或再佐以外治之法，如针灸砭刺，或敷贴熨洗，或按摩导引，则尤易奏功。"说明了经络辨证在诊断和治疗中的重要性。

（二）病变与经络

经气不利可引起脏腑、器官和气血的病变，反之亦然。一定部位的病变，可通过经络的作用影响到远端的脏腑、组织、器官和气血，反过来一个关节的疾病也会影响到经络、脏腑等。

（三）经络辨证

下述十二经脉的循行部位均按《灵枢·经脉》十二经原文。

1. 手太阴肺经

循行部位：肺手太阴之脉，起于中焦，下络大肠，还循胃口，上膈属肺。从肺系横出腋下，下循臑内，行少阴心主之前，下肘中，循臂内上骨下廉，入寸口，上鱼，循鱼际，出大指之端。其支者，从腕后直出次指内廉，出其端。

本书讨论的疑难杂症特点：局部疼痛、寒冷、烧灼感、皮温下降或者皮温增高。

2. 手阳明大肠经

循行部位：大肠手阳明之脉，起于大指次指之端，循指上廉，出合谷两骨之间，上入两筋之中，循臂上廉，入肘外廉，上臑外前廉，上肩，出髃骨之前廉，上出于柱骨之会上，下入缺盆，络肺，下膈，属大肠。其支者，从缺盆上颈，贯颊，入下齿中，还出口，交人中，左之右，右之左，上挟鼻孔。

本书讨论的疑难杂症特点：肩、臑、臂、肘疼痛、肿胀、冷凉，活动受限。

3. 足阳明胃经

循行部位：胃足阳明之脉，起于鼻之交頞中，旁纳太阳之脉，下循鼻外，入上齿中，还出挟口，环唇，下交承浆，却循颐后下廉，出大迎，循颊车，上耳前，过客主人，循发际，至额颅。其支者，从大迎前下人迎，循喉咙，入缺盆，下膈，属胃，络脾。其直者，从缺盆下乳内廉，下挟脐，入气街中。其支者，起于胃口，下循腹里，下至气街中，而合以下髀关，抵伏兔，下膝膑中，下循胫外廉，下足跗，入中趾内间（应作次趾外间）。其支者，下廉三寸而别下，入中趾外间。其支者，别跗上，入大趾间，出其端。

本书讨论的疑难杂症特点：髋关节、膝关节、足背等处疼痛、肿胀、冷凉、或活动受限等。

4. 足太阴脾经

循行部位：脾足太阴之脉，起于大趾之端，循趾内侧白肉际，过核骨后，上内踝前廉，上腨内，循胫骨后，交出厥阴之前，上膝股内前廉，入腹，属脾，络胃，上膈，挟咽，连舌本，散舌下。其支者，复从胃别上膈，注心中。

本书讨论的疑难杂症特点：髋关节、膝关节、趾关节等疼痛、肿胀、冷凉、活动受限。

5. 手少阴心经

循行部位：心手少阴之脉，起于心中，出属心系，下膈，络小肠。其支者，从心系上挟咽，系目系。其直者，复从心系却上肺，下出腋下，循臑内后廉，行手太阴、心主之后，下肘内，循臂内后廉，抵掌后锐骨之端，入掌内后廉，循小指之内，出其端。

本书讨论的疑难杂症特点：腕关节和肘关节疼痛、冷痛、肿胀、活动受限、皮温下降。

6. 手太阳小肠经

循行路线：小肠手太阳之脉，起于小指之端，循手外侧，上腕，出踝中，直上循臂骨下廉，出肘内侧两筋之间，上循臑外后廉，出肩解，绕肩胛，交肩上，入缺盆，络心，循咽，下膈，抵胃，属小肠。其支者，从缺盆，循颈上颊，至目锐眦，却入耳中。其支者，别颊，上𬐎，抵鼻，至目内眦，斜络于颧。

本书讨论的疑难杂症特点：肩、臑、肘、臂外侧后缘疼痛、肿胀。

7. 足太阳膀胱经

循行部位：膀胱足太阳之脉，起于目内眦，上额交巅。其支者，从巅至耳上角。其直者，从巅入络脑，还出别下项，循肩髆内，挟脊抵腰中，入循膂，络肾，属膀胱。其支者，从腰中下挟脊，贯臀，入腘中。其支者，从髆内左右，别下贯胛，挟脊内，过髀枢，循髀外，从后廉，下合腘中，以下贯腨内，出外踝之后，循京骨，至小趾外侧。

本书讨论的疑难杂症特点：髋关节和膝关节的疼痛、肿胀、冷凉、活动不利。

8. 足少阴肾经

循行部位：肾足少阴之脉，起于小趾之下，斜走足心，出于然谷之下，循内踝之后，别入跟后，以上腨内，出腘内廉，上股内后廉，贯脊，属肾，络膀胱。其直者，从肾上贯肝膈，入肺中，循喉咙，挟舌本。其支者，从肺出络心，注胸中。

本书讨论的疑难杂症特点：髋关节、踝关节和膝关节的疼痛、活动受限或痿废厥冷。

9. 手厥阴心包经

循行部位：心主手厥阴心包络之脉，起于胸中，出属心包络，下膈，历络三焦。其支者，循胸出肋，下腋三寸，上抵腋下，循臑内，行太阴少阴之间，入肘中，下臂，行两筋之间，入掌中，循中指出其端。其支者，别掌中，循小指次指出其端。

本书讨论的疑难杂症特点：髋关节、膝关节、踝关节和腕关节的疼痛、肿胀、屈伸不利。

10. 手少阳三焦经

循行部位：三焦手少阳之脉，起于小指次指之端，上出两指之间，循手表腕，出臂外两骨之间，上贯肘，循臑外，上肩而交出足少阴之后，入缺盆，布膻中，散络心包，下膈，循属三焦。其支者，从膻中，上出缺盆，上项，系耳后，直上出耳上角，以屈下颊，至𬃷。其支者，从耳后入耳中，出走耳前，过客主人前。交颊，至目锐眦。

本书讨论的疑难杂症特点：肩、臑、肘、臂外侧的疼痛、肿胀、冷凉。

11. 足少阳胆经

循行部位：胆足少阳之脉，起于目锐眦，上抵头角，下耳后，循颈行手少阳之前，至肩上，却交出手少阳之后，入缺盆。其支者，从耳后入耳中，出走耳前，至目锐眦后。其支者，别锐眦，下大迎，合于手少阳，抵于𬃷下，加颊车，下颈，合缺盆。以下胸中，贯膈，络肝，属胆，循胁里，出气街，绕毛际，横入髀厌中。其直者，从缺盆，下腋，循胸，过季胁，下合髀厌中，以下循髀阳，出膝外廉，下外辅骨之前，直下，抵绝骨之端，下出外踝之前，循足跗上，入小趾次趾之间。其支者，别跗上，入大趾之间，循大趾歧骨内出其端，还贯爪甲，出三毛。

本书讨论的疑难杂症特点：髋关节、膝、胫外侧及外踝等处胀疼痛不适。

12. 足厥阴肝经

循行部位：肝足厥阴之脉，起于大趾丛毛之际，上循足跗上廉，去内踝一寸，上踝八寸，交出太阴之后，上腘内廉，循股阴，入毛中，过阴器，抵小腹，挟胃，属肝，络胆，上贯膈，布胁肋，循喉咙之后，上入颃颡，连目系，上出额，与督脉会于巅。其支者，从目系，下颊里，环唇内。其支者，复从肝，别贯膈，上注肺。

本书讨论的疑难杂症特点：髋关节、膝关节内侧疼痛，或胸胁胀满，甚或少腹不适，小便不通等。

六、疼痛辨证

疼痛是人体的一种主观感觉，至今为止，我们未能找到一个准确度量的标准。中医学将人体疼痛的原因归于经络气血不通，不通则痛，或精血不足，筋脉失养，不荣而痛。引起疼痛的原因归于六淫、七情和不内外因，并根据疼痛的性质来辨别引起疼痛的原因。

疼痛辨证时还必须分清各种疼痛的原因和表现，是简单性疼痛还是复杂性疼痛。在注意到局部症状和体征的同时，必须注意到整体。《辨证录·痹证门》指出："人有胸背、手足、腰脊牵连，疼痛不定或来或去，至头重不可举，痰唾稠黏，口角流涎，卧则喉中有声，人以为此痹证也，宜用控涎丹治之，而不知非也。夫痹虽合风寒湿三气之邪以成，然而人之气血不虚，则风寒湿何从而入？风寒湿之入乃乘气血之虚而侵之也，乌可徒治其邪而不补其正乎？""人有脚膝疼痛，行步艰难，自按其皮肉直凉至骨，人以为是冷痹也。夫痹而曰冷，正合风寒湿三者之旨也。此等之病虽三邪相合，而寒为甚。盖挟北方寒水之势侵入骨髓，乃至阴之寒，非至阳之热不能胜之也。""人有肌肉热极，体上如鼠走，唇口反裂，久则缩入，遍身皮毛尽发红黑，人以为热痹也。夫风寒湿三者合而成痹，未闻三者之中更添入热痹之谓，此乃热极生风，似乎痹证而实非痹证也。"陈氏指出了利用疼痛的不同表现和伴随症状来诊断引起肢体疼痛的原因和指导治疗。

复杂性疼痛要考虑到全身情况，简单的疼痛也要有全局观念。肢体的每一种组织，每一个部位都有可能发生病变，引起疼痛的可能。与四肢并不相邻的组织，可以引起肢体疼痛的产生。内脏器官病变可以引起肢体疼痛，胸壁和腹壁组织病变也可以引起肢体疼痛，本书讨论的疑难杂症可有局部疼痛。

肌肉痛是肌肉病变所引起的疼痛。一是肌肉本身病变引起的限局性疼痛。二是肌肉广泛性病变引起的疼痛，包括肌肉本身的病变和其他疾病主要涉及肌肉者。肌肉的限局性疼痛，主要局限于单束或单块肌肉，疼痛一般顺肌肉走行，有时也可波及相邻的肌肉，但一般不跨越两个关节。如肌肉的挫伤，肌腱及肌筋膜（包括束膜）的拉伤、扭伤，肌肉的刺伤，限局性感染等。肌肉的疼痛一般不影响到邻近的骨组织和神经组织，广泛性病变可以影响到骨组织。但是肌肉痛也是本书讨论的疑难杂症症状之一。

关节痛是关节部位的疼痛，一是限于关节本身的疼痛，其他部位的病变不明显，如创伤性关节炎、退行性关节炎。二是广泛性疼痛，包括以关节疼痛为主的疾病，本身病变波及临近组织，以及其他病变广泛影响到关节，肌痛和神经痛不明显者。

复杂性疼痛是多种组织的疼痛，既不以神经痛为主，也不以肌肉痛和关节痛为主，是临床较难诊断的一类疾病。

从中医学临床的角度看，尽管应根据西医学的病因病理对疼痛做出诊断，但只有按照中医学对疼痛的辨证思维才能辨证施治。

根据疼痛性质辨证：由于引起疼痛的病因、病机不同，所以疼痛的性质特点也不同，了解疼痛的不同性质和特点，有助于分辨其原因与病机。

（一）胀痛

胀痛者多属气滞，以内脏损伤、肝气郁结者最多。情志郁结，郁怒伤肝，或其他原因引起的肝失疏泄，肝郁气滞，皆可导致或加重本书讨论的疑难杂症。

（二）重痛

疼痛而伴有沉重的感觉，多因湿邪滞于经脉，损伤阳气，阻遏气机所致，本书讨论的疑难杂症也很常见。

（三）刺痛

疼痛如针刺，是瘀血疼痛的特点之一，疑难杂症也很常见。如外伤或气滞血瘀引起者。

（四）绞痛

痛如绞割，是为绞痛，多因有形实邪闭阻气机而成，如石淋引起的腰腹痛。

（五）灼痛

痛有灼热感，喜凉恶热，多因火邪窜络。或阴虚阳热亢盛所致，如盆腔炎急性发作期。

（六）冷痛

痛有冷凉感，喜暖为冷痛。多因寒邪阻络，肾阳不足，阳气虚衰，脏腑经络不得温养而成，如小腹冷痛。

（七）隐痛

疼痛隐隐，劳则加重，多为气血不足或肾精亏损所致，如腹部隐痛、慢性炎症的表现。

（八）掣痛

疼痛伴有局部肌肉的紧张拘挛，或局部有结节、条索状物，按压之疼痛加重、拒按或出现放射性疼痛，多因筋脉失养所致。常见于肩、肘、腕、髋、膝、踝部的肿胀、疼痛。

就疼痛性质与病变部位的关系来看，灼痛或刀割样疼痛多为周围神经损伤或病变侵及神经时。局部胀痛或跳痛多为局部软组织损伤，肿胀充血所致，见于局部外伤和感染。放射样疼痛多为神经根或神经干受到刺激引起。游走性疼痛多为风湿病所致。间歇性疼痛，时轻时重，多为血管受到刺激或肌张力升高所致。顽固性疼痛，持续性进行性加重多为肿瘤所致。

七、分型辨证

本书讨论的疑难杂症大部分都分为实证和虚证。

实证：局部或全身肿胀、刺痛，疼痛固定不移；女性经量或多或少，经色紫红，质稠有小块，经行小腹疼痛，得热则舒；乳房胀痛、走窜，胁痛或刺痛，固定不移；腰骶酸痛，腹胀便秘，带下增多；舌紫黯或有瘀斑瘀点，苔薄白或黄，脉弦紧或涩。

虚证：局部或全身漫肿、屈伸不利，伴体倦神疲或形体肥胖；女性经量或多或少，色淡黯，质清稀；经期或经后小腹绵绵作痛；腰膝酸软，神疲肢倦，头晕耳鸣；舌质淡，苔白，脉沉细涩或无力。

八、辨病论治

1. 男性不育症、白细胞减少症、雷诺病、无脉症、发热、神经性皮炎、水肿这七种疾病都是由于脊柱的退变或损伤而影响了交感神经或对内脏功能传导障碍，根源在脊柱，而不是其他原因的疾病，所以称之为脊柱相关疾病。如男性的不育症除了先天性睾丸畸形和发育不良外，外在原因也不容忽视。脊柱力学平衡改变引起男性不育、早泄、阳痿及性欲减退等症状，而引发不育症。在辨病方面必须寻找脊柱的原因。

2. 带状疱疹后遗神经痛是感染急性带状疱疹后，出现的一种神经病理性疼痛综合征。多数带状疱疹病人经过治疗可以恢复，但有部分病人在疱疹愈合后受损皮肤区域出现疼痛，持续时间超过 3 个月，称之为带状疱疹后遗神经痛。在辨病方面必须有带状疱疹病毒感染史。

3. 脱髓鞘综合征是指有髓鞘神经纤维的髓鞘因多种原因引起的脱失，使其神经纤维功能障碍和紊乱，引起以四肢萎软为主要临床表现的综合征。中枢神经系统脱髓鞘疾病指发生在脑和脊髓，以髓鞘脱失为主要病理特征。获得性髓鞘疾病包括多发性硬化、脑桥中央髓鞘溶解症等。不同的学者对脱髓鞘疾病有不同的分类方法，常见分类有原发性脱髓鞘和继发性脱髓鞘、炎性脱髓鞘和非炎性脱髓鞘。在辨病方面脱髓鞘是核心。

4. 股骨头缺血性坏死是指由于多种原因导致股骨头的血液循环障碍，导致骨细胞、骨髓造血细胞及脂肪细胞坏死的病理过程。由于机体对坏死区具有自然的修复能力，当新生细胞随新生血管向坏死区生长并形成新骨的同时，坏死骨小梁将被逐步吸收，在此过程中骨的力学性能明显减弱，正常负重即可导致股骨头塌陷变形。辨病的核心是骨坏死。

第十一节　钩活术的基本内容

中医微创钩活术技术是利用中医特异钩鍉针在新夹脊穴（魏氏夹脊穴）、华佗夹脊穴、骨关节特定穴、阿是穴、十二正经腧穴、奇经八脉腧穴、经外奇穴等全身可钩治穴位点按照不同部位采用不同型号的钩鍉针钩治，达到钩治法、割治法、挑治法、针刺法、放血法五法并用的无菌操作技术。在治疗本书讨论的疑难杂症时以新夹脊穴和俞募穴为主。

一、钩活术治疗本书讨论的疑难杂症的机制

本书介绍了作者从事治疗本书讨论的疑难杂症的临床经验及机制探讨。有的是前辈经验总结，有的是系统的临床治疗及长期的随访研究，有的是偶然的发现，但通过生理、病理及生物力学等方面的机制探讨，我们认为本书讨论的疑难杂症还是有其内在规律的，有些规律已为人们所认识，有些还有待人们去探索。目前，比较公认的通过钩活术治疗本书讨论的疑难杂症的机制有如下几点：

（一）纠正解剖位置的失常

外界环境、某些药物、某些食品、跌仆闪挫等对身体的影响，所产生的反应引起解剖学上的微小变化；通过纠正这些微小变化而达到调理和治病的作用。反过来，身体的小关节或四肢大关节急性损伤或慢性劳损均可造成"骨错缝，筋出槽"，进而引起一系列复杂的临床症状，通过手法或钩活术将"骨复位，筋归槽"，即可使其他相应的疾病得到治疗。

（二）恢复动态平衡机制

人体动态平衡在不断的失衡和调衡状态，四肢关节靠自身关节、韧带和周围附着的肌肉保持动态平衡和力学上的平衡，四肢任一稳定结构失去动态平衡，均会导致相应症状的出现。本书讨论的疑难杂症与之动态平衡关系更为密切，通过各种治疗方法，恢复脊柱、四肢关节、肌肉肌腱等的动态平衡，就可以使一些被破坏和阻断了的联系再恢复起来，恢复了动态平衡机制，达到治愈相关疾病的目的。

（三）调整紊乱的信息通道

人体的各个脏器都有特定的生物信息（各脏器固有频率及生物电等），当脊柱、四肢关节、肌肉肌腱等发生病变时，就会使它的生物信息发生变化，从而造成有关组织器官的病变。如第8、9胸椎后关节紊乱，可造成第8、9交感神经支配的 Oddi 括约肌痉挛，引起胆囊炎或胆绞痛。用钩活术或手法纠正了第8、9胸椎后关节的紊乱，就可以消除因解剖位置失常而引起的病变信息，调整了免疫功能、代谢功能等，使症状得到解除。

（四）减压恢复动态压力机制

脊柱、四肢关节、肌肉肌腱等和其每一个组成部分都在压力的空间里，脊柱与内脏有着密切的联系，这种压力空间的压力保持动态平衡，这种平衡又直接影响维系着脊柱与周围脏器间的联系。通过钩活术疗法钩弧减压，恢复脊柱的动态压力平衡，就可以恢复脊柱与脏器的关系，达到治愈相关疾病的目的。

（五）减张恢复动态张力机制

同样，脊柱和脊柱的每一个组成部分都在张力的空间里，脊柱与内脏有着密切的联系，这种张力空间的张力保持动态平衡，这种平衡又直接影响维系着脊柱与周围脏器间的联系。通过钩活术疗法钩刀减张，恢复脊柱的动态张力平衡，就可以恢复脊柱与脏器的关系，达到治愈相关疾病的目的。

二、钩活术治疗本书讨论的疑难杂症在选择钩鍉针方面和操作的注意事项

①钩鍉针选择以微类内板或内刃、中类内板或内刃钩鍉针为为主，巨类内刃少用。

②操作手法以轻单软为主。

③针尖的方向与神经走行一致。

④手法轻柔，切忌用蛮力，以免损伤正常组织，浅而慢为原则。

⑤深度不能超过颈椎横突后结节和胸椎的横突。

⑥一人次一消毒，规范灭菌，注意保护钩尖，防卷刃及变形。

⑦钩尖变形后，切忌打磨（因钩尖为一次成型），否则会造成事故。

⑧颈胸部的神经血管非常丰富，一定要熟悉其解剖位置，定位要准确无误，防止事故。

⑨如果钩针不慎落地或其他原因损伤钩针，无论表面有无裂痕，都不得使用，应当废弃，防止钩头部的钩弧在钩治时断裂，引起事故。

三、钩活术治疗本书讨论的疑难杂症选穴法

选择坐标定位取穴法：

坐标定位取穴法：利用脊柱的 X 线正位像（1∶1）为标准，结合其固有的骨性标志，在本脊椎体上缘线（以椎体上缘两端点引出的直线）、下缘线（以椎体下缘两端点引出的直线）和棘突下缘点形成的 X 线影像平面上，以棘突下缘为基准点（O 点），引一条平行于椎体下缘的平行线，建立平面直角坐标系，所引之线为坐标系的 X 轴（图 1－75），箭头方向为正值，相反为负值，正值方向代表本脊椎的左侧（L），负值方向代表本脊椎的右侧（R）。在此平面上以基准点（O 点）为中心，引一条垂直于 X 轴的垂直线为此坐标系的 Y 轴，方向向上，Y 轴的正向（正值）为脊椎的上向，反向（负值）为脊椎的下向，由此推出坐标定位取穴法公式：

$$X = \frac{a+b}{2}$$

X 值代表坐标系平移值；

a 值代表棘突至脊椎右侧下关节突外缘值；

b 值代表棘突至脊椎左侧下关节突外缘值。

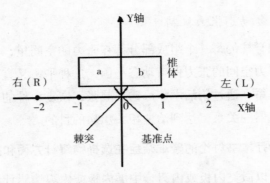

图 1-75　坐标定位取穴法示意图

坐标定位取穴法取正常脊椎旁腧穴：

正常脊椎是没有旋转，没有侧摆，X 值为 "0"，脊椎旁定位，按照坐标定位取穴法能够准确测量棘突和所定穴位及脊椎体左缘、右缘的准确数值。

测量方法：通过脊柱的 X 线正位像（1：1）来测定棘突到脊椎左右下关节突外缘和所定穴位的数值关系，选定准确的穴位位置（图 1-76）。

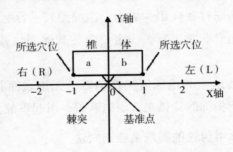

图 1-76　正常脊椎坐标定位取穴图

关于坐标定位取穴法取水平旋转脊椎旁腧穴、侧摆脊椎的椎旁腧穴定位、脊柱侧弯脊椎旁腧穴定位在中华钩活术治疗颈腰、脊柱骨关节及脊椎管狭窄症三册书中已有介绍。下面简要介绍一下脊柱侧弯脊椎椎旁腧穴定位。

水平旋转继而侧摆形成侧弯，定位取穴同旋转加侧摆（图 1-77）。

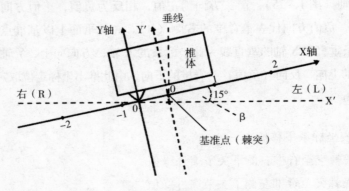

图 1-77　旋转加侧摆脊椎坐标取穴图

新夹脊穴（魏氏夹脊穴）的定位是以脊柱的骨形标志为基准，以关节突关节为准绳，随骨性标志的变化而变化，利用坐标定位取穴法定位。

选穴：新夹脊穴（魏氏夹脊穴）、华佗夹脊穴、背俞穴、腹募穴等。

四、钩活术治疗的钩度

根据疾病的不同在钩度手法上分为五钩法：浅单软、轻单软、中单软、重单软、双软（不包括深双软、重深双软），但是"中病即钩，基通即止"仍然是原则。下面介绍五软钩度数轴图及与疼痛数轴的关系。（图1－78、图1－79）

手感模拟钩度法（WeiShiShouGanShiJueMoNiPingFenFa，WGD）钩度数轴。

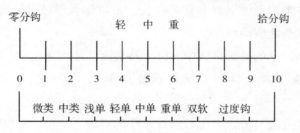

手感模拟钩度法（钩度数轴）
(The simulation Method of hand Hook 简称TMH)

图1－78　钩度与手法的关系

手感模拟疼痛钩度法（Handle analog Pain hook degree Method，HPM）又称为数字疼痛强度量表。

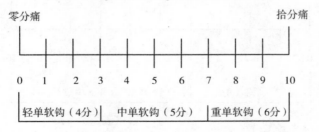

手感模拟疼痛钩度法
(Handle analog Pain hook degree Method 简称HPM)

图1－79　疼痛评分与钩度的关系

浅单软：同类钩鍉针钩治的深度相同，钩提的力度最小，割治的组织最少，刺激量最小，适用于各型、各期胸椎相关疾病。

轻单软：同类钩鍉针钩治的深度相同，钩提的力度较小，割治的组织少，刺激量小，适用于年龄较小、病程较短、病情轻、影像学检查改变较轻，或年龄较大、病程较短、轻度影像学改变，初次或再次发病的发作期，即本书讨论的疑难杂症发作期但相对较轻或疼痛期但疼痛较轻。

中单软：同类钩鍉针钩治的深度相同，钩提的力度相对较大，割治的组织较多，刺激量较大，适用于年龄较小、病程较长、病情较重、影像学检查改变较重，或年龄较大、病程较长、中度影像学改变，初次或再次发病的持续期，即本书讨论的疑难杂症发作期但相对较重或疼痛期但疼痛较重。

重单软：同类钩鍉针钩治的深度相同，钩提的力度大，割治的组织多，刺激量大，适用于中青年发病、病程较长、病情重、重度影像学改变，或年龄较大、病程较长、重度影像学改变，初次或再次（多次）发病的持续期，即本书讨论的疑难杂症发作期但相对最重或疼痛期但疼痛最重。

双软：同类钩鍉针钩治的深度相同，钩提的力度最大，割治的组织最多，刺激量最大，适用于中青年发病、病程较长、病情重、重度影像学改变，或年龄大、病程长、重度影像学改变有脊椎管狭窄存在，再次或多次发病的持续期而兼有麻木者，即本书讨论的疑难杂症病程长、重度影像学改变，或疼痛兼有麻木。本书讨论的疑难杂症应用较少。

在治疗本书讨论的疑难杂症中，以平补平泻，或泻法为主，或补法为主。新夹脊穴（魏氏夹脊穴）钩治时辨证选择浅单软、轻单软、中单软、重单软、双软。

视觉模拟评分法与带状疱疹后遗神经痛的对应。

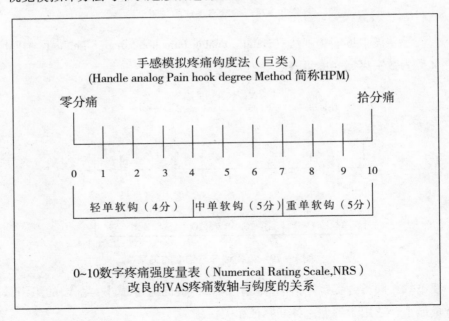

手感模拟疼痛钩度法（巨类）
(Handle analog Pain hook degree Method 简称HPM)

零分痛　　　　　　　　　　　　　　　　　　　　拾分痛

0　1　2　3　4　5　6　7　8　9　10

| 轻单软钩（4分） | 中单软钩（5分） | 重单软钩（5分） |

0~10数字疼痛强度量表（Numerical Rating Scale, NRS）
改良的VAS疼痛数轴与钩度的关系

五、钩治操作时的角度、方向和深度

钩治过程中，掌握正确的钩治角度、方向和深度，是提高疗效、防止意外事故发生的重要环节，因为钩治同一腧穴，如果角度、方向和深度不同，则刺达组织得到感应和疗效就会有显著的差异。临床上对所取腧穴的钩治方向、角度和深度，要根据施术部位、病情需要、患者体质强弱和形体胖瘦等具体情况而定。

（一）钩治的角度

是指进针时针身与所刺部位皮肤表面形成的夹角，主要依腧穴所在部位的解剖特点和治疗要求而定。一般为直刺：针身与皮肤约呈 90°，垂直刺入，然后把钩头直立，适用于人体大部分腧穴，深刺或浅刺均可适用，尤其是肌肉丰厚部位的腧穴，如臀部、大腿的穴位。

（二）钩治的方向

是指进针后钩尖前进对准的某一方向或部位，一般依经脉循行的方向、腧穴的部位特点和治疗的需要而定。

1. 依腧穴定方向　即根据钩治腧穴所在部位的特点，为保证钩治的安全，某些穴位必须朝向某一特定的方向或部位。

2. 依病情定方向　即根据病情的治疗需要，为使钩治的感应达到病变所在的部位，钩治时钩尖应朝向病所，也就是说要达到"气至病所"的目的。

3. 顺神经、血管、肌肉、韧带的走行方向　充分了解局部的解剖位置，顺应局部的神经、血管、肌肉、韧带的走行方向进行钩活，防止造成损伤。

（三）钩治的深度

是指钩头刺入腧穴部位的深浅度。一般以既有钩治的疗效又不伤及正常组织及器官为原则。正如《素问·刺要论》指出："病有浮沉，刺有浅深，各至其理，无过其道……浅深不得，反为大贼（害）。"临床钩治的深度应由患者的年龄、体形、部位、病情而定。每个腧穴的常规钩治深度，在腧穴各论中已有详述，在此仅做原则性的介绍。

1. 察形气定深浅　钩治首先要观察患者的形态。《灵枢·终始》说："凡刺之法，必察其形气。"人体体质有强弱肥瘦的不同，气血有盈亏虚实的差别，钩治就应有深浅之分。一般地说，体强形胖者宜深刺，体弱形瘦者应浅刺。

2. 观年龄定深浅　年老体弱和小儿娇嫩之体，宜浅刺；中青年身强体壮者，宜深刺。

3. 辨病情定深浅　凡表证、阳证、新病者，宜浅刺；里证、阴证、久病者，宜深刺。

4. 识部位定深浅　腕和踝等皮薄肉少处的腧穴，宜浅刺；臀、大腿等肌肉丰满处的腧穴，宜深刺。根据穴位点的局部解剖特点其深浅度灵活掌握。

（四）钩治的力度

钩治的力度是指在钩治过程中用力的大小，根据年龄的不同、胖瘦高矮的不同、病情的不同、病灶大小的不同、病位深浅的不同、选用腧穴的不同等，钩治的力度随之而不同，"中病即钩，基通即止"为原则。

（五）钩度、方向和深度方面的注意事项

1. 髋三穴

第一组：

（1）股骨大转子穴

定位：股骨干上端大转子凸隆处。

解剖：皮肤、皮下组织、臀中肌臀小肌起点、梨状肌止点（详见局部解剖）。

主治：髋痛、痹证。

大转子疼痛综合征、大转子滑囊炎、梨状肌综合征、强直性脊柱炎、弹响髋、股骨头坏死、髋关节退变性关节炎。

针具：微类内刃或内板4.5cm型钩鍉针。

钩治：垂直钩提法。

注意：钩针顺着肌腱走行，谨防钩断误伤。

（2）髂前上棘穴

定位：髂嵴的前端，髂前上棘骨突部。

解剖：皮肤、皮下组织、缝匠肌起点、阔筋膜张肌起点（详见局部解剖）。

主治：风寒湿痹证、脊痹、局部伤筋。

阔筋膜张肌劳损、缝匠肌劳损、强直性脊柱炎。

针具：微类内刃或内板4.5cm型钩鍉针。

钩治：垂直钩提法。

注意：钩针顺着肌腱走行，谨防钩断误伤。

（3）髂后上棘穴

定位：髂嵴的后端，髂后上棘骨突部。

解剖：皮肤、皮下组织、臀肌筋膜、臀大肌起点、骶髂后韧带（详见局部解剖）。

主治：臀部伤筋、痹证。

臀肌筋膜综合征、骶髂关节韧带损伤、强直性脊柱炎。

针具：微类内刃或内板4.5cm型钩鍉针。

钩治：垂直钩提法。

注意：钩针顺着肌腱走行，谨防钩断误伤。

第二组：

（1）股骨大转子穴

定位：股骨干上端大转子凸隆处。

解剖：皮肤、皮下组织、臀中肌臀小肌起点、梨状肌止点（详见局部解剖）。

主治：骨蚀、髋痛、痹证。

大转子疼痛综合征、大转子滑囊炎、梨状肌综合征、强直性脊柱炎、弹响髋、股骨头坏死、髋关节退变性关节炎。

针具：微类内刃或内板4.5cm型钩鍉针。

钩治：垂直钩提法。

注意：钩针顺着肌腱走行，谨防钩断误伤。

（2）股骨头穴

定位：臀后髋臼唇中点下缘。

解剖：皮肤、皮下组织、臀大肌、梨状肌下缘（详见局部解剖）。

主治：骨蚀、臀部伤筋、痹证。

股骨头坏死、强直性脊柱炎、髋关节骨性关节炎。

针具：微类内刃或内板9.0cm型钩鍉针。

钩治：垂直触骨法（垂直进针到达骨面触及即可）。

注意：钩针顺着肌腱走行，谨防钩断误伤和损伤坐骨神经。

（3）股骨颈穴

定位：股骨头穴与股骨大转子穴连线的内1/3与中1/3的交点。

解剖：皮肤、皮下组织、臀大肌、梨状肌下缘（详见局部解剖）。

主治：骨蚀、风寒湿痹证、脊痹、局部伤筋。

股骨头坏死、强直性脊柱炎、髋关节骨性关节炎。

针具：微类内刃或内板7.5cm型钩鍉针。

钩治：垂直触骨法（垂直进针到达骨面触及即可）。

注意：钩针顺着肌腱走行，谨防钩断误伤。

小结：根据髋部的特殊结构取穴定位，髋三穴全部治疗髋周围疾病，同时对股骨头坏死、强直性脊柱炎对骶髂及股骨头的侵犯有很好的疗效。三穴可同时治疗，也可单独钩治，根据临床情况辨证取穴配伍，一般情况应取1~2个穴位。

1. 肘、腕、踝等特殊穴位，必须注意掌握钩活的角度、方向和深度，手法轻柔，小幅度操作，以免伤及重要神经血管，产生严重的不良后果。

2. 对臀部大血管附近的腧穴，根据腧穴的局部解剖和病变情况，采取适宜钩活的方向、角度和深度，以免误伤。

3. 中病即钩，钩鍉针用力方向与神经走行方向一致，深度依穴位点不同，而深浅不一。

六、钩活术治疗的补法与泻法

钩活术治疗本书讨论的疑难杂症其补法和泻法非常重要，钩活术的补法包括两个方面：手法补法是指前进深入为补法，针具补法是指内刃类钩鍉针本身带有补法，二者同时实施为强补法。钩活术泻法也包括两个方面：手法泻法是指向外钩拉为泻法，针具泻法是指内板类钩鍉针本身带有泻法，二者同时实施为强泻法。根据疾病的虚实确定补法和泻法。

（一）适应证和禁忌证

钩活术治疗本书讨论的疑难杂症有其适应证和禁忌证，适应证当中包括绝对适应证和相对适应证，禁忌证当中还包括不适应期和禁忌期。

1. 钩活术疗法适应证

本书讨论的疑难杂症：男性不育症、无脉症、雷诺病、带状疱疹后遗神经痛、股骨头缺血性坏死；白细胞减少症、发热、神经性皮炎、水肿、脱髓鞘综合征（非急性期）。

2. 钩活术疗法绝对适应证

无禁忌证的以上本书讨论的疑难杂症，如股骨头坏死无高血压病和糖尿病等、白细胞减少症、发热等无任何感染情况。

3. 钩活术疗法相对适应期

年老体弱而无他疾，高血压、冠心病、糖尿病相对稳定期，或其他疾病控制较好，或急性发作性过后，不影响钩活术治疗本书讨论的疑难杂症疾病期。

4. 钩活术疗法禁忌期

白细胞减少症、发热、脱髓鞘综合征、神经性皮炎、水肿在急性发作期或以上疾病合并感染时，急性脊柱震荡性损伤后前 24 小时内、脊柱损伤后 30 天内、急性脊柱损伤术后 30 天内、脊柱退变性疾病手术（脊柱手术失败综合征，FBSS）60 天内、先天性脊柱疾病手术后 30 天内、脊柱良性肿瘤手术后 30 天内，影响钩活术治疗的其他疾病在治疗期或发作期。

5. 钩活术疗法禁忌证

（1）各种结核、肿瘤及扩散、转移。

（2）心脑血管病急性期。

（3）急慢性其他感染性疾病。

（4）各种代谢紊乱综合征。

（5）血友病或血小板减少性紫癜等凝血功能障碍的血液病患者。

（6）各脏器功能的衰竭。

（7）白细胞减少症、发热、脱髓鞘综合征、神经性皮炎、水肿等疾病的急性期。

（8）其他全身性疾病的急性期，伴有血象异常或发热者。

（9）糖尿病患者血糖未能控制者。

（10）肝肾功能不全、慢性消耗性疾病。

（11）妇女妊娠期、围产期禁钩活。

（12）青光眼发作期、癫痫病发作期、精神分裂症发作期。

（13）施钩部位神经血管不能避开者。或局部溃疡、皮损、感染、肿物等。

（14）年老体弱和高血压冠心病患者要慎钩活。

（15）妇女哺乳期、月经期慎钩活。

（16）脊柱损伤。

（二）术前检查及注意事项

钩活术术前检查排除其他病和禁忌证是非常有必要的，包括常规检查和影像学检查两部分；注意事项包括治疗前、治疗中、治疗后。

1. 钩活术术前检查

（1）血、尿常规检查，凝血功能、血糖、心电的检查。

（2）妇科和变态反应性疾病的常规检查。

（3）中医四诊和西医四诊的检查。

（4）颈、胸、腰椎局部及骨性标志的检查。

（5）激发点、疼痛点、敏感点的检查。

（6）颈、背、腰部软组织、结节、条索状物的检查。

（7）影像学检查：X 线（颈椎 4 或 6 位片）、CT、MRI 检查。

2. 注意事项

包括各类各型钩鍉针的使用保养及操作步骤、术前辨证、术中操作、术后处理，在《中华钩活术》中已有介绍。下面重点介绍钩活术治疗本书讨论的疑难杂症的前、中、后有关注意事项：

（1）治疗前：

①必须选择绝对适应证，综合判断确定钩治穴位点。

②了解穴位点或激发点的局部解剖，排除其他不利因素。

③注意相关的体位，充分暴露钩活位置，清除局部异物及毛发。

（2）治疗中：

①在钩治过程中，操作者必须精力集中，全身心投入。

②钩提法以平补平泻为主导手法。

③操作手法要轻、柔、灵、活、快捷、准确，绝对不能蛮干，尤其是背部腧穴。

④严格无菌操作，规范操作，防止感染和损伤。

⑤防止滞针、断针、折针、晕针、伤其正常组织和器官等，如有发生，全力抢救。

（3）治疗后：

①注意加压包扎，防止渗血，局部避风。

②注意针孔注射活血防粘混合液。

③颈胸椎治疗后 4 天内不能做保健操。

④密切观察其反弹情况。

（三）钩治的基本规律及操作步骤

通过钩活术治疗本书讨论的疑难杂症是有一定规律的，在颈胸段钩治新夹脊穴（魏氏夹脊穴）时，为"倒八字形"钩活，腰椎垂直钩活，这是钩活安全的首要条件，其他规律如下：

1. 选钩规律

本书讨论的疑难杂症是因经络不畅、闭塞不通而形成的，对局部的主要穴位，根据局部解剖特点选用巨、中、微类钩鍉针，如颈部新夹脊穴（魏氏夹脊穴）的脊穴和脊撇穴选用巨类钩鍉针；对病情相对较轻的选用中类钩鍉针；对病情较轻的选用微类钩鍉针。一般情况利用微中类钩鍉针。

2. 手法规律

钩活术治疗本书讨论的疑难杂症采用的手法是钩提法（垂直钩提法、"倒八字"钩提法）和钩割法（垂直钩割法、"倒八字"钩割法），一般不用分离法、捣碎法、强刺法。

3. 钩活步骤

根据骨性标志采用适宜的体位，准确定位后，术野充分消毒，在选定的穴位点局部麻醉后进行钩治，按无菌操作进行，具体步骤如下：

第一步：局部消毒

根据骨性标志，确定相应腧穴位置，对腧穴局部进行常规局部消毒。

第二步：局部麻醉

用 0.25% ~ 0.50% 的盐酸利多卡因局部浸润麻醉，视穴位点的深浅，每个穴位点局部应用稀释后的麻药 2 ~ 4ml，3 ~ 5 分钟后即可操作，同时注意观察有无过敏反应。

第三步：无菌操作

按照常规无菌操作技术戴无菌帽及口罩，常规刷手，穿无菌衣，戴无菌手套，打开手术包，常规铺盖洞巾，准备钩活操作。

第四步：进入皮肤

在无菌操作的前提下，左手固定腧穴局部皮肤，确保刺入的位置准确，右手持已消毒后的钩鍉针，使钩鍉针的钩尖垂直穿透表皮真皮，进入皮下组织，然后使钩鍉针直立做好钩提准备。

第五步：进行钩治

对于进入皮下组织的钩鍉针，做钩提动作，边钩提边深入，使腧穴的局部基本畅通，为之钩度，其深度视相应腧穴而定，之后即可退针。钩提之外的手法，按要求采用其他手法。

第六步：退出皮肤

手法完成后，左手固定腧穴局部皮肤，使钩鍉针在皮肤内稳定地按照进针路线原路返回，退出皮肤表面。

第七步：排出瘀血（放血疗法）

对于钩治后的腧穴，采取放血疗法，排出局部针孔内瘀血，术者双手"倒八字法"挤压腧穴周围的组织，使腧穴针孔内的所有瘀血排出，达到瘀血祛新血生的目的。

第八步：局部注药

排出瘀血后，针孔内局部注射防粘活血混合液，每一针孔内局部阻滞 0.5 ~ 1ml 混合液，达到防粘、活血、营养的有效作用。

第九步：无菌包扎

对排出瘀血和局部注射防粘混合液的针孔进行局部加压包扎，加强局部药物吸收和局部组织修复，防止渗血和局部血肿形成。4 天后去除局部敷料，中间不用换药。之后热敷局部针孔即可。

4. 再次钩治的标准

第二次钩治或第三次钩治，或第二疗程中每一次的钩治，都属于再次钩治，再次钩治的标准是根据疑难杂症的整体好转情况，包括体征和自感症状及其他检查指标。7 天后好转 ≥90% 不做下一次，好转 <90% 应做下一次。

本书讨论的疑难杂症如反弹，钩治标准依然是好转 <90%，再钩治下一次。

（四）术时异常情况的处理及预防

钩活术治疗疾病选定相关的腧穴，大部分是特定穴和经外奇穴，尤其是新夹脊穴（魏氏夹脊穴），全部位于不安全的脊椎旁，最容易刺钩于椎管内、胸腔内、纵隔内，损伤脊髓、神经根、神经干、血管等重要器官，再者，使用的针具都是特异钩鍉针，比毫针粗、大、宽，而且还带一个钩，在操作技巧方面要求比较高。虽然有一个钩弧，阻止了针具前进的速度，给操作者一个警示，相对比较安全，但如操作不慎，疏忽大意，或违规操作，或钩活手法不得当，或对人体解剖部位缺乏全面的了解等，有时就会出现一些不良反应。一旦发生，应妥善处理，否则将会给患者带来不必要的痛苦，甚至危及生命。为此应规范操作，预防不良反应发生。现将钩治时常见的异常情况分述如下。

1. 晕针

晕针是在钩治过程中患者发生的晕厥现象：患者突然出现头晕目眩，面色苍白，心慌气短，出冷汗，恶心欲吐，精神疲倦，血压下降，脉象沉细。严重者会出现四肢厥冷，神志昏迷，二便失禁，唇甲青紫，脉细微欲绝。原因为紧张、体质虚弱，过度劳累、饥饿等，发现后及时进行相应处理，停止操作，给予糖水等，针对病因必须加强预防。

2. 滞针

滞针是指在钩治过程中钩针下方有涩滞的感觉，勉强钩治，或不能正常退出，而患者则感觉疼痛的现象。由于巨、中、微类钩鍉针的针体较毫针巨大，此现象的发生率很低，但也必须引起注意。

3. 弯针

弯针是指进钩时或钩治入腧穴后，钩身或钩头在体内形成弯曲的现象，原因为进钩手法不熟练，用力过猛、过速，钩下碰到坚硬组织，患者体位不适，钩柄受外力碰击，滞针处理不当等，而造成弯针，操作手法不能正常进行，其钩治的角度和方向发生了变化，达不到治疗的目的，甚至损伤正常组织。巨类钩鍉针发生率较低，中、微类钩鍉针操作过程都可能发生，长钩身的钩鍉针更易发生，如有发生及时做好处理：停止操作，轻度弯曲慢慢退针，重度弯曲可进一步局麻慢慢退针，施术者动作轻巧，使患者体位要舒适，预防弯针的出现。另外退出弯曲的钩鍉针一定不能再使用，严防断裂。

4. 断针

断针又称折针，是指钩鍉针钩头或钩身折断在人体内，原因为钩鍉针本身的寿命或操作者操作不当，如有此事发生医者态度必须镇静，并嘱患者不要惊慌，保持原有体位，以防残端向深层陷入。若折断处钩身尚有部分露于皮肤之外，可用持针器钳出。若折断钩身残端与皮肤相平或稍低，而尚可见到残端者，可用左手拇、食两指在钩身旁按压皮肤，使残端露出皮肤之外，随即右手用持针器将折断部分全部拔出。若折断部分全部深入皮下须在 C 臂下定位，施行外科手术取出。钩治前必须认真仔细检查针具，操作时必须谨慎小心，防止断针的发生。

5. 操作损伤

操作不当钩伤正常的肌肉、韧带、筋膜，或损伤神经、血管，刺伤重要脏器，重则造成创伤性气胸、钩伤骨骼。如有此情况发生，及时进行相应的处理，要求操作者严格规范操作，防止损伤的发生。

（五）术后异常情况的处理与预防

钩活术治疗中，如果操作不当、定位不准、适应证选择不准确、兼症未能准确预料、兼症治疗不到位、钩治后包扎不到位、钩活术前检查不到位、个体差异、相对禁忌证不稳定等情况下进行了钩活治疗，会有钩活治疗后异常情况出现。

1. 局部疼痛

治疗后 24～48 小时，针孔局部胀痛不适为正常表现，一般过 48 小时后自然消失。5 天后的皮肤表面看不到异常情况，也摸不到异常征象而自感局部轻微疼痛为正常表现。经局部热敷后，症状即可消失。如 48 小时内疼痛比较剧烈或 5 天后局部疼痛明显都属于非正常疼痛，原因为使用代用品钩鍉针、过期钩鍉针、退役钩鍉针、带病钩鍉针、操作不规范等。根据病因采用局部轻度按揉的方法、局部湿热敷、口服抗炎活血药、毫针刺激局部穴位点等治疗，症状可缓解。应严格无菌轻柔准确操作，杜绝使用过期及"退役"钩鍉针，局麻到位。

2. 局部皮肤青紫

治疗后 5 天，局部皮肤没有任何异常感觉，而出现青紫现象，青紫处无硬结肿痛，不影响正常功能。原因为局部止血不到位，或未能排出针孔内的积血而造成皮下瘀血，或使用过期钩鍉针而损伤周围组织及血管等。采取局部热敷加快瘀血吸收的措施。应认真排出针孔内积血，杜绝使用过期及"退役"钩鍉针。

3. 血肿和局部硬结

治疗后 5～7 天，针孔部出现血肿小硬结疙瘩，按之坚硬疼痛，影响或不影响正常功能，自感局部稍有不适。原因为操作时钩治不当，加压包扎不到位，治疗后活动度太大等。如血肿过大需要抽出瘀血后，局部轻按揉，每日 1 次，一次 1～2 分钟，局部热敷，每日 1～2 次，一次 1～15 分钟，口服抗炎活血药，正确处理一般 15～30 天吸收。

4. 局部化脓

治疗 3～5 天后，局部针孔红肿热痛甚至有脓液渗出，属局部感染现象。原因为消毒或无菌操作不到位，局部清洁不到位，治疗前局部或全身有感染现象。应有效排脓，局部和全身抗感染治疗。应严格消毒。

5. 局部瘙痒

治疗后几小时或更长时间局部皮肤瘙痒、发红、丘疹等现象。原因为过敏反应，首先排除过敏源，相应对症处理。

6. 伤口迟缓愈合

治疗后 5 天，伤口不愈合，或有渗液外溢。原因为糖尿病、免疫力低下、局部轻度感染、脂肪液化等。根据情况有效控制血糖，局部热疗，或使用提高免疫力药物加抗感染治疗。应详细询问既往史，严格术前检查。

7. 伤口局部凹陷

治疗 5 天后，局部针孔出现凹陷现象，或有渗液溢出，无痛，不影响正常功能，一般出现在比较肥胖的人群中。原因为脂肪液化或皮肤结核。处理脂肪液化者要进行理疗、皮肤结核抗结核治疗。应认真检查有无结核病史，对肥胖病人操作要轻柔。

8. 伤口局部皮肤变白

治疗后 14 天或更长时间，针孔局部皮肤慢慢地变为白色，不影响正常功能，病人无任何感觉。原因为白癜风患者钩活刺激皮肤后，局部皮肤白癜风发作；或皮肤免疫功能低下的患者，钩活刺激皮肤后，局部黑色素脱失。应按白癜风治疗。预防的方法为动作轻柔，尽量减少对表皮、真皮的刺激。

9. 发热

治疗后 12~48 小时病人发生不同程度的体温升高（腋下 37~38℃），48 小时以后，体温大部分恢复正常。如 48 小时不能恢复者，考虑有感染情况发生，视为钩活后发热。原因为钩活的刺激，病人精神紧张等原因而产生生理性发热，属正常反应。48 小时之后体温不能自然恢复正常者，视为感染，寻找感染源或致热原进行相应处理，在治疗前应排除其他感染，严格无菌操作。

10. 症状加重或过时反弹

治疗后所表现的症状较治疗前明显加重，或过时反弹，24 小时后又逐渐缓解，48 小时后较治疗前症状减轻，此属于自然反弹现象。1 天、2 天、4 天、7 天、14 天反弹属正常现象，反弹后症状的轻重是再次钩活术的指标。96 小时后症状不缓解，或第二次治疗仍然症状不缓解者，一为治疗不对症，二为技术不到位，三为有其他原因，四为少数无效病人。

11. 痉挛性抽搐

钩活治疗前无抽搐现象，钩活治疗后四肢或腹部出现痉挛性抽搐。原因为精神紧张所致者，过时即刻缓解。如过时症状不能缓解，或有伤及脊髓、神经或重要脏器，或兼有他病发作，查明原因及时对症处理。

（六）疗程及专用配方

本书讨论的疑难杂症的患者体质相对较差，阳气不足，肾气亏虚，因此在疗程上时间应拉长，用药的剂量上应相对减少。

1. 疗程钩治的疗程和间隔的时间在《中华钩活术》中已有叙述。两次钩治间隔时间 7~14 天，3 次一个疗程，两疗程间隔 21 天，钩活不能太频、太多，局部组织彻底修复后才能再操作。达到好转≥90% 的疗效时，不再做下一次，观察有无反弹情况再决定下次钩活与否。如果需要脊柱双部位（颈、胸、腰）钩活术治疗，在两次之间可穿插进行其他部位，也就是在钩活术治疗后的第 4 天可治疗脊柱其他部位。但是每个部位本身第二次钩活和第一次钩活相差时间≥7 天，15 天内脊柱最多钩治 4 次。

2. 防粘配方

（1）配方 1：牛痘疫苗致炎兔皮提取物注射液（1×3ml）2ml + 500μg 维生

素 B_{12} 注射液（1×1ml）0.5ml＝钩活防粘活血混合液。

方法及注意事项：根据钩治穴位点的不同，每个针孔酌情使用钩活防粘活血混合液0.5～0.8ml，深度为钩活治疗的深度。在无菌操作前提下，排出针管内的空气，进入相应的深度，抽无回血方可注药。

（2）配方2：2%的利多卡因注射液1ml＋红花注射液1ml＋注射用水1ml＝钩活防粘活血混合液。

方法及注意事项：根据钩治穴位点的不同，每个针孔酌情使用钩活防粘活血混合液0.5～3ml，深度为钩活治疗的深度。在无菌操作前提下，排出针管内的空气，进入相应的穴位和深度，抽无回血方可注药。

注射的部位必须在钩治的穴位孔内，不能注射于周围组织。在操作过程中要注意三慢：慢进针、慢推药、慢退针，严防注射于其他部位，造成误伤。

3. 麻药配方

（1）脊柱病、脊柱相关疾病：

①麻药浓度配比：0.5%利多卡因6ml＝2%利多卡因1.5ml＋注射用水4.5ml。

②麻药用量：颈、胸、骶新夹脊穴每个穴位点3ml，腰椎新夹脊穴每个穴位点4ml。

（2）带状疱疹后遗神经痛：

①麻药浓度配比：0.5%利多卡因6ml＝2%利多卡因1.5ml＋注射用水4.2ml＋亚甲蓝注射液0.3ml。

②麻药用量：颈、胸、骶新夹脊穴每个穴位点3ml，腰椎新夹脊穴每个穴位点4ml。

（3）股骨头坏死：

①麻药浓度配比：2%利多卡因2ml＋注射用水3.75ml＋山莨菪碱注射液2.5mg。

②麻药用量：股骨大转子穴2ml；股骨颈、股骨头穴每个点4ml；髂前上棘、髂后上嵴每个点3ml。

注射局麻药时动作要轻巧，每进针一个层次都要抽回血，不要把麻药打到血管里，进针深度依据局部解剖，谨防刺入胸腔、刺伤脊髓；在操作过程中要注意三慢：慢进针、慢推药、慢退针。

第二章　部分脊柱相关疾病

脊柱相关疾病是由于脊柱的退变或损伤而影响了交感神经或使内脏功能传导障碍，根源在脊柱，而不是其他原因的疾病。男性不育症、白细胞减少症、雷诺病、无脉症、发热、神经性皮炎、水肿临床比较特殊，所以列入部分疑难杂症的范围进行介绍。其他脊柱相关疾病在《中华钩活术治疗脊柱相关疾病》中已有介绍。以上疾病都与脊柱有关，所以在同一章中介绍。以上每一种疾病都包括定义、中医病因病机、西医病因病理、诊断、鉴别诊断、辨证、分型、钩活术分型治疗、时点、选钩、选穴、钩治法、病例分析、按语等内容，康复与预防在第五章中介绍。以上疾病在临床上治疗方法很多，但是疗效都不尽人意，称之为疑难杂症。本章节重点阐述钩活术疗法对这些疑难杂症的治疗。

第一节　男性不育症

定义：临床上把男性不育症分为性功能障碍和性功能正常两类，后者依据精液分析结果可进一步分为无精子症、少精子症、弱精子症、精子无力症和精子数正常性不育。男性不育症除了先天性睾丸畸形和发育不良外，外在原因也不容忽视。脊柱力学平衡改变引起男性不育、早泄、阳痿及性欲减退等症状，目前国内外均有报道。临床经过脊柱力学平衡的纠正，上述症状可随之消失。因此认为该类男性不育症是由脊柱力学平衡改变引起。男性不育症是指夫妇在婚后同居 2 年以上，性生活正常，未采取避孕措施，女方有受孕能力，由于男方原因而致女方不能怀孕的一类疾病。本章节讨论的不育症是指男性性功能正常而由于脊柱退变或外伤引起的男性不育。

一、中医病因病机

中医认为本病多与肾、肝、心、脾有关，其中与肾脏的关系最为密切。①禀赋不足，肾气虚弱，命门火衰，可致阳痿不举，甚至阳气内虚，无力射出精液；久病伤阴，精血耗散，则精少，元阴不足，阴虚火旺，相火偏亢，精液黏稠不化。②情志不遂，忧思郁怒，则肝失疏泄，宗筋所聚无能而不举，或气郁化火，肝火亢盛，灼伤肾水，肝木失养，宗筋拘急，精窍之道被阻，亦可影响生育。③嗜食醇酒厚味，脾胃运化失常，聚湿生热，阻遏命门之火，可致阳痿、死精等造成不育。④思虑过度，劳倦伤心，而致心气不足，气血亏耗；大病久病之后，元气大伤，气血两虚，血虚不能化生精液而精少，甚或无精，引起不育。

二、西医病因病理

男性正常的生精功能依赖于下丘脑－垂体－性腺轴功能的正常来运作，其中任何一个环节发生障碍，都会影响男性生精的功能。颈椎病造成高级神经功能及神经中枢的功能失调，使内分泌功能紊乱，抑制垂体的促性腺激素分泌造成睾丸生精减退。

三、钩活术治疗原理

钩活术治疗男性不育症选取的穴位点为颈、胸、腰、骶部新夹脊穴，使脊柱的交感神经得到了调整，代谢过程恢复正常。男子不育责之于性功能和精子。中医认为性功能和精子与肾直接相关，其次是肝和脾。腰骶部新夹脊穴是补肾调精之要穴，因腰（此处的"腰"就是指解剖位置的腰骶部）为肾之府，肾功能正常，开阖有度，精气充沛，阴平阳秘，思维敏捷，二便正常，性功能正常，精子饱满，数量多多。脊柱新夹脊穴具有疏肝补脾作用，肝条达，情绪高涨，性功能恢复。脾正常，饮食有味，肌肉丰满，气血充足，力量强大，性功能正常而力坚，阳痿早泄远离身体。中医理论钩活术是钩治法、割治法、挑治法、针刺法、放血法五法并用，通过辨证论治，进而辨证用钩、辨证用法，可调可理，可补可泻，共同合作滋阴补肾、畅通气机、疏通经络、祛湿泌浊、疏肝解郁、补益脾气、调理气血，肾、肝、脾功能正常，力大精足，必生其子，达到了治疗男性不育的目的。

四、诊断

1. 症状

患者的第二性征、性欲、性功能正常，睾丸发育正常，一般无特殊症状，偶有腰背酸痛、头晕、失眠、记忆力减退、心慌等。男性不育的原因很多，因此必须详细询问病史，经泌尿生殖系统的全面检查，以排除其他原因。对于脊柱力学平衡失稳引起者，同时伴有相应部位的症状。如在颈段，则表现为颈椎病症状；若在胸腰段，则表现为胸腰段相应部位的症状，如胸椎小关节紊乱、腰骶关节错位、腰椎小关节紊乱等对交感神经的刺激，同时可以刺激脊神经根，而出现肢体麻木、疼痛，肌肉痉挛、萎缩等，也可有自主神经功能紊乱的症状。患者多以骨科病就诊，因此要认真仔细地询问病史以及患者的精神状态和思想情况。

颈性男性不育症诊断有以下特点：

①有脊柱病史，不育症与脊柱病症状同时发生，或继发于脊柱病之后。

②精子数量的多少、活力与脊柱病的轻重有直接关系。

③泌尿外科系统检查，排除其他疾病。

④脊柱钩活术或手法治疗后，精子数量的多少与活力有所改变。

2. 舌脉　舌淡、苔薄白或薄黄，脉沉细或滑数。

3. 体征　脊梁僵硬、肌紧张、活动受限，部分棘突偏歪压痛，或椎旁压痛。

4. 影像学检查　颈椎 X 线平片可显示生理曲度改变、反张，椎间隙狭窄，椎体后缘有骨赘形成。CT 及 MRI 检查符合脊柱病的表现。

5. 排除其他病　综合判断排除其他原因引起的男性不育。

符合以上 5 条并排除其他疾病即可确诊为脊源性男性不育。

包括现代医学的脊柱病引起的男性不育。

诊断要点：在影像学检查结果的支持下，有脊柱病的症状，有精子数量减少或活力下降症状，精子数量减少或活力下降症状为主，但是随脊柱病症状的加重精子数量减少或活力下降症状也同时加重。

五、鉴别诊断

1. 精索静脉曲张　是常见的男性泌尿生殖系统疾病，是由于包绕精索的精索静脉和蔓状静脉丛的扩张而引起的血管性精子发生障碍，可有局部坠胀疼痛感，可向下腹部、腹股沟区或后腰部放射，立位时阴囊肿胀，彩色多普勒血流检查可诊断。

2. 甲状腺疾病　甲状腺功能亢进或减低都可以引起精子的减少，但多数伴有其他症状。如甲亢患者，伴有食欲亢进、出汗、心悸、高血压等症状，实验室检查可鉴别。

3. 急慢性附睾炎　是青壮年的常见疾病，致病菌进入输精管，逆行侵入附睾，引发炎症，一般患者附睾丸的头部或尾部可有硬结，患侧阴囊肿胀，有明显的压痛、沉坠感，下腹部及腹股沟还有牵扯感，实验室检查白细胞升高。

六、分型辨证

1. 实证　不育，阴囊潮湿，或有瘙痒，时有睾痛，急躁易怒。

2. 虚证　不育，腰膝酸软，畏寒肢冷，神疲乏力，阳痿不举，遗精滑精，早泄精凉。

七、钩活术分型治疗

1. 选穴

主穴：根据影像学检查的结果，脊髓的勃起中枢在骶髓 1~3 节段，受大脑皮质的控制，选择相应穴位组合：

①L_1穴 + L_2穴（二次取撒穴）。

②S₄穴＋S₃穴、S₁穴＋S₂穴，与证型无关。

③T₁穴＋T₂穴、T₃穴＋T₄穴（睾丸的神经节段发自第 10 胸椎，二次取撇穴）。

④C₁穴＋C₂穴、C₃穴＋C₄穴（二次取撇穴）。

配穴：

实证：丰隆（微内板 3.5），关元（微内板 3.5），中极（微内板 3.5）。

虚证：命门（微内刃 2.5），足三里（微内刃 4.5），关元（微内刃 3.5）。

以上配穴根据具体情况，取双侧穴或单侧穴，单侧取患侧穴位点。

方义提要：脊柱取穴和循经取穴。脊柱取穴是以胸、腰、骶部新夹脊穴（魏氏夹脊穴）为所取穴位点，T₃穴＋T₄穴（睾丸的神经节段发自第 10 胸椎）从解剖位置和神经走形选用此组穴位，直接调节交感神经。L₁穴＋L₂穴（二次取撇穴）、②S₄穴＋S₃穴、③S₁穴＋S₂穴，改善供血的主穴。腰为肾之府，男性不育，精子有关，必调肾脏；阳痿早泄，开阖无度，肾司功能失常，也要调理肾脏。肾乃根本也，种子发源地，调补是也。

2. 分型选钩

实证：实证较少，湿热症状较重者，选巨类腰型钩鍉针；症状中等程度者选中类内板 3.5 钩鍉针；症状较轻或好转 80％以上者选微类内板 3.5 钩鍉针，S₄穴＋S₃穴、S₁穴＋S₂穴必须是微类钩鍉针。

虚证：虚证较多，一般的选中类内板 3.5 钩鍉针；症状较轻者选微类内板 3.5 钩鍉针。虚证明显者选中类内刃 3.5 钩鍉针，病程长、症状较轻者选微类内刃 3.5 钩鍉针。体质差、病程长、症状较重者，可选巨类内刃肛门型钩鍉针，临床应用较少。

在骶部穴位组合中偏实者选微类内板 3.5 钩鍉针，偏虚者选微类内刃 3.5 钩鍉针。

3. 分型钩法（根据五钩法的补泻）

实证：大部分利用单软手法，症状较重者选重单软，症状中等程度者中单软，症状较轻者选轻单软。

虚证：大部分需要轻单软手法，同时根据体质和病程的长短调整钩进的速度，充分体现"进补"，并以速度和程度相结合体现轻补、中补、重补。但是，兼有腰椎管狭窄症状者根据症状综合辨证选双软、深双软、重深双软。

4. 钩治步骤

常规九步钩活法，无菌操作，动作灵巧。

八、时点

钩活术治疗的时点为发现即治。

九、病案举例

1. ［男性不育　背痛］

赵某某，男，28 岁，已婚，石家庄市人，工人。

初诊：2015 年 2 月 3 日。

主诉：婚后 2 年不育。

现病史：婚后 2 年未育，各种检查未见器质性病变，女方正常排卵，男方精液常规异常。2 年来性欲减退，背痛，阴囊潮湿，时有睾痛，性交达不到要求。经常背部疼痛 1 年，不能长期低头。近 1 个月背部疼痛加重，情绪不稳，烦躁易怒。追问病史：2 年前挫伤背部，经治疗后背痛明显好转，但遗留背痛。劳累后加重，休息后减轻。经中西药治疗无效，于 2015 年 2 月 3 日来本院就诊。

既往史：2 年前有背部挫伤史。

分析：患者，男性，28 岁，背部挫伤后发病，背部瘀血内停，肝郁气滞，气行则血行，气滞则血瘀，血瘀也可气滞，影响肝肾功能而形成不育症，烦躁易怒。符合瘀滞肝经的发病过程。

查体：体瘦，第 10、11 胸椎棘突右偏，棘上、椎旁压痛，向右胁部放射；阴囊潮湿，阴茎、睾丸、精索发育无异常，前列腺肛诊无异常；精液分析：精液量 3ml，全部液化，精子数 $30 \times 10^9/L$，活动力 Ⅱ级，活动率 40%；血压 120/80mmHg，心、肺、腹无异常。舌淡、苔薄白、脉弦紧。

辅助检查：血、尿常规，心电图，血糖检查无异常。

影像学检查：X 线（图 2 -1）（图 2 -2）。

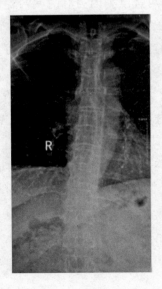

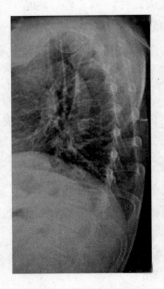

图 2 -1　X 线正位片　　　　　　　　图 2 -2　X 线侧位片

X 线表现：胸椎序列欠佳，棘突连线不整齐，$T_{10、11}$ 棘突右偏。生理后凸减小，各椎间隙未见明显变窄，椎体缘可见唇样变。椎旁软组织未见异常影。

印象：胸椎病。

诊断：气滞瘀血型不育症（中医）；

　　　不育症（西医）。

治则：活血行气，疏通经脉。

治法：钩活术疗法。

选穴：主穴：T_3穴 + T_2穴（巨类颈胸型钩鍉针）；

　　　配穴：丰隆（微内板 3.5），以泻法为主。

常规钩活：利用浅单软钩活法，常规九步钩活逐一完成。

10 分钟钩活术，患者自述背痛减轻，10 日后复诊。

二诊：2015 年 2 月 13 日，患者自述背痛减轻，愿做第二次钩活术治疗。

选穴：主穴：T_3'穴 + T_2'穴（巨类颈胸型钩鍉针）；

　　　配穴：关元（微内板 3.5），以泻法为主。

常规钩活：利用浅单软钩活法，常规九步钩活逐一完成。

10 分钟钩活术，患者自述无明显不适，15 日后复诊。

三诊：2014 年 2 月 28 日，患者自述背痛减轻，愿做第三次钩活术治疗。

选穴：主穴：T_1穴 + T_4穴（中内板 2.5 型钩鍉针）；

　　　配穴：中极（微内板 3.5），以泻法为主。

常规钩活：利用浅单软钩活法，常规九步钩活逐一完成。

10 分钟钩活术，患者自述无明显不适，嘱其 30 天后复诊。医嘱：血府逐瘀汤加减，10 剂汤药。

四诊：2015 年 3 月 28 日，患者自述背痛消失，情绪不稳，烦躁易怒基本消失；阴囊潮湿、睾痛明显好转，性生活好转。精液分析：精液量 3ml，全部液化，精子数 $50 \times 10^9/L$，活动力 II 级，活动率 50%。嘱其 30 天后复诊。医嘱：柴胡舒肝散加减，10 剂汤药。

五诊：2015 年 4 月 28 日，患者自述背痛消失，心情开朗，食欲好，二便调；阴囊潮湿、睾痛消失，性生活基本正常。精液分析：精液量 3ml，全部液化，精子数 $90 \times 10^9/L$，活动力 IV 级，活动率 80%。嘱其饮食有节，起居有常，劳逸结合。

随访：2016 年 4 月 28 日电话随访，妻子已怀孕 6 个月。

【按语】此病例系外伤肝经瘀血、气滞不畅、经络不通所致的不育症。采用新夹脊 T_3穴 + T_2穴（巨类颈胸型钩鍉针），以浅单软手法为主，辅配关元（微内板 3.5）、中极（微内板 3.5）、丰隆（微内板 3.5），以泻法为主，直达病灶，筋脉畅通。故三次治愈。

2.［男性不育　腰痛］

高某，男，30岁，已婚，石家庄赵县人，农民。

初诊：2015年4月7日。

主诉：婚后3年不育。

现病史：3年来性欲减退，阳痿不举，遗精滑精；经常腰痛，腰膝酸软，神疲乏力，畏寒肢冷2年。追问病史：3年前从梨树上掉下摔伤腰部，经治疗后腰痛明显好转，但遗留腰痛。劳累后加重，休息后减轻。经中西药治疗无效，于2015年4月7日来本院就诊。

既往史：3年前有腰部摔伤史。

分析：患者，男性，30岁，腰部摔伤后发病，腰部瘀血影响肝肾，出现性欲减退，阳痿不举，遗精滑精；经常腰痛，腰膝酸软，神疲乏力。符合瘀血内停、肝肾亏虚的发病过程。

查体：体瘦，面色无华，$L_{4、5}$棘突右偏，棘上、右侧椎旁压痛，向右小腹放射；阴囊潮湿，阴茎、睾丸、精索发育无异常，前列腺肛诊无异常；精液分析：精液量3ml，全部液化，精子数$40×10^9$/L，活动力Ⅱ级，活动率40%；血压120/80mmHg，心、肺、腹无异常。舌淡、苔薄白，脉沉细。

辅助检查：血、尿常规，心电图，血糖检查无异常。

影像学检查：X线（图2-3）（图2-4）。

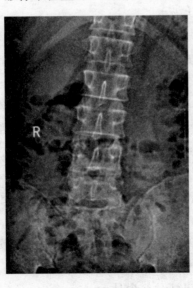
图2-3　X线正位片

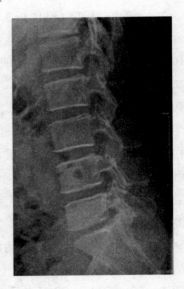
图2-4　X线侧位片

X线表现：腰椎序列欠佳，棘突连线不整齐，正位片腰椎向左侧弯曲，侧位片生理曲度变直，L_2椎体轻度楔形变，$L_4 \sim S_1$椎间隙略变窄。椎旁软组织未见异常影。

印象：腰椎病。

诊断：肾虚瘀血不育症（中医）；

腰椎间盘突出症，不育症（西医）。

治则：活血行气，疏通经脉。

治法：钩活术疗法。

选穴：主穴：L_1穴 + L_2穴（巨类腰型钩鍉针）；

配穴：命门（微内刃2.5），以补法为主。

常规钩活：利用中单软钩活法，常规九步钩活逐一完成。

10分钟钩活术，患者自述腰痛减轻，10日后复诊。

二诊：2015年4月17日，患者自述腰痛减轻，愿做第二次钩活术治疗。

选穴：主穴：L_1'穴 + L_2'穴（巨类腰型钩鍉针）；

配穴：足三里（微内刃4.5），以补法为主。

常规钩活：利用中单软钩活法，常规九步钩活逐一完成。

10分钟钩活术，患者自述无明显不适，15日后复诊。

三诊：2014年5月2日，患者自述腰痛减轻，愿做第三次钩活术治疗。

选穴：主穴：S_1穴 + S_2穴（中内板2.5型钩鍉针）；

配穴：关元（微内刃3.5），以补法为主。

常规钩活：利用中单软钩活法，常规九步钩活逐一完成。

10分钟钩活术，患者自述无明显不适，嘱其30天后复诊。医嘱：血府逐瘀汤加减，10剂汤药。

四诊：2015年6月2日，患者自述腰痛消失，腰膝酸软、神疲乏力、畏寒肢冷明显好转；阳痿不举、遗精滑精明显好转，性生活好转。精液分析：精液量3ml，全部液化，精子数 $50 \times 10^9/L$，活动力Ⅱ级，活动率50%。嘱其30天后复诊。医嘱：壮腰健肾丸加减，10剂汤药。

五诊：2015年6月2日，患者自述腰痛消失，腰膝酸软、神疲乏力、畏寒肢冷基本消失；阳痿不举、遗精滑精基本消失，性生活基本正常。精液分析：精液量3ml，全部液化，精子数 $100 \times 10^9/L$，活动力Ⅳ级，活动率80%。嘱其饮食有节，起居有常，劳逸结合。

随访：2016年6月2日电话随访，妻子已怀孕8个月。

【按语】此病例系外伤瘀血、气滞不畅、肝肾亏虚所致，法当活血化瘀、滋补肝肾。采用新夹脊 L_1穴 + L_2穴（巨类腰型钩鍉针），以中单软手法为主，辅配命门（微内刃2.5）、足三里（微内刃4.5）、关元（微内刃3.5），以补法为主。巨类钩鍉针活血化瘀，直达病灶，筋脉畅通；微类钩鍉针滋补肝肾，巨、微钩鍉针相互配合，标本兼治。故三次治愈。

十、其他治疗

药物内服法、中药外用法、推拿、针灸、熏蒸疗法、小针刀疗法、手术疗法。

手法治疗：首先纠正脊柱的偏歪棘突，复位后在相应部位行分筋、理筋等手法治疗。腹部取穴：神阙、气海、关元、中极，用掌施按揉法，以小腹部有温热感为度。腰背部取穴：肾俞、命门、阳关、次髎、中髎，用按、揉、点法。对性功能障碍者，要认真做好思想工作，消除顾虑，使其正确对待疾病。

附方：

1. 实证

龙胆泻肝汤（《太平惠民和剂局方》）化裁：

龙胆草 15g，山栀子 15g，柴胡 12g，泽泻 15g，车前子 15g，木通 6g，生地9g，黄芩 15g，当归 6g，甘草 3g，茯苓 15g。

2. 虚证

右归丸（《景岳全书》）化裁：

熟地 15g，山药 12g，山茱萸 10g，枸杞子 15g，菟丝子 15g，鹿角胶 12g，杜仲 12g，人参 10g，附子 3g，肉桂 6g，当归 10g。

第二节　白细胞减少症

定义：白细胞计数低于 $4 \times 10^9/L$，称为白细胞减少。颈性白细胞减少，则同时伴有淋巴细胞增多及血沉增快的现象。在临床上这类患者不多见，但偶尔可出现，望能引起临床医师的注意。本章节讨论的白细胞减少症是由于脊柱（颈椎）退变或外伤引起的颈性白细胞减少症。

一、中医病因病机

中医认为本病与心、肝、脾、肾四脏有关，其中与脾、肾两脏的关系尤为密切。本虚是白细胞减少症的根本原因，此外热毒侵袭和瘀血阻滞也是发病的主要原因。脾为后天之本，气血生化之源，五脏六腑赖以滋养，若脾虚气血无以生化，则成血虚之证。肾为先天之本，主骨生髓，受五脏六腑之精而藏之。若肾气不足，则髓海不充；精血同源，气血生成也受影响。脾虚，运化水谷精微的功能失常，可导致肾气虚弱；反之，肾阳不足，则不能温煦脾阳。两者相互影响，以致脾肾两虚，营卫气血不足而成本病。热毒之邪侵犯人体，营阴被劫，则气阴两虚，也可发为本病。

二、西医病因病理

颈椎病引起白细胞减少、淋巴细胞增高及血沉增快在临床上偶可见到，但是什么机制引起此种改变，目前不清。经过对颈椎病的治疗，这种现象得以改善，因此认为是由颈椎病引起。

三、钩活术治疗原理

钩活术治疗白细胞减少选取的穴位点为颈、腰部穴位点，一是颈部穴位点通过钩治法、割治法、挑治法、针刺法、放血法调整内分泌功能、畅通经络、补血益气，二是腰部穴位点通过钩活术补肾益精、补血益气，因白细胞减少百脉皆空，血虚气虚，全身乏力、萎靡不振。本虚是白细胞减少症的根本原因，此外外感热邪、瘀血阻滞也是发病的主要原因。脾为后天之本，气血生化之源，五脏六腑赖以滋养。若脾虚气血无以生化，则成血虚之证。肾为先天之本，主骨生髓，受五脏六腑之精而藏之。若肾气不足，则髓海不充；精血同源，气血生成也受影响。脾虚，运化水谷精微的功能失常，可导致肾气虚弱；反之，肾阳不足，则不能温煦脾阳。两者相互影响，以致脾肾两虚，营卫气血不足而成本病。颈部新夹脊穴用于调节内分泌、调理气血，腰部新夹脊穴用于补脾益肾、益精补血，两组穴位点可交替使用，气血双补，精气充沛，白细胞生长。达到了治疗白细胞减少的目的。

四、诊断

1. 症状

（1）一般患者白细胞减少并无特殊症状，当白细胞总数在 $1.5 \times 10^9/L$ 以下，可出现反复感染，或感染继发于轻微外伤。但患者对于感染的敏感性个体差异很大，不能单以白细胞数量来衡量感染的发生程度。患者可出现易疲劳、全身无力等症状。

（2）颈椎病症状：患者可先后出现颈椎病症状，如头痛、头晕、恶心、视力模糊、心慌、颈部疼痛，上下肢麻木、疼痛、无力，神经、血管的营养障碍等。很多疾病都可继发引起白细胞减少，如感染、化学或物理因素的药物及放射性物质，血液病累及骨髓，脾功能亢进及营养不良等。在临床上根据病史不难鉴别诊断。原发性白细胞减少与本病不易鉴别，需根据颈部病变诊断，必要时可做诊断性治疗。若经治疗随着颈椎病症状的消失，白细胞增高，说明是颈性白细胞减少；反之，颈椎病症状消失，而白细胞仍不正常，再考虑为其他原因。

颈性白细胞减少症的诊断有以下特点。

①有颈椎病病史，白细胞减少的症状与颈椎病症状同时发生，或继发于颈椎病之后。

②白细胞减少的症状的轻重与颈椎病的轻重有直接关系。

③血液科系统检查，排除其他疾病。

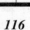

④颈部钩活术或手法治疗后，白细胞减少的症状有所缓解。

2. 舌脉　舌淡、苔薄，脉弱或沉。

3. 体征　颈部僵硬、肌紧张、活动受限，部分棘突压痛，或椎旁压痛及条索形成。

4. 影像学检查　颈椎 X 线平片可显示生理曲度改变、椎间隙狭窄及阶梯形变、棘突偏移、椎体侧弯，椎体后缘有骨赘形成，钩椎增生，斜位片除骨质增生外，椎间孔矢径与上下径均减小。CT 及 MRI 检查符合颈椎病的表现。

5. 排除其他病　综合判断排除其他原因引起的白细胞减少症。

符合以上 5 条并排除其他疾病即可确诊为颈性白细胞减少症。

包括现代医学的颈椎病引起的白细胞减少症。

诊断要点：在影像学检查结果的支持下，有颈椎病的症状，有白细胞减少的症状，白细胞减少的症状为主，但是随颈椎病症状的加重白细胞减少的症状也同时加重。

五、鉴别诊断

1. 再生障碍性贫血　起病或急或慢，多有出血、贫血表现，白细胞减少，尤其以中性粒细胞减少明显，血小板及网织红细胞均明显减少，骨髓呈三系细胞减少，实验室检查有助于鉴别。

2. 低增生性白血病　临床可见贫血、发热或出血，外周血常呈全血细胞减少，可以见到或不能见到原始细胞，骨髓增生减低，但原始细胞低于 30%，实验室检查有助于鉴别。

3. 肿瘤　肿瘤的放、化疗后可出现白细胞减少的症状，主要是放、化疗的毒副作用，多伴有消耗性全身症状，通过影像学检查可以鉴别。

六、分型辨证

1. 脾肾阳虚　精神不振，倦怠气短，畏寒肢冷，大便溏薄，五更泄泻。

2. 肝肾阴虚　倦怠乏力，头晕耳鸣，面色少华，腰膝酸软，遗精盗汗。

七、钩活术分型治疗

1. 选穴

主穴：根据影像学检查选择相应穴位组合（见基本公式）。

主穴的穴位组合是根据影像学和临床症状选定病位而定的，与证型无关。

C_1穴 + C_2穴、C_3穴 + C_2穴、C_3穴 + C_4穴（二次取撇穴）。

配穴：中脘（微内板 1.2），上巨虚（微内板 2.5），天枢（微内板 1.2）；

胃俞（微内刃 2.5），足三里（微内刃 4.5），关元（微内刃 3.5）。

以上配穴根据具体情况，取双侧穴或单侧穴，单侧取患侧穴位点。

注：颈椎的穴位组合和腰椎的穴位组合的选择，可根据影像学检查的结果和颈背部查体敏感点、压痛点、条索状部位、结节相结合的结果而确定，一般规律是先颈椎后腰椎。

方义提要：脊柱取穴和循经取穴。脊柱取穴是以颈腰部新夹脊穴（魏氏夹脊穴）为所取穴位点，白细胞减少，是中医血虚的表现，治血虚原则是补血益气、补脾益肾。新夹脊穴组合 C_1 穴 + C_2 穴、C_3 穴 + C_4 穴、C_3 穴 + C_2 穴用于调节内分泌、调理气血，新夹脊穴组合 L_1 穴 + L_2 穴、L_2 穴 + L_3 穴、L_3 穴 + L_4 穴用于补脾益肾、益精补血，两组穴位点可交替钩活治疗，相互为用。

2. 分型选钩

症状较重者选巨类内板腰型钩鍉针，症状中等程度者选中类内板 2.5 钩鍉针，症状较轻或好转80%以上者选微类内板 2.5 钩鍉针。体质差、病程长、症状较重者选巨类内刃肛门型钩鍉针，体质差、症状中等程度者选中类内刃 2.5 钩鍉针，病程长、症状较轻或好转80%以上者选微类内刃 2.5 钩鍉针。

3. 分型钩法（根据五钩法的补泻）

一般情况下需中单软，症状较轻者选轻单软，兼有腰椎管狭窄症状者选双软，也可选轻单软手法。同时根据体质和病程的长短调整钩进的速度，充分体现"进补"，并以速度和程度相结合体现轻补、中补、重补。

4. 钩治步骤

常规九步钩活法，无菌操作，动作灵巧。

八、时点

钩活术治疗的时点为发现白细胞减少即时治疗。

九、病案举例

［白细胞减少　颈痛］

米某某，女，36岁，已婚，石家庄赵县人，农民。

初诊：2015年5月9日。

主诉：白细胞减少、颈痛6个月。

现病史：在体检时发现白细胞减少为 $3.5 \times 10^9/L$，淋巴细胞40%，血沉30mm/h，此后经反复多次检查白细胞（3.2 ~ 3.6）$\times 10^9/L$ 之间，血沉25 ~ 33mm/h 之间；患者经常自感颈项疼痛伴头晕、头痛、心慌、全身乏力等；内科没有发现异常；骨髓穿刺检查正常；无接触化学物质史；1年前有骑车跌倒史。于2015年5月9日来本院就诊。

既往史：1年前有跌倒史。

分析：患者，女性，36岁，1年前有跌倒史，经常自感颈项疼痛伴头晕、头痛、心慌、全身乏力等，未发现骨髓异常。颈部静脉不通，必然颈项疼痛；气血不足则出现头晕、心慌、全身乏力。符合气血双虚形成白细胞减少症的发病过程。

查体：体瘦，面白，面色少华，颈部细而长，颈肌僵硬，低头时牵扯腰痛，$C_{4,5}$左偏，棘上压痛明显；腰肌轻压痛；血常规：白细胞 3.1×10^9/L，血沉 34mm/h，余无异常。血压 110/70mmHg，心、肺、腹无异常。舌淡、苔薄白，脉细数。

辅助检查：尿常规，心电图、血糖检查无异常。

影像学检查：X线（图2-5）（图2-6）（图2-7）（图2-8）。

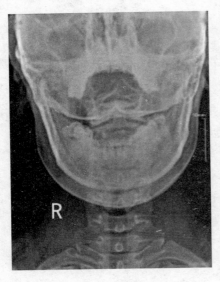

图2-5　X线正位片

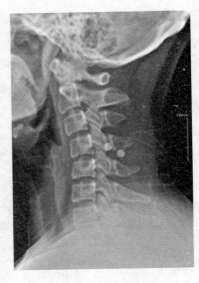

图2-6　X线侧位片

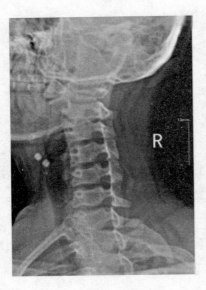

图2-7　X线右斜位片

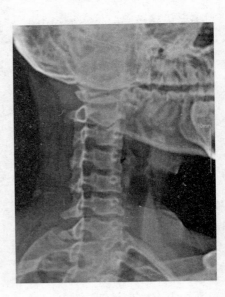

图2-8　X线左斜位片

X线表现：颈椎序列欠佳，$C_{2\sim4}$棘突左偏，寰枢椎齿突旁间隙两侧不对称，左宽右窄。生理曲度明显反张，$C_{4,5}$椎间隙前窄后宽，关节面模糊。$C_{5,6}$椎小关节可见双边双突征。项后软组织内未见异常密度影。

印象：颈椎病。

诊断：气血双亏型心悸（中医）；

白细胞减少症（西医）。

治则：补益气血，疏通经脉。

治法：钩活术疗法。

选穴：主穴：C_3穴 + C_4穴（巨类颈胸型钩鍉针） + 风府穴 + 双风池（微类内板1.2钩鍉针）；

配穴：胃俞（微内板2.5），以平补平泻法。

常规钩活：利用中度单软钩活法，常规九步钩活逐一完成。

10分钟钩活术，患者自述颈痛减轻，10日后复诊。

二诊：2015年5月19日，患者自述颈痛、头晕减轻，愿做第二次钩活术治疗。

选穴：主穴：C_3'穴 + C_4'穴（中内板2.5型钩鍉针） + 风府穴 + 双风池（微类内板1.2钩鍉针）；

配穴：足三里（微内板4.5），以平补平泻法。

常规钩活：利用中度单软钩活法，常规九步钩活逐一完成。

10分钟钩活术，患者自述无明显不适，10日后复诊。

三诊：2015年5月29日，患者自述颈痛明显减轻，头晕、心慌、全身乏力减轻，愿做第三次钩活术治疗。

选穴：主穴：C_2穴 + C_5穴（中内刃2.5型钩鍉针） + 风府穴 + 双风池（微类内板1.2钩鍉针）；

配穴：关元（微内板2.5），以平补平泻法。

常规钩活：利用轻度单软钩活法，常规九步钩活逐一完成。

10分钟钩活术，患者自述无不适，15天后复诊。

四诊：2015年6月13日，患者自述颈痛基本消失，腰部轻松，头晕、心慌、全身乏力明显好转。血常规：白细胞3.9×10^9/L，血沉28mm/h，余无异常。嘱其1个月后复诊。

五诊：2015年7月13日，患者自述颈痛消失，腰无不适，头晕、心慌、全身乏力基本消失，无其他不适。血常规：白细胞4.8×10^9/L，血沉20mm/h，余无异常。嘱其饮食有节，起居有常，劳逸结合。

随访：2016年7月13日电话随访，未再应用其他药物，上述病情无反复。

【按语】此病例系经络不通，气血不畅，而引发颈椎病，耗伤气血，法当补益气血、疏通经脉。采用新夹脊 C_3 穴 + C_4 穴（巨类颈胸型钩鍉针）＋风府穴＋双风池（微类内板 1.2 钩鍉针），辅配胃俞（微内板 2.5）、足三里（微内板 4.5）、关元（微内板 2.5），以平补平泻法。第一次瘀血明显，用巨类颈胸型钩鍉针中单软手法，直达病灶，畅通气机；第二次瘀血消除大半，应用中类内板钩鍉针中单软手法；第三次瘀血已去，新血未生，大补气血，应用中内刃钩鍉针浅单软手法。故三次治愈。

十、其他治疗

药物内服法、中药外用法、推拿、针灸、小针刀疗法。

手法治疗：首先针对病因纠正偏歪棘突，恢复脊柱内外平衡，解除对神经、血管的压迫。

附方：

1. 脾肾阳虚证

四神丸（《证治准绳》）化裁：

补骨脂 10g，肉豆蔻 9g，吴茱萸 10g，山药 15g，五味子 9g，附子 6g，茯苓 9g，泽泻 12g，白术 12g。

2. 肝肾阴虚证

大补阴丸（《丹溪心法》）和当归补血汤（《内伤外感辨惑论》）化裁：

熟地 15g，龟板 10g，知母 10g，黄柏 9g，人参 10g，黄芪 20g，当归 10g。

第三节　雷诺病

定义：雷诺病（Raynaud's disease）系阵发性肢端小血管痉挛性或功能性闭塞引起的局部缺血现象。病人如暴露于冷空气中或因情绪激动，即可发生肢端皮肤色泽的间歇性苍白及发绀改变，伴有指（趾）的麻木、发凉、疼痛，经保暖后，皮色变潮红，则有温热和胀感，继而皮色恢复正常，症状随之消失。雷诺病的病因仍不完全明确，与遗传及环境因素相关。本章节讨论的雷诺病是由于脊柱（颈椎）的退变和外伤而形成的颈性雷诺病。

一、中医病因病机

中医学中无此专有病名，一般归属于"四肢逆冷""血痹"等范畴。如《素问·五藏生成》篇曰："卧出而风吹之，血凝于肤者为痹。"首次提到外风、血瘀为本病之病因病机。《伤寒论》提到"手足厥寒，脉细欲绝者，当归四逆汤主之"。《诸病源候论》进而指出："经脉所引皆起于手足，虚劳则血气衰损，不能温其四肢，故四肢逆冷也。"对病因病机进行了初步的探讨，为中医认识本病打下基础。急性：①气滞血瘀：情绪激动或恼怒气愤，使气机逆乱，肝郁气滞，疏泄失司，血行不畅，阳气不能通达四肢。②邪久入络：病情迁延日久，或失治、误治，致病邪侵入络脉，壅踞阻滞。慢性：①气虚血涩：先天禀赋不足，以致脏腑气血生化功能虚衰，气虚难以运血，致血脉流行不畅，络道阻滞，指（趾）肌肤失于气血温煦、濡养而麻木，可发为本病。②脾肾阳虚：素体阳虚，或久病耗气伤阳，或寒邪久踞，以致脾肾阳虚，脾阳虚则水谷精微化生无力，难以充养肾阳，肾阳虚衰则不能上腾温煦脾阳，而致四肢清冷。

二、西医病因病理

1. 本病肢端小动脉痉挛的原因目前尚未完全明确。有认为是中枢神经的功能失调，使交感神经功能亢进所致；有认为是肢端小动脉本身的缺陷，对正常生理现象表现出过度反应所致；也有认为初期是肢端动脉对寒冷有过敏反应，其后由于长期的血管痉挛，使动脉内膜增生，血流不畅，若再有使肢端动脉血流减少的各种生理因素，即可作用于病变动脉引起发作。情绪激动和寒冷都是诱发因素。

2. 各种原因导致颈椎不稳，关节错位，以及软组织创伤性反应，造成颈部交感神经的刺激和压迫，使血管交感神经支配的功能紊乱，引起肢端血管痉挛及局部缺血现象。

3. 该病的血管壁有组织上的变化，因此对正常血管收缩的冲动和血流中肾上腺素含量会出现异常的反应，但是交感神经的影响，也不能排除。

此病的早期在指、趾的动脉壁中一般并无病理变化可见，但随着病程进展，到了足以产生营养紊乱的时候，则可发现有动脉内膜增生，中层纤维化，肢端末梢动脉分支管腔直径缩小等改变。由于血栓形成及机化过程，其中有的管腔逐渐闭塞，产生表皮营养性改变。毛细血管迂曲、扭转，动脉部分呈痉挛性狭窄，静脉则呈扩张充血。如同时有硬皮病存在，毛细血管数目可减少。血管造影时，示肢端部血管显影差，指、趾血管直径缩小。

三、钩活术治疗原理

雷诺病系阵发性肢端小血管痉挛性或功能性闭塞引起的局部缺血现象。病人如暴露于冷空气中或因情绪激动，即可发生肢端皮肤色泽的间歇性苍白及发绀改变，伴有指（趾）的麻木、发凉、疼痛，经保暖后，皮色变潮红，则有温热和胀感，继而皮色恢复正常，症状随之消失。明显是一种阳气不足、气滞血瘀的表现，"经脉所引皆起于手足，虚劳则血气衰损，不能温其四肢，故四肢逆冷也。"

气滞血瘀、情绪激动或恼怒气愤，使气机逆乱，肝郁气滞，疏泄失司，血行不畅，阳气不能通达四肢；气滞血瘀、日久天长而进入络脉，病情迁延日久，或失治、误治，致病邪侵入络脉，壅踞阻滞。虚证则气虚血涩，先天禀赋不足，以致脏腑气血生化功能虚衰，气虚难以运血，致血脉流行不畅，络道阻滞，指（趾）肌肤失于气血温煦、濡养而麻木，可发为本病；或脾肾阳虚：素体阳虚，或久病耗气伤阳，或寒邪久踞，以致脾肾阳虚，脾阳虚则水谷精微化生无力，难以充养肾阳，肾阳虚衰则不能上腾温煦脾阳，而致四肢清冷。心主血脉，手指冷凉，必然阳虚，应温阳化气、补益气血。中医理论钩活术利用钩治法、割治法、挑治法、针刺法、放血法五通并用，选取 C_1 穴 + C_2 穴、C_4 穴 + C_3 穴、C_3 穴 + C_2 穴穴位组合畅通了气机，疏通了经络，祛除瘀血，血液循环加速，针具和手法都以补法为主，必得奇效。

四、诊断

1. 症状

一般在受寒后，尤其是手指与冷水接触后发作，手指肤色先变白，继而发绀，常从手指尖开始，以后波及整个手指，甚至手掌。伴有局部冷、麻、针刺样疼痛或其他异常感觉，腕部脉搏则正常。发作数分钟后自行消失，皮肤转为潮红，然后变正常。局部加温、揉擦、挥动上肢等可使发作停止。受累手指常两手对称，小指与无名指常最先受累，以后波及其他手指，拇指多不受累，下肢受累者少见。不发作期间，除手足有寒冷感外无其他症状。

约 1/3 患者症状呈进展性，发作频繁，每次持续可达 1 小时以上，常需将手、足浸入温水中才能停止，伴有指、趾水肿。温暖季节中环境温度的轻微降低，情绪的稍为激动都可引起发作。个别病情严重的患者，发作持续，间歇期几乎消失，有局部组织营养性变化，皮肤萎缩或增厚，指甲呈纵向弯曲畸形，指腹消瘦，末节指骨脱钙，指尖溃疡可向指甲下扩展，引起指甲与甲床分离，伴有剧烈疼痛，此外还可能引起指端坏疽。

毛细血管镜检查：手指苍白阶段，皮肤毛细血管内红细胞减少，甚至完全消失；手指发绀阶段，皮肤毛细血管扩张，其内为氧已耗尽的血液所瘀滞；手指潮红阶段，局部毛细血管扩张，含氧血流顺利地通过扩张的血管。

同时伴有颈椎病症状和自主神经功能紊乱症状，如头痛、头晕、恶心、视物模糊、心慌出汗、上肢麻木、双手颤抖等。颈部病情的轻重与手指变化有直接关系。

颈性雷诺病的诊断有以下特点。

①有颈椎病或头部外伤史，雷诺病症状与颈椎病症状同时发生，或在颈椎病之后。

②雷诺病症状的轻重与颈椎病的轻重有直接关系。

③内科系统检查，排除其他疾病。

④颈部钩活术或手法治疗后，雷诺病症状有所缓解。

2. 舌脉　舌淡、苔薄白，脉沉。

3. 体征　颈部僵硬，棘突偏歪，椎旁压痛及条索感，臂丛神经牵拉试验可阳性。

4. 影像学检查　颈曲变直，椎体前后缘均有不同程度骨质增生，钩椎关节不对称等退变性表现。CT 及 MRI 检查符合颈椎病的诊断。

5. 排除其他病　综合判断排除其他原因引起的肢端皮肤色泽的间歇性苍白及发绀改变的症状。

符合以上 5 条并排除其他疾病即可确诊为颈源性雷诺病。

包括现代医学的颈椎病引起的雷诺病。

诊断要点：在影像学检查结果的支持下，有颈椎病的症状，有肢端皮肤色泽的间歇性苍白及发绀改变的症状，以肢端皮肤色泽的间歇性苍白及发绀改变症状为主，但是随颈椎病症状的加重雷诺病的症状也同时加重。

五、鉴别诊断

1. 冻疮　是一种寒冷季节性疾病，多见于妇女和儿童，末梢血管对寒冷敏感是其主要因素，一般可发生在两手、足、耳、鼻部，初期局部皮色苍白，继而红肿，出现红、紫或紫红色界限性小肿块，压之褪色，尤多见手背外侧，遇热后常充血，且有轻度灼痒感。严重者出现水疱，可形成溃疡，愈合慢，常遗留萎缩性瘢痕，气温转暖后冻疮逐渐好转，可复发。

2. 手足发绀症　此病原因不明，多见于女性青春期。临床特点是手足皮肤呈持久性发绀，范围广，呈手套和袜套形，变色均匀，皮肤细嫩，皮温明显下降。两手症状较足部重，发绀在气温低和上肢下垂时加重，在温热环境或上肢举起后症状可减轻。持续按摩可使皮肤发绀变淡或恢复正常。

3. 红斑性肢痛症　以末梢动脉扩张和对温热敏感的疾病，病因不明，临床表现的特点是手足有阵发性红、肿、热、痛四大症状。手足均可发生，但在两足为多见且明显，多呈对称性。足部温度升高时，常感灼痛难忍。因此患者怕热喜凉，将足浸在冷水中，可缓解症状。

4. 颈部肿瘤　有手指麻木、发凉的症状，并且出现面瘫、面部麻木等症状，或消耗性全身症状，通过影像学检查可以鉴别。

六、分型辨证

1. 缓证　肢端皮肤色泽的间歇性苍白及发绀改变来势绵绵，病程长，缠绵难愈。

2. 急证　肢端皮肤色泽的间歇性苍白及发绀改变来势凶猛，病程短，时作时止。

七、钩活术分型治疗

1. 选穴

主穴：根据影像学检查选择相应穴位组合（见基本公式）。

主穴的穴位组合是根据影像学和临床症状而定的，与证型无关。

①C_1穴 + C_2穴、②C_4穴 + C_3穴、③C_3穴 + C_2穴，与证型无关。

配穴：列缺（微内板1.2），曲池（微内板1.2），合谷（微内板2.5）；

血海（微内板3.5），脾俞（微内板2.5），足三里（微内板4.5）。

以上配穴根据具体情况，取双侧穴或单侧穴，单侧取患侧穴位点。

方义提要：脊柱取穴和循经取穴。脊柱取穴是以颈椎新夹脊穴（魏氏夹脊穴）为所取穴位点，C_1穴 + C_2穴、C_4穴 + C_3穴、C_3穴 + C_2穴穴位组合的脊神经直接指挥上肢部，疏通上肢部血脉，所以此三组穴位点是最佳选择。

注：颈椎穴位组合的选择，可根据影像学检查的结果和颈背部查体敏感点、压痛点、条索状部位、结节相结合的结果而确定，一般规律是C_1穴 + C_2穴，然后是撇穴。

2. 分型选钩

症状较重者选巨类颈胸型钩鍉针，症状中等程度者选中类内板2.5钩鍉针，症状较轻或好转80%以上者选微类内板2.5钩鍉针。

3. 分型钩法（根据五钩法的补泻）

大部分利用单软手法，症状较重者选重单软，症状中等程度者中单软，症状较轻者选轻单软，兼有颈椎管狭窄症状者选双软。同时根据体质和病程的长短调整钩进的速度，充分体现"进补"，并以速度和程度相结合体现轻补、中补、重补。

4. 钩治步骤

常规九步钩活法，无菌操作，动作灵巧。

八、时点

钩活术治疗的时点为发现后即时治疗。

九、病案举例

1. ［雷诺病　颈痛］

白某某，女，19岁，未婚，邢台宁晋人，学生。

初诊：2014 年 12 月 9 日。

主诉：双手指端苍白、疼痛，颈痛 1 个月。

现病史：颈椎病 1 年，经治疗后头晕消失，颈痛明显好转，但劳累后仍有明显颈痛。1 个月前无明显原因颈痛加重并出现双手指端阵发性苍白伴疼痛，每遇寒冷、情绪激动及颈部劳累时更甚，在某省级医院诊断为雷诺病，经服药、理疗效果不佳，于 2014 年 12 月 9 日来本院就诊。

既往史：颈椎病病史。

分析：患者，女性，19 岁，颈椎病病史，劳累后明显颈痛，颈部经络不通，颈痛加重时出现双手指端阵发性苍白伴疼痛，每遇寒冷、情绪激动及颈部劳累时更甚，颈部筋脉不通，进而影响上肢经脉，瘀滞不通则气血受阻，阳气不足，肝郁气滞。符合血痹的发病过程。

查体：营养中等，面白，双手皮温较低，指端苍白，无溃疡坏疽。颈肌僵硬，$C_{4,5}$ 左偏，棘上压痛明显；经局部按揉后指端苍白好转，血压 110/80mmHg，心、肺、腹无异常。舌淡、苔薄白、脉沉。

辅助检查：血、尿常规，心电图，血糖检查无异常。

影像学检查：X 线（图 2 – 9）（图 2 – 10）（图 2 – 11）（图 2 – 12）。

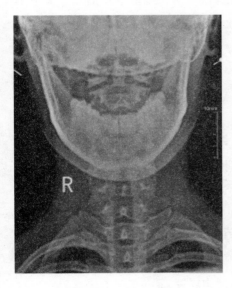

图 2 – 9　X 线正位片

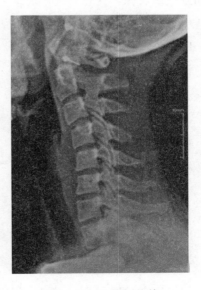

图 2 – 10　X 线侧位片

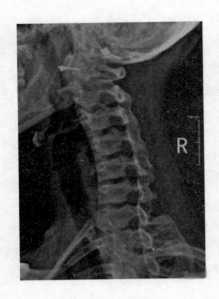 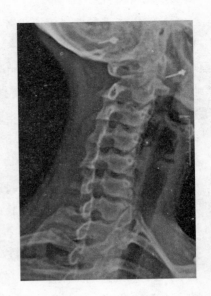

图 2 – 11　X 线右斜位片　　　　　图 2 – 12　X 线左斜位片

X 线表现：颈椎序列欠佳，寰枢椎齿突旁间隙两侧略不对称，左宽右窄。生理曲度明显反张，枕骨与寰椎后结节间隙变窄，$C_{4～5}$ 椎间隙前窄后宽，关节面模糊。$C_{3～6}$ 椎小关节可见双边双突征。项后软组织内未见异常密度影。

印象：颈椎病。

诊断：血痹（中医）；

　　　雷诺病（西医）。

治则：活血化瘀，温通经脉。

治法：钩活术疗法。

选穴：主穴：C_3 穴 + C_4 穴（巨类颈胸型钩鍉针）；

　　　配穴：列缺（微内板 1.2），以泻法为主。

常规钩活：利用中度单软钩活法，常规九步钩活逐一完成。

10 分钟钩活术，患者自述颈痛减轻，10 日后复诊。

二诊：2014 年 12 月 19 日，患者自述颈痛减轻，愿做第二次钩活术治疗。

选穴：主穴：C_3' 穴 + C_4' 穴（巨类颈胸型钩鍉针）；

　　　配穴：曲池（微内板 1.2），以泻法为主。

常规钩活：利用中度单软钩活法，常规九步钩活逐一完成。

10 分钟钩活术，患者自述无明显不适，10 日后复诊。

三诊：2014 年 12 月 29 日，患者自述颈痛明显减轻，双手指端苍白、疼痛好转，愿做第三次钩活术治疗。

选穴：主穴：C_4穴 + C_5穴（中内板 2.5 型钩鍉针）；

配穴：合谷（微内板 2.5），以泻法为主。

常规钩活：利用轻度单软钩活法，常规九步钩活逐一完成。

10 分钟钩活术，患者自述无不适，15 天后复诊。

四诊：2015 年 1 月 13 日，患者自述颈痛基本消失，双手指端苍白、疼痛明显好转。嘱其 1 个月后复诊。

五诊：2015 年 2 月 13 日，患者自述颈痛消失，双手指端苍白、疼痛基本消失，无其他不适。嘱其饮食有节，起居有常，劳逸结合。

随访：2016 年 2 月 13 日电话随访，未再应用其他药物，上述病情无反复。

【按语】此病例系中医血痹，西医为雷诺病，肢端皮肤色泽的间歇性苍白及发绀改变来势凶猛，病程短，时作时止，当属急症。法当活血化瘀、温通经脉的泻法。采用新夹脊 C_3穴 + C_4穴（巨类颈胸型钩鍉针），辅配列缺（微内板 1.2）、曲池（微内板 1.2）、合谷（微内板 2.5），以泻法为主，直达病灶，畅通气机。前两次巨类颈胸型钩鍉针泻法，第三次中内板 2.5 型钩鍉针，都是泻法，故三次治愈。

2. ［雷诺病　上肢痛］

尚某某，女，27 岁，已婚，石家庄元氏人，农民。

初诊：2015 年 1 月 10 日。

主诉：双手指端苍白、疼痛，颈痛 2 年。

现病史：2 年前无明显原因出现颈痛并双手指端间断性苍白或发绀，上肢痛，颈部活动受限，每遇寒冷、情绪激动及颈部劳累时更甚，曾经按雷诺病多方治疗效果不佳，于 2015 年 1 月 10 日来本院就诊。

既往史：既往健康。

分析：患者，女性，27 岁，颈部活动不利，双上肢指端苍白、疼痛，颈部筋脉不通，进而影响上肢经脉，瘀滞不通则气血受阻，阳气不足，肝郁气滞，出现颈痛并双手指端间断性苍白或发绀，每遇寒冷、情绪激动及颈部劳累时更甚。符合中医血痹的发病过程。

查体：营养中等，面白，双手皮温较低，指端苍白，无溃疡坏疽。颈肌僵硬，$C_{5,6}$左偏，棘上压痛明显；经局部按揉后指端苍白好转，双手加热后转为发绀，血压 110/80mmHg，心、肺、腹无异常。舌淡、苔薄白，脉沉。

辅助检查：血、尿常规，心电图，血糖检查无异常。

影像学检查：X 线（图 2 – 13）（图 2 – 14）（图 2 – 15）（图 2 – 16）。

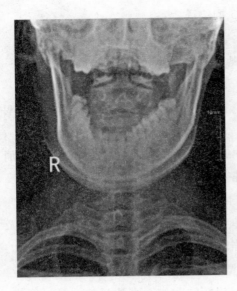

图 2 - 13　X 线正位片

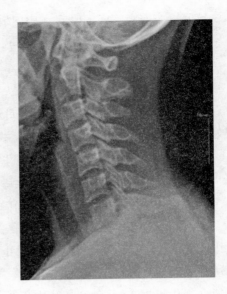

图 2 - 14　X 线侧位片

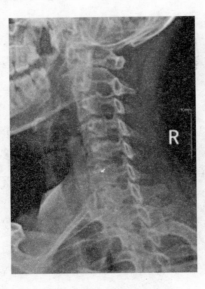

图 2 - 15　X 线右斜位片

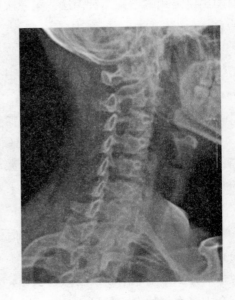

图 2 - 16　X 线左斜位片

X 线表现：颈椎序列欠佳，枢椎尚可；生理曲度轻度反张，$C_{4.5}$椎间隙前窄后宽，关节面模糊；$C_{5.6}$椎体后缘稍有变尖。项后软组织内未见异常密度影。

印象：颈椎病。

诊断：雷诺证（中医）；

　　　血痹（西医）。

治则：补气活血，疏通经脉。

治法：钩活术疗法。

选穴：主穴：C_3穴 + C_2穴（巨类颈胸型钩鍉针）；

配穴：血海（微内刃3.5），以补法为主。

常规钩活：利用中度单软钩活法，常规九步钩活逐一完成。

10分钟钩活术，患者自述颈痛减轻，10日后复诊。

二诊：2015年1月20日，患者自述颈痛减轻，颈部活动受限好转，愿做第二次钩活术治疗。

选穴：主穴：C_3'穴 + C_2'穴（颈胸型钩鍉针）；

配穴：脾俞（微内刃2.5），以补法为主。

常规钩活：利用中度单软钩活法，常规九步钩活逐一完成。

10分钟钩活术，患者自述无明显不适，10日后复诊。

三诊：2015年1月30日，患者自述颈痛、活动受限明显减轻，双手指端苍白、发绀发作期明显缩短，愿做第三次钩活术治疗。

选穴：主穴：C_1穴 + C_4穴（中内刃2.5型钩鍉针）；

配穴：足三里（微内刃4.5），以补法为主。

常规钩活：利用轻度单软钩活法，常规九步钩活逐一完成。

10分钟钩活术，患者自述无不适，15天后复诊。

四诊：2015年2月14日，患者自述颈痛、活动受限基本消失，双手指端苍白、发绀明显好转。嘱其1个月后复诊。

五诊：2015年3月14日，患者自述颈痛、活动受限消失，双手指端苍白、发绀基本消失，无其他不适。嘱其饮食有节，起居有常，劳逸结合。

随访：2016年3月14日电话随访，未再应用其他药物，上述病情无反复。

【按语】此病例系中医血痹，西医为雷诺病，病程长，发病缓。法当补气活血、疏通经脉。采用新夹脊C_3穴 + C_2穴（巨类颈胸型钩鍉针），辅配血海（微内板3.5）、脾俞（微内板2.5）、足三里（微内板4.5），以补法为主，直达病灶，畅通气机，慢性缓症，泻中有补，攻补兼施。故三次治愈。

十、其他治疗

内服药、外用药、推拿、针灸、熏蒸疗法、小针刀疗法、牵引疗法、电疗、热疗。

手法治疗：

1. 手法纠正偏歪棘突，解除交感神经的刺激或压迫，恢复血管交感神经功能，使肢端血管痉挛解除，改善局部缺血现象。

2. 注意颈部肌肉功能锻炼，使小关节稳定性增强，避免发生小关节错位。

3. 减少肢体暴露于寒冷中的机会，避免精神紧张，保持患部温暖。避免指、趾损伤及引起溃疡。

附方：

1. 急证

当归四逆汤（《伤寒论》）化裁：

当归12g，桂枝10g，芍药10g，细辛3g，甘草6g，通草6g，黄芪20g，白术20g。

2. 缓证

阳和汤（《外科证治全生集》）化裁：

熟地15g，麻黄6g，鹿角胶12g，白芥子9g，肉桂6g，炮姜9g，桂枝9g，黄芪15g，党参9g，炙甘草6g。

第四节　无脉症

定义：本病为主动脉及其分支的慢性、进行性且常为闭塞性的炎症，亦称缩窄性大动脉炎。由于受累动脉的不同，产生的临床类型也不同，其中以头和臂部动脉受累引起的上肢无脉症类型为多见，其次是降主动脉、腹主动脉的下肢无脉症和肾动脉受累引起的肾动脉狭窄性高血压的类型。以往所称"主动脉弓综合征""慢性锁骨下动脉－颈动脉梗阻综合征"与"主动脉弓分支血栓闭塞性动脉炎"等可能即是本病的上肢无脉症类型。本章节讨论的无脉症是由于脊柱（颈椎）的退变和外伤而形成的上肢无脉症。

一、中医病因病机

中医把本病归属于"脉痹"范畴，《素问·痹论》："风寒湿邪阻滞血脉所致的痹证。"本病多系先天肝肾不足，后天气血失调，风寒湿邪外侵，营卫不和，气血失畅，日久渐成气血两虚。气虚则血行不畅，血亏则脉道不充，遇寒则血凝聚，凝则血脉不通，脉若游丝或无脉。气血既亏，脏腑百骸失于濡养则诸症迭生。目失所养则视力减弱，头目昏花；脑失血供则眩晕、头痛、记忆力减退、晕厥；四肢失养则易疲劳，关节酸胀，肌肤麻木发凉或下肢间歇性跛行。总之本病系禀赋不足，寒入脉络，凝滞瘀阻，清阳无以实四肢而成本虚标实之证。

二、西医病因病理

本病病因尚不明确，可能与结核病、风湿病等有关，发病机制亦不清楚，可能是由于感染所引起的变态反应，属于胶原性疾病的范畴。颈椎病引起本病的原因可能是错位的小关节刺激或压迫颈交感神经，造成主动脉弓、锁骨下动脉的收缩痉挛，而引起颞动脉和上肢桡动脉的搏动减弱或消失。

1. 慢性进行性全动脉炎　病变由动脉外膜开始，向内扩展，使动脉壁各层均有重度的淋巴细胞及浆细胞为主的细胞浸润及结缔组织增生，伴有中层的弹性纤维断裂，并迟早引起血栓形成而闭塞。上肢无脉症类型的受累动脉为从主动脉弓分出的3支大动脉，病变从主动脉弓开始，可由颈动脉伸展到颅底部，由锁骨下动脉伸展至椎动脉出口处，造成头、眼和上肢组织的缺血。下肢无脉症类型的受累动脉为降主动脉与腹主动脉，常波及肾动脉、髂动脉等，造成下肢血供不足，而上肢血压可显著增高。

2. 动脉侧支循环的形成　主动脉弓分支受累时，头与上肢血液由降主动脉通过肋间动脉与膈动脉而至锁骨下动脉；通过胸背动脉、胸廓内动脉达椎动脉而至头部来供应。降主动脉与腹主动脉受累时，受累下端的血液则由锁骨下动脉通过肋间动脉分支和肩锁部分与主动脉的肋间分支吻合；通过胸廓内动脉分支与髂外动脉的腹壁动脉分支吻合来供应。

三、钩活术治疗原理

机体免疫功能的下降，使动脉壁各层均有重度的淋巴细胞及浆细胞为主的细胞浸润及结缔组织增生，伴有中层的弹性纤维断裂，并迟早引起血栓形成而闭塞。上肢无脉症类型的受累动脉为从主动脉弓分出的3支大动脉，病变从主动脉弓开始，可由颈动脉伸展到颅底部，由锁骨下动脉伸展至椎动脉出口处，造成头、眼和上肢组织的缺血，造成上肢动脉炎、出现无脉症。钩活术治疗无脉症选取的穴位点为颈部穴位点，使颈部的外环境得到了改善，代谢过程恢复正常。中医理论钩活术是钩治法、割治法、挑治法、针刺法、放血法五通法的综合，畅通了气机，疏通了经络，祛除瘀血，血液循环加速，动脉炎症消退，无脉症消失。

本病中医多系先天肝肾不足，后天气血失调，风寒湿邪外侵，营卫不和，气血失畅，日久渐成气血两虚。气虚则血行不畅，血亏则脉道不充，遇寒则血凝聚，凝则血脉不通，脉若游丝或无脉。气血既亏，脏腑百骸失于濡养则诸症迭生。目失所养则视力减弱，头目昏花；脑失血供则眩晕、头痛、记忆力减退、晕厥；四肢失养则易疲劳，关节酸胀，肌肤麻木发凉或下肢间歇性跛行。故临证治疗时以活血化瘀、祛湿活络、养血生脉为主，佐以补益脾肾：C_1穴 + C_2穴、C_4穴 + C_3穴、C_3穴 + C_2穴穴位组合，祛风湿、活瘀血、生血脉。此三组穴位的选择，达到了汗、温、通、调的目的，而且直达病所，标本兼治。

四、诊断

1. 症状

（1）由上肢、头、眼缺血所产生。工作时上肢易疲劳并有疼痛或发麻、发凉感觉。咀嚼时腭部肌肉疼痛。情绪易激动、眩晕、头痛、记忆力减退，易昏厥，视力减退，有一过性眼前发黑，严重者有抽搐、偏瘫及昏迷。少数患者有由于局部缺血而产生的鼻中隔穿孔、齿摇发落、上腭及耳壳溃疡、面部萎缩、角膜混浊、虹膜萎缩、白内障等。

（2）单侧或双侧桡、肱、腋、颈或颞动脉搏动减弱或消失，上肢血压测不出或明显降低，下肢血压则正常或增高。43%患者颈部两侧锁骨上及胸锁乳突肌外的三角区有连续性杂音或收缩期杂音，胸壁及后背皮肤可见扩张的浅表动脉。部分患者心率增快，左心室增大。

（3）其他检查　眼底检查可见视网膜萎缩、动脉硬化、静脉扩张、出血或色素沉着。主动脉造影显示主动脉弓或其分支有局部狭窄。

颈性无脉症的诊断有以下特点。

①有颈椎病或头部外伤史，无脉症症状与颈椎病症状同时发生，或在颈椎病之后。

②无脉症症状的轻重与颈椎病的轻重有直接关系。

③内科系统检查，排除其他疾病。

④颈部钩活术或手法治疗后，无脉症症状有所缓解。

2. 舌脉　舌淡、苔薄白，脉弱。

3. 体征　颈部僵硬，棘突偏歪，椎旁压痛及条索感，臂丛神经牵拉试验或阳性。

4. 影像学检查　颈曲变直，椎体前后缘均有不同程度骨质增生，钩椎关节不对称、项韧带钙化等退变性表现。CT 及 MRI 检查符合颈椎病的诊断。

5. 排除其他病　综合判断排除其他原因引起的脉搏减弱或消失的症状。

符合以上 5 条并排除其他疾病即可确诊为颈源性无脉症。

包括现代医学的颈椎病引起的无脉症。

诊断要点：在影像学检查结果的支持下，有颈椎病的症状，有脉搏减弱或消失的症状，以脉搏减弱或消失症状为主，但是随颈椎病症状的加重无脉症的症状也同时加重。

五、鉴别诊断

1. 血栓闭塞性脉管炎　绝大多数发生于青壮年男性，病变主要在四肢中小动脉，下肢多见，局部营养障碍明显，静止疼痛剧烈，后期指端坏疽，节节脱落。

2. 动脉硬化闭塞症　多见于中老年人，男性多于女性，病情发展缓慢，下肢多见，中后期有局部营养障碍及坏疽感染的症状表现，常伴有高脂血症、高血压、糖尿病及冠心病等心血管疾患。

3. 结缔组织疾病伴发血管炎　如类风湿关节炎和系统性红斑狼疮。这类疾病主要侵犯小动脉，表现为指（趾）尖、踝部皮肤紫癜、色素沉着，皮损或溃疡，很少出现脉搏消失，病人除局部症状外，均有典型的全身表现，如发热、肌肉和关节疼痛、黏膜干燥、皮下结节以及类风湿因子或特殊抗体阳性。

4. 颈部肿瘤　有上述症状，并且出现瘘证现象，或消耗性全身症状，通过影像学检查可以鉴别。

六、分型辨证

1. 实证　脉搏搏动减弱或消失，四肢疼痛，形寒肢冷，面色㿠白，喜温喜暖。

2. 虚证　脉搏搏动减弱或消失，头晕耳鸣，四肢不温，面色萎黄，心悸怔忡。

七、钩活术分型治疗

1. 选穴

主穴：根据影像学检查选择相应穴位组合（见基本公式）。

主穴的穴位组合是根据影像学和临床症状而定的，与证型无关。

C_1穴 + C_2穴、②C_4穴 + C_3穴、③C_3穴 + C_2穴，与证型无关。

配穴：实证：列缺（微内板 1.2），曲池（微内板 1.2），合谷（微内板 2.5）；

虚证：血海（微内刃 3.5），脾俞（微内刃 2.5），足三里（微内刃 4.5）。

以上配穴根据具体情况，取双侧穴或单侧穴，单侧取患侧穴位点。

方义提要：局部取穴和循经取穴。局部取穴，以颈部新夹脊穴（魏氏夹脊穴）为所取穴位点。循经取穴主要根据疾病所在的经络循行部位选穴，旨在活血通络、温里通脉。并针对无脉症的性质进行补泻，实证取曲池、合谷、列缺，用微内板泻法，虚证取血海、足三里、脾俞，用微内刃补法。

2. 分型选钩

实证：症状较重者选巨类内板颈胸型钩鍉针，症状中等程度者选中类内板 2.5 钩鍉针，症状较轻或好转 80％以上者选微类内板 2.5 钩鍉针。

虚证：体质差、病程长、症状较重者选巨类内刃肛门型钩鍉针，体质差、症状中等程度者选中类内刃2.5钩鍉针，病程长、症状较轻或好转80%以上者选微类内刃2.5钩鍉针。

3. 分型钩法（根据五钩法的补泻）

实证：大部分利用单软手法。症状较重者选重单软，症状中等程度者中单软，症状较轻者选轻单软，兼有颈椎管狭窄症状者选双软。

虚证：大部分需要浅单软手法，这是浅单软手法在胸椎病以外的另一种使用方法，同时根据体质和病程的长短调整钩进的速度，充分体现"进补"，并以速度和程度相结合体现轻补、中补、重补。无脉症虚证少，实证多。

4. 钩治步骤

常规九步钩活法，无菌操作，动作灵巧。

八、时点

钩活术治疗的时点为发作期，此时疗效最佳。

九、病案举例

1. ［无脉症　上肢疼痛］

黄某某，女，31岁，已婚，石家庄鹿泉人，农民。

初诊：2015年12月13日。

主诉：右上肢冷痛、无力、无脉1年，加重1月。

现病史：1年前无明显诱因发现右上肢冷痛、无力，至当地医院检查时医生发现右侧桡动脉及颞动脉搏动消失，经当地中西药治疗效果不佳。1个月前右上肢冷痛、无力加重。于2015年12月13日来本院就诊。追问病史：有外伤史，反复落枕病史，并伴劳累后颈痛；个人史：职业农民15年。

既往史：既往体健。

分析：患者，女性，31岁，头颈外伤史，上肢血脉不通，则上肢冷痛无力；患者职业农民15年，筋骨劳伤，颈部气血运行受阻，则反复落枕。符合脉痹的发病过程。

查体：右手皮温较低，右侧桡动脉及颞动脉搏动消失，无溃疡坏疽；颈肌僵硬，$C_{4,5}$左偏，棘上压痛明显；血压110/80mmHg，心、肺、腹无异常。舌暗红、苔薄白，左脉涩弱，右脉消失。

辅助检查：血、尿常规，心电图，血糖检查无异常。

影像学检查：X线（图2-17）（图2-18）（图2-19）（图2-20）。

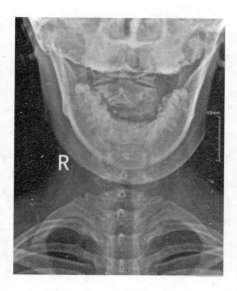

图 2 – 17　X 线正位片

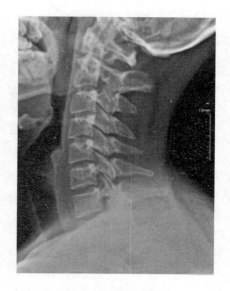

图 2 – 18　X 线侧位片

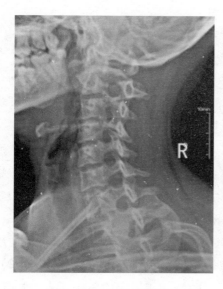

图 2 – 19　X 线右斜位片

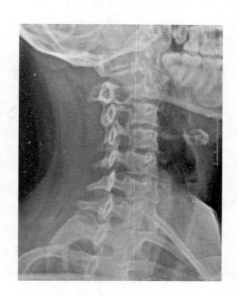

图 2 – 20　X 线左斜位片

X 线表现：颈椎序列尚可，寰枢椎齿突旁间隙两侧尚可，枢椎棘突与齿突不在一条直线上，略偏右侧；$C_{2\sim4}$ 棘突左偏；生理曲度尚可，$C_{3、4}$、$C_{4、5}$ 可见髓核压迹，$C_{5、6}$ 椎小关节可见双边双突征；右侧 $C_{3、4}$ 椎间孔明显变窄；项后软组织内未见异常密度影。

印象：颈椎病。

诊断：脉痹病（中医）；

　　　　无脉症（西医）。

治则：活血化瘀，疏通经脉。

治法：钩活术疗法。

选穴：主穴：C_1穴 + C_2穴（巨类颈胸型钩鍉针）；

配穴：列缺（微内板1.2），以泻法为主。

常规钩活：利用中度单软钩活法，常规九步钩活逐一完成。

10分钟钩活术，患者自述颈痛减轻，10日后复诊。

二诊：2015年12月23日，患者自述颈痛减轻，右上肢麻木、疼痛减轻，愿做第二次钩活术治疗。

选穴：主穴：C_1'穴 + C_2'穴（颈胸型钩鍉针）；

配穴：曲池（微内板1.2），以泻法为主。

常规钩活：利用中度单软钩活法，常规九步钩活逐一完成。

10分钟钩活术，患者自述无明显不适，10日后复诊。

三诊：2016年1月2日，患者自述颈痛明显减轻，右上肢疼痛、麻木、冷凉明显好转，愿做第三次钩活术治疗。

选穴：主穴：C_2穴 + C_3穴（颈胸型钩鍉针）；

配穴：合谷（微内板2.5），以泻法为主。

常规钩活：利用轻度单软钩活法，常规九步钩活逐一完成。

10分钟钩活术，患者自述无不适，15天后复诊。

四诊：2016年1月17日，患者自述颈痛基本消失，右上肢疼痛、麻木基本消失，冷凉明显好转。查体：右脉平，左脉弱，嘱其1个月后复诊。

五诊：2016年2月17日，患者自述颈痛基本消失，右上肢疼痛、麻木、冷凉基本消失，右侧头发干枯明显好转。查体：右脉平，左脉沉，无其他不适。嘱其饮食有节，起居有常，劳逸结合。

随访：2017年2月17日电话随访，未再应用其他药物，上述病情无反复。

【按语】此病例系属中医脉痹病，西医为无脉症，法当活血化瘀，疏通经脉，采用新夹脊C_1穴 + C_2穴（巨类颈胸型钩鍉针），辅配列缺（微内板1.2）、曲池（微内板1.2）、合谷（微内板2.5），以泻法为主，全施泻法，直达病灶，畅通血脉。故三次治愈。

2. ［无脉症 颈痛］

冯某某，女，37岁，已婚，石家庄藁城人，农民。

初诊：2015年1月8日。

主诉：左上肢无脉、麻木、冷凉1年。

现病史：1年前无明显原因出现颈痛并左上肢麻木、冷凉，并发现左桡动脉搏动无法触及，每遇寒冷、劳累时左上肢麻木、冷凉加重。曾经按无脉症多家医院治疗效果不佳，于2015年1月8日来本院就诊。

既往史：2年前有颈部外伤史，无手术史。

分析：患者，女性，37岁，2年前有颈部外伤史，瘀血内阻，不通则痛，故颈部疼痛；经脉运行不畅，则见四肢麻木、发凉。符合外伤瘀血形成无脉症的发病过程。

查体：营养中等，面色萎黄，左上肢不温，皮温较低，浅感觉减弱，左侧搏动消失，皮肤干枯，无溃疡坏疽；颈肌僵硬，$C_{5,6}$棘突左偏，棘上压痛明显；血压 120/70mmHg，心、肺、腹无异常。舌淡、苔薄白，右脉沉，左脉消失。

辅助检查：血、尿常规，心电图，血糖检查无异常。

影像学检查：X线（图2-21）（图2-22）（图2-23）（图2-24）。

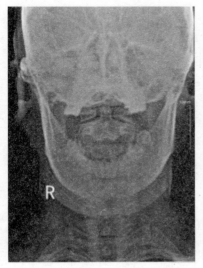

图2-21　X线正位片

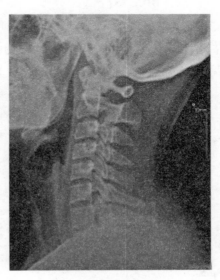

图2-22　X线侧位片

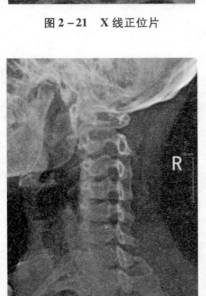

图2-23　X线右斜位片

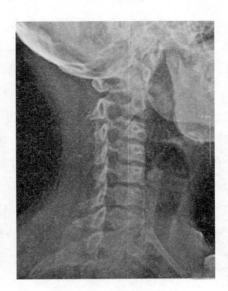

图2-24　X线左斜位片

X 线表现：颈椎序列欠佳，寰枢椎齿突旁间隙两侧间隙不对称，左窄右宽；生理曲度欠佳，$C_{4,5}$椎间隙变窄，关节面模糊，$C_{5,6}$椎体后缘稍有变尖；项后软组织内未见异常密度影。

印象：颈椎病。

诊断：脉痹病（中医）；

无脉症（西医）。

治则：温阳化瘀，疏通经脉。

治法：钩活术疗法。

选穴：主穴：C_3穴 + C_2穴（巨类颈胸型钩鍉针）；

配穴：血海（微内刃3.5），以补法为主。

常规钩活：利用中度单软钩活法，常规九步钩活逐一完成。

10 分钟钩活术，患者自述颈痛减轻，10 日后复诊。

二诊：2015 年 1 月 18 日，患者自述颈痛减轻，左上肢疼痛好转，愿做第二次钩活术治疗。

选穴：主穴：C_3'穴 + C_2'穴（巨类颈胸型钩鍉针）；

配穴：脾俞（微内刃2.5），以补法为主。

常规钩活：利用中度单软钩活法，常规九步钩活逐一完成。

10 分钟钩活术，患者自述无明显不适，10 日后复诊。

三诊：2015 年 1 月 28 日，患者自述颈痛减轻，左上肢疼痛、麻木明显减轻，愿做第三次钩活术治疗。

选穴：主穴：C_1穴 + C_4穴（巨类颈胸型钩鍉针）；

配穴：足三里（微内刃4.5），以补法为主。

常规钩活：利用轻度单软钩活法，常规九步钩活逐一完成。

10 分钟钩活术，患者自述无不适，15 天后复诊。

四诊：2015 年 2 月 12 日，患者自述颈痛减轻，左上肢疼痛、麻木、冷凉明显好转。查体：右脉沉，左脉已有但较弱，嘱其 1 个月后复诊。

五诊：2015 年 3 月 12 日，患者自述颈痛消失，左上肢疼痛、麻木、冷凉消失。查体：右脉平，左脉沉，无其他不适。嘱其饮食有节，起居有常，劳逸结合。

随访：2016 年 3 月 12 日电话随访，未再应用其他药物，上述病情无反复。

【按语】此病例系中医脉痹病，西医为无脉症，外伤后引起经脉不通，气血不畅，法当温阳化瘀，疏通经脉。采用新夹脊 C_3穴 + C_2穴（巨类颈胸型钩鍉针），辅配血海（微内刃3.5）、脾俞（微内刃2.5）、足三里（微内刃4.5），以补法为主，温通经脉，畅通气机，主穴泻法，配穴补法，泻中带补，攻补兼施，标本兼治。故三次治愈。

十、其他治疗

药物内服法、中药外用法、推拿、针灸、小针刀疗法、牵引疗法。

附方：

1. 实证

当归四逆汤（《伤寒论》）化裁：

当归12g，桂枝10g，芍药10g，细辛3g，甘草6g，通草6g，黄芪20g，白术20g。

2. 虚证

归脾汤（《正体类要》）化裁：

白术9g，当归10g，白茯苓12g，远志9g，肉桂12g，龙眼肉9g，酸枣仁15g，黄芪15g，人参9g，炙甘草6g，木香6g。

第五节　发　热

定义：颈性发热主要指患者的感觉，不一定与所测体温相符。健康成人的体温相对恒定，但不能用一个数字（例如37℃）来表示。正常体温一昼夜之间有轻微的波动，晨间稍低，下午稍高，但波动范围不超过1℃。在生理状态下，体温也有轻微的波动，如小儿的代谢率较高，其体温可较成年人稍高，老年人代谢率较低，其体温可较青壮年人稍低。妇女月经期体温可较平日为低，而在排卵期与妊娠期则稍高。饮食、剧烈运动、突然进入高温环境、情绪激动等，均可使体温稍高。这些体温的暂时性升高，虽无重要临床意义，但在确定为发热之前，必须予以识别。本章节所讨论的发热是由于脊柱（颈椎）外伤或退变引起的颈性发热。

一、中医病因病机

中医认为发热的病机多是脏腑功能失调，气、血、阴、阳失衡，多起病较缓慢，病程较长，多以低热为多。

虚证的病因病机：①久病体虚，失于调理，以致机体的气、血、阴、阳亏虚，阴阳失衡而引发。若中气不足，阴火内生，可引起气虚发热；久病气虚，气损及阳，脾肾阳气亏虚，虚阳外浮，导致阳虚发热。②饮食不节，损伤脾胃，水谷精微不充，以致中气不足，阴火内生；或脾虚气血化生不足，以致血虚阴伤，无以敛阳，导致发热。

实证的病因病机：①情志抑郁，肝气不舒，气郁化火，或恼怒过度，肝火内盛，导致气郁发热。《丹溪心法·火》曰"凡气有余便是火"。②外伤出血，瘀血阻滞经络，血循不畅，气血壅滞不通，引起血瘀发热。

二、西医病因病理

身体散热是由表面血管的扩张与收缩所控制，血管的舒缩活动则受自主神经系统所调节。血管收缩起保热作用，而血管扩张则起散热作用。当环境温度低于30℃时，身体通过辐射或传导来散热；当环境温度高于30℃时，除辐射外更需通过汗液的蒸发来散热。当环境温度等于体温时，蒸发是身体散热的唯一途径。由于衣着不当，居住场所不通风，自主神经功能紊乱或汗腺分泌障碍，可使散热过程受到阻碍而引起发热；有的患者虽然感觉发热，但测体温不高，这可能是由于交感神经受刺激引起皮肤小血管扩张所致。颈性发热的确切机制目前尚不十分清楚，可能是因各种原因造成小关节错位，使颈椎的位置发生变化，刺激或压迫了颈交感神经，使之发生功能紊乱。

三、钩活术治疗原理

当环境温度等于体温时，蒸发是身体散热的唯一途径；当环境温度发生变化时，由于衣着不当，居住场所不通风，自主神经功能紊乱或汗腺分泌障碍，可使散热过程受到阻碍而引起发热；有的患者虽然感觉发热，但测体温不高，这可能是由于交感神经受刺激引起皮肤小血管扩张所致。颈性发热的确切机制目前尚不十分清楚，可能是因各种原因造成小关节错位、曲度改变、软硬组织退变等使颈椎的位置发生变化或组织和组织之间的压力发生变化，刺激或压迫了颈交感神经，使之发生功能紊乱而致排汗散热功能异常，从而引起颈性发热。中医理论钩活术是钩治法、割治法、挑治法、针刺法、放血法五通法的综合，畅通了气机，疏通了经络，祛除瘀血，改变了错位，解除了软组织的张力和压力，血液循环加速，使颈部的外环境得到了改善，代谢过程恢复正常，散热功能得到了调整，发热消失。

虚证由气、血、阴、阳亏虚，阴阳失衡而引发。有阴虚低热和阳虚低热之分，以补法为主。实证则情志抑郁，肝气不舒，气郁化火；或恼怒过度，肝火内盛，导致气郁发热；或外伤瘀血，瘀血阻滞经络，血循不畅，气血壅滞不通，引起血瘀发热。故临证治疗时以补益气血、疏肝解郁、活血化瘀为主：C_1穴 + C_2穴、C_4穴 + C_3穴、C_3穴 + C_2穴穴位组合，益气血、活瘀血、舒肝气，此三组穴位的选择，达到了补、通（钩、割、挑、刺、推、分）、调的目的，而且直达病所，标本兼治。

四、诊断

1. 症状

患者体温较正常人升高约 0.3 ~ 0.5℃，一般不超过 38℃。热型多有相对的规律：日间温差不大（相差 0.5℃左右），晨间、午前往往较下午、晚间略高，体力活动体温可不升高或有时反而下降。此外，患者又常兼有多汗、手震、皮肤划痕征、呼吸性不整脉、怕冷、心悸、失眠等自主神经功能紊乱的表现。基础代谢率不增高，血沉稍快或不快，血象呈相对性淋巴细胞增多（常达40%），血清蛋白电泳分析各部分正常，患者也不因长期微热而影响身体健康。据此基本上可与甲状腺功能亢进症及各种慢性感染相区别。颈椎病症状：可有颈痛、活动受限、上肢麻木、疼痛或无力等，也可伴有头晕、头痛等。有的患者自觉某一部位发热，如一侧上肢、手、面部，但测体温并不升高，常伴有皮肤潮红、局部皮肤发热、无汗和其他自主神经系统紊乱的症状。发热的原因很多，首先要排除内科器质性疾病的发热，可根据临床症状及实验室检查进行诊断与鉴别诊断，尤其对内科诊断为功能性发热或无名热时，首先要进行颈部检查，以确定有无颈椎病之可能。颈性发热症的诊断有以下特点。

①有颈椎病或头部外伤史，发热症状与颈椎病症状同时发生，或在颈椎病之后。

②发热症状的轻重与颈椎病的轻重有直接关系。

③内科系统检查，排除其他疾病。

④颈部钩活术或手法治疗后，发热症状有所缓解。

2. 舌脉　舌淡、苔薄白，脉沉细或弦。

3. 体征　颈部僵硬，棘突偏歪，椎旁压痛及条索感。

4. 影像学检查　颈曲变直，椎体前后缘均有不同程度骨质增生，钩椎关节不对称、项韧带钙化等退变性表现。CT 及 MRI 检查符合颈椎病的诊断。

5. 排除其他病　综合判断排除其他原因引起的发热症状。

符合以上 5 条并排除其他疾病即可确诊为颈源性发热。

包括现代医学的颈椎病引起的发热。

诊断要点：在影像学检查结果的支持下，有颈椎病的症状，有发热的症状，以发热为主，但是随颈椎病症状的加重发热的症状也同时加重。

五、鉴别诊断

1. 感染性发热　如病毒或细菌感染引起的发热，除相应的临床表现外，实验室检查，或应用抗生素治疗有效，可与之鉴别。

2. 甲状腺功能亢进　多见于女性，早期多表现为低热，伴有心悸、多汗、食欲亢进、消瘦等症状，实验室检查可与之鉴别。

3. 结缔组织疾病　如类风湿关节炎和系统性红斑狼疮。这类疾病多是长期发热，伴有肌肉和关节疼痛、黏膜干燥、皮下结节以及类风湿因子或特殊抗体阳性，实验室检查可与之鉴别。

4. 恶性肿瘤　有低热症状，多是中年以上患者，还伴有相应部位的症状，如肺癌患者多伴有咳嗽、咳血等症状，或消耗性全身症状，通过影像学检查可以鉴别。

六、分型辨证

1. 实证　发热，日晡潮热，口苦咽干，体温升高，心烦易怒，项背僵痛。

2. 虚证　发热，潮热盗汗，或五心烦热，或骨蒸潮热，心胸烦闷，或四肢不温却体温升高，自感发热。

七、钩活术分型治疗

1. 选穴

主穴：根据影像学检查选择相应穴位组合（见基本公式）。

主穴的穴位组合是根据影像学和临床症状而定的，与证型无关。

C_1穴 + C_2穴、②C_4穴 + C_3穴、③C_3穴 + C_2穴，与证型无关。

配穴：实证：列缺（微内板1.2），曲池（微内板2.5），合谷（微内板2.5）；

　　　虚证：血海（微内刃3.5），脾俞（微内刃3.5），足三里（微内刃4.5）。

以上配穴根据具体情况，取双侧穴。

方义提要：脊柱取穴和循经取穴。脊柱取穴是以颈椎新夹脊穴（魏氏夹脊穴）为所取穴位点，C_1穴 + C_2穴、C_4穴 + C_3穴、C_3穴 + C_2穴穴位组合直接调节脊神经和交感神经，所以此三组穴位点是最佳选择。

2. 分型选钩

实证：症状较重者选巨类内板颈胸型钩鍉针，症状中等程度者选中类内板2.5钩鍉针，症状较轻或好转80%以上者选微类内板2.5钩鍉针。

虚证：体质差、病程长、症状较重者选巨类内刃肛门型钩鍉针，体质差、症状中等程度者选中类内刃2.5钩鍉针，病程长、症状较轻或好转80%以上者选微类内刃2.5钩鍉针。

3. 分型钩法（根据五钩法的补泻）

实证：大部分利用单软手法。症状较重者选重单软，症状中等程度者选中单软，症状较轻者选轻单软，兼有颈椎管狭窄症状者选双软。

虚证：大部分需要浅单软手法，这是浅单软手法在胸椎病以外的另一种使用方法，同时根据体质和病程的长短调整钩进的速度，充分体现"进补"，并以速度和程度相结合体现轻补、中补、重补。发热虚证少，实证多。

4. 钩治步骤

常规九步钩活法，无菌操作，动作灵巧。

八、时点

钩活术治疗的时点为上午治疗最佳。

九、病案举例

1. ［发热　头痛］

于某某，男，37 岁，已婚，石家庄行唐人，农民。

初诊：2015 年 5 月 17 日。

主诉：发热、颈部疼痛、头痛 8 个月。

现病史：8 个月前因颈部外伤后颈部疼痛、头痛、头晕、全身发热，体温在 37～37.5℃之间，口苦咽干，心烦易怒，曾行牵引、服中西药物均无效。自觉全身发热，尤以头面部为重，查白细胞正常，内科诊断为神经官能症。于 2015 年 5 月 17 日来本院就诊。

既往史：既往体健。

分析：患者，男性，37 岁，颈部外伤后颈部疼痛、头痛、头晕，外伤瘀血、经络不通因而疼痛，清阳不能上达头目而头痛头晕，气血壅遏不通，因而引起发热。符合外伤瘀血发热的发病过程。

查体：体瘦，面红；颈肌僵硬，活动受限，尤以后伸及左转明显，$C_{4,5}$ 棘突左偏，棘上压痛，左侧肩胛内缘及 $T_{3,4}$ 均有压痛点，体温：37.3℃，胸透正常。血压 110/80mmHg，心、肺、腹无异常。舌淡有瘀斑、苔薄白，脉滑。

辅助检查：血、尿常规，心电图，血糖检查无异常。

影像学检查：X 线（图 2-25）（图 2-26）（图 2-27）（图 2-28）。

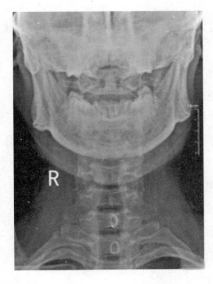

图 2-25　X 线正位片

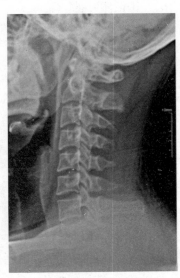

图 2-26　X 线侧位片

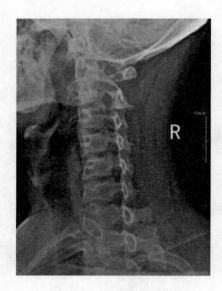 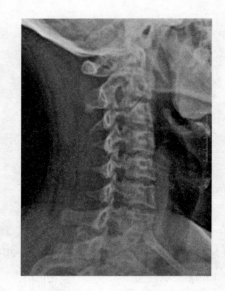

图 2 - 27　X 线右斜位片　　　　　　图 2 - 28　X 线左斜位片

X 线表现：颈椎序列欠佳，$C_{6,7}$ 棘突左偏；生理曲度变直，各椎间隙前窄后宽，$C_{4,5}$ 椎小关节可见双边双突征，关节面模糊，椎体轻度唇样增生，左侧 $C_{2,3}$、$C_{3,4}$、$C_{4,5}$ 椎间盘变窄。项后软组织内未见异常密度影。

印象：颈椎病。

诊断：内伤发热（中医）；

　　　脊柱相关疾病（西医）。

治则：活血化瘀，通经退热。

治法：钩活术疗法。

选穴：主穴：C_3 穴 + C_4 穴（巨类颈胸型钩鍉针） + 风府穴 + 双风池（微类内板 1.2 钩鍉针）；

　　　配穴：列缺（微内板 1.2），以泻法为主。

常规钩活：利用中度单软钩活法，常规九步钩活逐一完成。

10 分钟钩活术，患者自述颈痛减轻，10 日后复诊。

二诊：2015 年 5 月 27 日，患者自述颈痛减轻，头痛、头晕减轻，愿做第二次钩活术治疗。

选穴：主穴：C_3' 穴 + C_4' 穴（颈胸型钩鍉针） + 风府穴 + 双风池（微类内板 1.2 钩鍉针）；

　　　配穴：曲池（微内板 1.2），以泻法为主。

常规钩活：利用中度单软钩活法，常规九步钩活逐一完成。

10 分钟钩活术，患者自述无明显不适，10 日后复诊。

三诊：2015 年 6 月 6 日，患者自述颈痛、头痛、头晕明显减轻，全身发热、口苦咽干、心烦易怒好转，愿做第三次钩活术治疗。

选穴：主穴：C₂穴 + C₅穴（中类内板 2.5 型钩鍉针） + 风府穴 + 双风池（微类内板 1.2 钩鍉针）；

配穴：合谷（微内板 2.5），以泻法为主。

常规钩活：利用轻度单软钩活法，常规九步钩活逐一完成。

10 分钟钩活术，患者自述无不适，15 天后复诊。

四诊：2015 年 6 月 21 日，患者自述颈痛基本消失，右上肢疼痛、麻木基本消失。24 小时最高体温：37.0℃，嘱其 1 个月后复诊。

五诊：2015 年 7 月 21 日，患者自述颈痛、头痛、头晕、全身发热、口苦咽干、心烦易怒全部消失，24 小时最高体温：36.8℃，无其他不适。嘱其饮食有节，起居有常，劳逸结合。

随访：2016 年 7 月 21 日电话随访，无不适，曾连查 10 天 24 小时内最高体温：36.7℃。

【按语】此病例系外伤瘀血发热，外伤使血循不畅，瘀血阻滞经络，气血壅遏不通，因而引起发热，法当活血化瘀、通经退热。采用新夹脊 C₃穴 + C₄穴（巨类颈胸型钩鍉针） + 风府穴 + 双风池（微类内板 1.2 钩鍉针），辅配列缺（微内板 1.2）、曲池（微内板 1.2）、合谷（微内板 2.5），以泻法为主，三次钩活术都是泻法，畅通气机，活血化瘀，直达病所，瘀血祛，新血生，热自退。

2. ［发热　盗汗］

方某某，女，50 岁，已婚，石家庄灵寿人，教师。

初诊：2015 年 9 月 21 日。

主诉：发热、颈部疼痛、左上肢麻木 5 个月。

现病史：5 个月前因劳累后出现颈部疼痛，右上肢疼痛、麻木，全身燥热，五心烦热，心胸烦闷，曾行针灸推拿、口服中西药治疗均无效。自觉全身发热，手足干热，测体温在 37.1 ~ 37.6℃ 之间，兼有盗汗、耳鸣、视物不清、睡眠欠佳，查白细胞正常，内科检查无异常。于 2015 年 9 月 21 日来本院就诊。

既往史：既往体健。

分析：患者，女性，50 岁，全身燥热，五心烦热，盗汗、耳鸣、视物不清、睡眠欠佳属于阴虚发热表现，盗汗、耳鸣为肾阴虚症状；颈部疼痛、右上肢疼痛、麻木为颈部伤筋、经络受阻、气血不通颈椎病的表现。符合中医阴虚发热的发病过程。

查体：营养中等，面红；颈肌僵硬，活动受限，C₅、₆棘突右偏，棘上压痛，右侧肩胛内缘有压痛点，体温 37.4℃，胸透正常。血压 110/80mmHg，心、肺、腹无异常。舌淡、苔薄白、脉弦。

辅助检查：血、尿常规，心电图，血糖检查无异常。

影像学检查：X线（图2-29）（图2-30）（图2-31）（图2-32）。

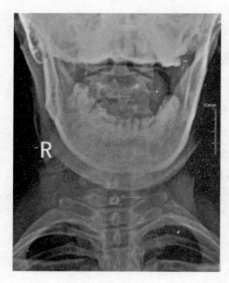

图2-29　X线正位片

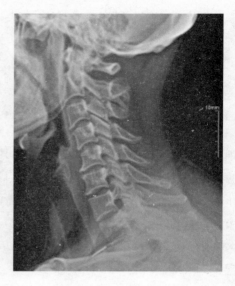

图2-30　X线侧位片

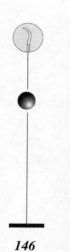

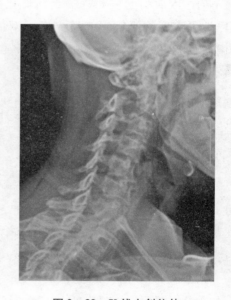

图2-31　X线右斜位片

图2-32　X线左斜位片

　　X线表现：颈椎序列欠佳，枢椎棘突与齿突不在一条直线上，齿突偏向右侧，$C_{6,7}$棘突右偏；生理曲度明显欠佳，$C_{5,6}$椎间隙变窄，关节面模糊，椎体前后缘增生，$C_{2,3}$椎棘突吻棘；项后软组织内未见异常密度影。

　　印象：颈椎病。

　　诊断：盗汗（中医）；

　　　　　颈椎病（西医）。

治则：滋阴止汗，疏通经脉。

治法：钩活术疗法。

选穴：主穴：C_3穴 + C_2穴（巨类颈胸型钩鍉针）；

配穴：血海（微内刃3.5），以补法为主。

常规钩活：利用中度单软钩活法，常规九步钩活逐一完成。

10分钟钩活术，患者自述颈痛减轻，10日后复诊。

二诊：2015年10月1日，患者自述颈痛减轻，右上肢疼痛好转，愿做第二次钩活术治疗。

选穴：主穴：C_3'穴 + C_2'穴（中类微内刃2.5型钩鍉针）；

配穴：脾俞（微内刃2.5），以补法为主。

常规钩活：利用中度单软钩活法，常规九步钩活逐一完成。

10分钟钩活术，患者自述无明显不适，10日后复诊。

三诊：2015年10月11日，患者自述颈痛、右上肢疼痛、麻木明显减轻，愿做第三次钩活术治疗。

选穴：主穴：C_1穴 + C_4穴（中类微内刃2.5型钩鍉针）；

配穴：足三里（微内刃4.5），以补法为主。

常规钩活：利用轻度单软钩活法，常规九步钩活逐一完成。

10分钟钩活术，患者自述无不适，15天后复诊。

四诊：2015年10月26日，患者自述颈痛、右上肢疼痛、麻木明显好转。24小时内最高体温：37.1℃，嘱其1个月后复诊。

五诊：2015年11月26日，患者自述颈痛、右上肢疼痛、麻木消失，24小时内最高体温：36.9℃，无其他不适。嘱其饮食有节，起居有常，劳逸结合。

随访：2016年11月26日电话随访，无不适，曾连查10天24小时最高体温：36.7℃。

【按语】此病例系阴虚盗汗、经络不通，法当滋阴止汗、疏通经脉。采用新夹脊C_3穴 + C_2穴（巨类颈胸型钩鍉针），辅配血海（微内板3.5）、脾俞（微内板2.5）、足三里（微内板4.5），以补法为主。第一次钩活术症状较重，巨类颈胸型钩鍉针中度单软手法直达病所、畅通气机，配穴用以滋补阴津；第二次钩活术经络不通大有好转，应用中类微内板2.5型钩鍉针中度单软手法疏通经脉，配穴补阴；第三次钩活术经络不通基本解决，全部补阴，中类微内刃2.5型钩鍉针中度单软手法。故三次告愈。

十、其他治疗

药物内服法、中药外用法、推拿、针灸、小针刀疗法、牵引疗法。

手法治疗：因病因是由于颈椎内外平衡失调，刺激或压迫颈交感神经引起，故要针对病因纠正颈椎的内外平衡失调，解除失调后对交感神经的刺激或压迫，使其恢复正常的生理功能。病因解除了，症状和体征就消失了。

附方：

1. 实证

血府逐瘀汤（《医林改错》）化裁：

柴胡9g，枳壳6g，桃仁6g，红花6g，当归9g，赤芍9g，川芎9g，葛根15g，牛膝9g，炙甘草6g，羌活9g，桂枝6g，天麻6g，菊花10g。

2. 虚证

知柏地黄丸（《医方考》）化裁：

知母15g，黄柏12g，熟地黄10g，山茱萸10g，牡丹皮10g，茯苓10g，山药10g，泽泻10g。

第六节　神经性皮炎

定义：一般所称的神经性皮炎是限界性神经性皮炎，又称慢性单纯苔藓，皮肤成片地肥厚，发生苔藓样化，有剧烈的瘙痒感。神经性皮炎最容易发生于颈部背侧的衣领摩擦部位，状如牛领之皮，厚而且坚而得名。中医学称为"干癣""牛皮癣""摄领疮"等，又因其顽固易发而称之为"顽癣"。《诸病源候论·疮病诸候·摄领疮候》曰："摄领疮，如癣之类，生于颈上，痒痛，衣领拂着即剧，云是衣领揩所作，故名摄领疮也。"《外科正宗·顽癣》曰："牛皮癣如牛项之皮，顽硬且坚，抓之如朽木。"

一、中医病因病机

中医认为本病皆属风湿凝聚生疮，久则瘙痒如癣，不治则沿漫项背。病机多因七情内伤，风湿之邪侵袭，以致气血运行失调，凝滞于皮肤，日久耗血伤阴，血虚化燥生风。①风湿之邪外袭体表，蕴阻肌腠而化热，致营血热盛，经脉充斥，体发斑疹，日久则伤营耗血，久病不愈。②肝郁不舒，郁久化火，热灼肌肤故皮疹色红，或平素性情急躁，化热生火，火热伏于营血，营血失和，经脉充斥，则发疹斑而色红，血热生风，风盛则燥，而见剧痒，肌肤干燥脱屑。③年老体弱，气血不足，血虚风燥，肌肤失于濡养则皮损色淡，肥厚粗糙。

二、西医病因病理

神经性皮炎的病因尚未完全明了，可能是皮肤在自主神经系统的功能发生紊乱时所引起的一种病变。精神因素被认为是主要的诱因。情绪紧张、工作过劳、恐怖、焦虑不安、生活环境突然变化，都可促使皮疹发生和复发。皮疹常见于颈部背侧及肘弯等处，可能与颈椎病有关，虽然表现在皮肤上，但其内在因素是在颈椎的内外平衡失调上。颈椎平衡失调以后，病理性变化部分地或轻微地压迫和刺激神经，神经遭受连续或间断的刺激后，即在该神经分布的皮肤区域内产生瘙痒和皮损。患者感觉皮肤发痒，长期摩擦搔抓，其结果是皮纹变深，皮丘变粗，皮肤粗糙而如皮革（苔藓样化）。苔藓样化也是引起痒觉的一种刺激，它的发生使皮肤更痒，患者经常搔抓摩擦，苔藓化就更显著。如此下去，则无终止地恶性循环，使病程延长或病情渐重。由于脊柱的内外平衡失稳，对神经、血管均可产生影响，而使神经支配区域内皮肤角化过度或部分角化不全，棘层肥厚，表皮突延长，常伴有轻度海绵形成。真皮略水肿，毛细血管增生，血管周围有淋巴细胞为主的细胞浸润，有些成纤维细胞，也可有少数肥大细胞及黑色素细胞。

三、钩活术治疗原理

神经性皮炎是脊柱失稳或免疫力下降时自主神经系统的功能发生紊乱所引起的一种皮肤病变。精神因素被认为是主要的诱因。情绪紧张、工作过劳、恐怖、焦虑不安、生活环境突然变化，都可促使皮疹发生和复发。颈椎平衡失调以后，压迫和刺激神经，神经遭受连续或间断的刺激后，该神经分布的皮肤区域内产生瘙痒和皮损。由于脊柱的内外平衡失稳，对神经、血管均可产生影响，产生皮肤瘙痒、肥厚、胶质层等。中医理论钩活术是钩治法、割治法、挑治法、针刺法、放血法五通法的综合，畅通了气机、疏通了经络、祛除瘀血、改变了失稳、解除了神经血管的压迫、血液循环加速，使颈部的外环境得到了改善，代谢过程恢复正常，皮肤瘙痒消失，皮肤代谢正常，神经性皮炎得到了治疗。

本病中医系风湿凝聚生疮，久则瘙痒如癣，不治则沿漫项背。虚证则阴血亏虚，皮肤阴阳失衡而引发，瘙痒干燥，以补法为主；实证则风湿侵犯凝聚皮肤，郁久化热。故临证治疗时以祛风除湿、补益气血、疏肝解郁为主：C_1穴 + C_2穴、C_4穴 + C_3穴、C_3穴 + C_2穴穴位组合，祛风湿、补气血、舒肝气，此三组穴位的选择，达到了补、通（钩、割、挑、刺、推、分）、祛、调的目的，而且直达病所，标本兼治。

四、诊断

1. 症状

（1）神经性皮炎多半发生于颈部背面及两侧、肘前、腘窝，也常发生于四肢伸侧面，肘及膝部、大腿内侧等易摩擦的其他部位。

（2）初起时，局部皮肤只间歇发痒，患者常常摩擦搔抓，以后发生苔藓样化，患部皮肤肥厚，皮纹加深，皮丘很明显，皮肤表面被互相交叉的皮纹划成很多的斜方形、多角形或菱形小面，往往有些鳞屑，损害的范围不定，呈圆形、卵圆形、线形或是形状不规则，只是 1 ~ 2 片，也可在 3 ~ 4 片以上。与正常的皮肤颜色相同，有时为淡红色或略带褐色，色素也可减少而呈淡白色。有时患部有密集或散列的扁平或圆形丘疹样损害，表面光滑或是覆盖着鳞屑。剧烈的瘙痒差不多是必有的自觉症状，患者常因此失眠，搔抓和摩擦往往抓破皮肤，引起血痂及脓疱等继发性损害，有时因为强烈外用药的刺激而发生皮炎。

颈性神经性皮炎的诊断有以下特点。

①有颈椎病或头部外伤史，神经性皮炎症状与颈椎病症状同时发生，或在颈椎病之后。

②神经性皮炎症状的轻重与颈椎病的轻重有直接关系。

③内科系统检查，排除其他疾病。

④颈部钩活术或手法治疗后，神经性皮炎症状有所缓解。

2. 舌脉　舌淡、苔薄白，脉沉细或弦。

3. 体征　颈部僵硬，棘突偏歪，椎旁压痛及条索感。

4. 影像学检查　颈曲变直，椎体前后缘均有不同程度骨质增生，钩椎关节不对称、项韧带钙化等退变性表现。CT 及 MRI 检查符合颈椎病的诊断。

5. 排除其他病　综合判断排除其他原因引起的神经性皮炎症状。

符合以上 5 条并排除其他疾病即可确诊为颈源性神经性皮炎。

包括现代医学的颈椎病引起的神经性皮炎。

诊断要点：在影像学检查结果的支持下，有颈椎病的症状，有神经性皮炎的症状，以神经性皮炎为主，但是随颈椎病症状的加重神经性皮炎的症状也同时加重。

五、鉴别诊断

1. 慢性湿疹　多由于急性湿疹转化而来，在病程中有渗出倾向，皮疹表现为浸润肥厚性斑疹、斑块，苔藓化不明显，伴剧痒。

2. 银屑病　好发于小腿伸侧及头皮的慢性局限性肥厚性疾病，皮损基底呈淡红色或暗红色浸润，上覆银色鳞层，剥离后可见薄膜现象及点状出血，患者自觉不痒或轻微瘙痒。

3. 扁平苔藓　两者都有圆形或多角形扁平丘疹，自觉瘙痒。但扁平苔藓的扁平丘疹较神经性皮炎的大，为紫红色，有蜡样光泽，可见 Wicknam 纹，好发于前臂、小腿伸侧，躯干等处，有黏膜损害，组织病理有特异性。

4. 瘙痒症　多见于老年人，常与季节有关，或继发于其他疾病，皮损多为继发性。

六、分型辨证

1. 实证　皮肤瘙痒，苔藓样化，皮肤肥厚，皮纹加深，皮丘很明显，急性发病，病程短，重则影响睡眠，皮损处基底部潮红，局部皮温增高，或午后、夜晚低热，口干咽燥。

2. 虚证　皮肤瘙痒，皮肤稍有增厚、皮丘不明显，慢性发病，病程长，皮肤干燥，五心烦热，或有盗汗，或腰膝酸软。

七、钩活术分型治疗

1. 选穴

主穴：根据影像学检查选择相应穴位组合（见基本公式）。

主穴的穴位组合是根据影像学和临床症状而定的。

C_1穴＋C_2穴、②C_4穴＋C_3穴、③C_3穴＋C_2穴，与证型无关。

配穴：实证：列缺（微内板1.2），曲池（微内板2.5），合谷（微内板2.5）；

　　　虚证：血海（微内刃3.5），脾俞（微内刃3.5），足三里（微内刃4.5）。

以上配穴根据具体情况，取双侧穴或单侧穴，单侧取患侧穴位点。

方义提要：脊柱取穴和循经取穴。脊柱取穴是以颈椎新夹脊穴（魏氏夹脊穴）为所取穴位点，C_1穴＋C_2穴、C_4穴＋C_3穴、C_3穴＋C_2穴穴位组合直接调节颈椎失稳和脊神经卡压，所以此三组穴位点是最佳选择。

2. 分型选钩

实证：症状较重者选巨类内板颈胸型钩鍉针，症状中等程度者选中类内板2.5钩鍉针，症状较轻或好转80%以上者选微类内板2.5钩鍉针。

虚证：体质差、病程长、症状较重者选巨类内刃肛门型钩鍉针，体质差、症状中等程度者选中类内刃2.5钩鍉针，病程长、症状较轻或好转80%以上者选微类内刃2.5钩鍉针。

3. 分型钩法（根据五钩法的补泻）

实证：大部分利用单软手法。症状较重者选重单软，症状中等程度者中单软，症状较轻者选轻单软，兼有颈椎管狭窄症状者选双软。

虚证：大部分需要浅单软手法，这是浅单软手法在胸椎病以外的另一种使用方法，同时根据体质和病程的长短调整钩进的速度，充分体现"进补"，并以速度和程度相结合体现轻补、中补、重补。神经性皮炎虚证少，实证多。

4. 钩治步骤

常规九步钩活法，无菌操作，动作灵巧。

八、时点

钩活术治疗的时点为发作期治疗最佳。

九、病案举例

1. ［皮肤瘙痒　颈痛］

安某某，男，46岁，已婚，邢台柏乡人，农民。

初诊：2015 年 10 月 12 日。

主诉：皮肤瘙痒、颈痛、双上肢麻木 3 个月，加重 10 天。

现病史：3 个月前出现皮肤瘙痒、颈痛、双上肢麻木，时轻时重，10 天前颈部及双肘皮疹瘙痒难忍，瘙痒部位皮肤潮红增厚、纹理加深、互相交错、表面干燥粗糙、灰白色鳞屑、呈苔藓样变，影响睡眠，心烦易怒，当时诊断为颈椎病和神经性皮炎，曾行牵引治疗颈椎病、皮损外用药物治疗均疗效不佳。于 2015 年 10 月 12 日来本院就诊。

既往史：既往健康。

分析：患者，男性，46 岁，颈椎病，颈部经络受阻，出现颈痛、双上肢麻木，颈椎病后局部气血受阻，湿热之邪乘虚而入出现颈部及双肘皮疹瘙痒难忍，瘙痒部位皮肤潮红增厚、纹理加深、互相交错、表面干燥粗糙、灰白色鳞屑、呈苔藓样变，影响睡眠，心烦易怒。符合湿热型牛皮癣的发病过程。

查体：营养中等，颈肌僵硬，$C_{4、5}$ 棘突左偏，棘上压痛，双侧肩胛内缘有压痛点；颈部两侧有两片皮损，3cm×4cm 及 2cm×3cm 大小，颜色较深，增厚并有苔藓化样改变，上有散在的丘疹和抓痕。双肘背侧有 2cm×3cm 大同样皮损。血压 110/80mmHg，心、肺、腹无异常。舌淡、苔薄白，脉弦。

辅助检查：血、尿常规，心电图，血糖检查无异常。

影像学检查：X 线（图 2－33）（图 2－34）（图 2－35）（图 2－36）。

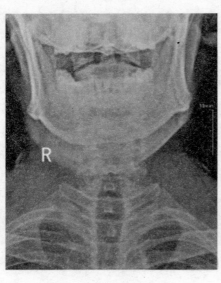

图 2－33　X 线正位片

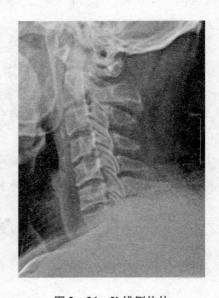

图 2－34　X 线侧位片

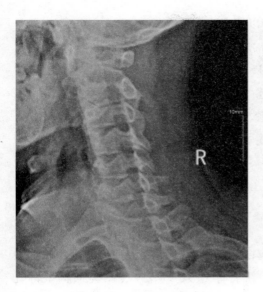

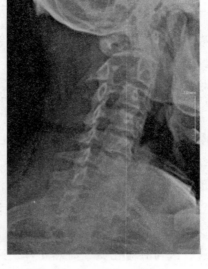

图 2 - 35　X 线右斜位片　　　　　图 2 - 36　X 线左斜位片

X 线表现：颈椎序列欠佳，寰枢椎齿突旁间隙两侧较不对称，右宽左窄，$C_{5、6}$棘突左偏；生理曲度变直，$C_{4\sim5、5\sim6}$椎间隙前窄后宽，关节面模糊。$C_{3\sim6}$椎体后缘稍有变尖；项后软组织内未见异常密度影。

印象：颈椎病。

诊断：牛皮癣（中医）；

　　　神经性皮炎（西医）。

治则：活血化瘀，清热止痒。

治法：钩活术疗法。

选穴：主穴：C_3穴 + C_4穴（巨类颈胸型钩鍉针）；

　　　配穴：列缺（微内板 1.2），以泻法为主。

常规钩活：利用中度单软钩活法，常规九步钩活逐一完成。

10 分钟钩活术，患者自述颈痛减轻，10 日后复诊。

二诊：2015 年 5 月 27 日，患者自述颈痛减轻，双上肢疼痛、麻木减轻，愿做第二次钩活术治疗。

选穴：主穴：$C_3{}'$穴 + $C_4{}'$穴（颈胸型钩鍉针）；

　　　配穴：曲池（微内板 1.2），以泻法为主。

常规钩活：利用中度单软钩活法，常规九步钩活逐一完成。

10 分钟钩活术，患者自述无明显不适，10 日后复诊。

三诊：2015 年 6 月 6 日，患者自述颈痛、双上肢疼痛、麻木明显减轻，口燥咽干、心烦易怒好转，愿做第三次钩活术治疗。

选穴：主穴：C_2穴 + C_5穴（中类内板 2.5 型钩鍉针）；

配穴：合谷（微内板 2.5），以泻法为主。

常规钩活：利用轻度单软钩活法，常规九步钩活逐一完成。

10 分钟钩活术，患者自述无不适，15 天后复诊。

四诊：2015 年 6 月 21 日，患者自述颈痛、双上肢疼痛、麻木基本消失，皮疹处瘙痒减轻。查体：颈部及双肘处皮疹变薄，颜色变浅。嘱其 1 个月后复诊。

五诊：2015 年 7 月 21 日，患者自述颈痛、双上肢疼痛、麻木基本消失，口燥咽干、心烦易怒明显好转，皮疹处瘙痒明显减轻。查体：颈部及双肘处皮疹变薄，颜色变浅，鳞屑脱落，无其他不适。嘱其饮食有节，起居有常，勿刺激局部。

随访：2016 年 7 月 21 日电话随访，未再应用其他药物，上述病情无反复。

【按语】此病例系中医湿热型牛皮癣，发病急、病程短、症状重，合并有颈椎病，法当活血化瘀、清热止痒。采用新夹脊 C_3 穴 + C_4 穴（巨类颈胸型钩鍉针），辅配列缺（微内板 1.2）、曲池（微内板 1.2）、合谷（微内板 2.5），以泻法为主，三次钩活术都是泻法，畅通气机、活血化瘀、直达病所。因急性，必泻法，瘀血祛、新血生、热必清、痒自止。

2. ［皮肤瘙痒　五心烦热］

刘某某，男，55 岁，已婚，保定阜平人，工人。

初诊：2015 年 11 月 30 日。

主诉：皮肤瘙痒、五心烦热 2 年。

现病史：2 年前出现颈痛、头痛，后颈部两侧皮疹、瘙痒、干燥，瘙痒部位对称，皮肤干燥，秋季发作，夏季好转，伴口干舌燥，五心烦热，经当地医院诊断为神经性皮炎、颈椎病，曾行针灸推拿治疗颈椎、外用药物治疗神经性皮炎均疗效不佳。于 2015 年 11 月 30 日来本院就诊。

既往史：既往健康。

分析：患者，男性，55 岁，颈痛、头痛是颈部伤筋的表现；风燥之邪侵犯颈部皮肤而出现后颈部两侧皮疹、瘙痒、干燥，瘙痒部位对称；秋天燥邪当令，故皮肤干燥，秋季发作，夏季好转；燥邪伤阴，则口干舌燥，五心烦热。符合瘀血风燥型牛皮癣的发病过程。

查体：颈部短粗；颈肌僵硬，$C_{5、6}$ 棘突右偏，棘上压痛，双侧冈下肌有压痛点；皮肤稍有增厚，皮丘不明显，皮肤干燥，颈左右两侧各有一处局限性皮损，左侧大小为 4cm×5cm，右侧为 3cm×4cm。血压 110/80mmHg，心、肺、腹无异常。舌淡、苔薄白，脉细。

辅助检查：血、尿常规，心电图，血糖检查无异常。

影像学检查：X 线（图 2 - 37）（图 2 - 38）（图 2 - 39）（图 2 - 40）。

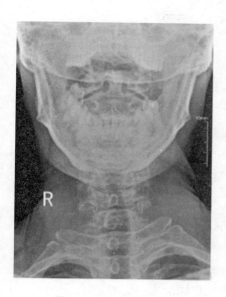

图 2-37　X 线正位片

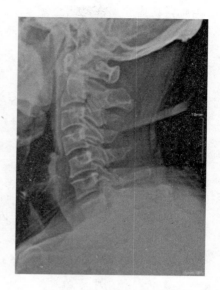

图 2-38　X 线侧位片

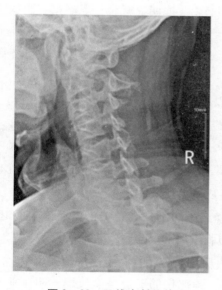

图 2-39　X 线右斜位片

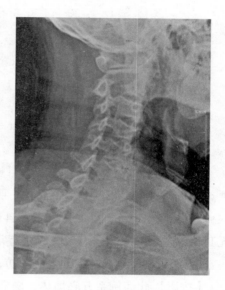

图 2-40　X 线左斜位片

X 线表现：颈椎序列欠佳，生理曲度尚可，$C_{5、6}$ 椎间隙变窄，关节面模糊，椎体前后缘骨质增生，$C_{4、5}$ 椎小关节可见双边双突征；双侧 $C_{3、4}$ 椎间孔变小。项韧带钙化高密度影。

印象：颈椎病。

诊断：牛皮癣（中医）；

神经性皮炎（西医）。

治则：活血化瘀，滋阴止痒。

治法：钩活术疗法。

选穴：主穴：C_3穴 + C_2穴（巨类颈胸型钩鍉针）+ 风府穴 + 双风池（微类内板 1.2 钩鍉针）；

配穴：血海（微内刃 3.5），以补法为主。

常规钩活：利用中度单软钩活法，常规九步钩活逐一完成。

10 分钟钩活术，患者自述颈痛减轻，10 日后复诊。

二诊：2015 年 12 月 10 日，患者自述颈痛、头痛减轻，愿做第二次钩活术治疗。

选穴：主穴：C_3'穴 + C_2'穴（中内板 2.5 钩鍉针）+ 风府穴 + 双风池（微内板 1.2 钩鍉针）；

配穴：脾俞（微内刃 2.5），以补法为主。

常规钩活：利用中度单软钩活法，常规九步钩活逐一完成。

10 分钟钩活术，患者自述无明显不适，10 日后复诊。

三诊：2015 年 12 月 20 日，患者自述颈痛、头痛明显减轻，愿做第三次钩活术治疗。

选穴：主穴：C_1穴 + C_4穴（中类内板 2.5 型）+ 风府穴 + 双风池（微类内板 1.2 钩鍉针）；

配穴：足三里（微内刃 4.5），以补法为主。

常规钩活：利用轻度单软钩活法，常规九步钩活逐一完成。

10 分钟钩活术，患者自述无不适，15 天后复诊。

四诊：2016 年 1 月 4 日，患者自述颈痛、右上肢疼痛、麻木明显好转，五心烦热消失。查体：皮损变薄，皮丘不明显，皮肤干燥。嘱其 1 个月后复诊。

五诊：2016 年 2 月 4 日，患者自述颈痛、头痛消失。查体：皮损基本消退，无其他不适。嘱其饮食有节，起居有常，勿刺激局部。

随访：2017 年 2 月 4 日电话随访，未再应用其他药物，上述病情无反复。

【按语】此病例系五心烦热、燥邪瘙痒、颈部伤筋形成瘀血风燥、阴津煎熬的牛皮癣并颈椎病，法当活血化瘀、滋阴止痒。采用新夹脊 C_3穴 + C_2穴（巨类颈胸型钩鍉针）+ 风府穴 + 双风池（微类内板 1.2 钩鍉针），辅配血海（微内刃 3.5）、脾俞（微内刃 2.5）、足三里（微内刃 4.5），以补法为主。第一次钩活术症状较重，巨类颈胸型钩鍉针中度单软手法直达病所、畅通气机，配穴用以滋阴润燥；第二次钩活术经络不通大有好转，应用中类微内板 2.5 型钩鍉针中度单软手法疏通经脉，配穴补阴；第三次钩活术经络不通基本解决，滋阴祛风，中类微内板 2.5 型钩鍉针中度单软手法。其中风府穴 + 双风池（微类内板 1.2 钩鍉针）是治疗头痛、祛头目风邪的要穴。故三次告愈。

十、其他治疗

药物内服法、中药外用法、推拿、针灸、小针刀疗法、穴位注射法。

附方：

1. 实证

血府逐瘀汤（《医林改错》）化裁：

柴胡 9g，茯苓 12g，桃仁 9g，红花 9g，当归 12g，白芍 9g，川芎 9g，白术 10g，薄荷 9g，甘草 6g，防风 15g。

2. 虚证

固阴煎（《景岳全书》）化裁：

熟地 15g，山药 15g，山萸肉 10g，菟丝子 15g，五味子 10g，续断 12g，远志 9g，黄芪 15g，杜仲 12g，甘草 6g。

第七节　水　　肿

定义：在此节中的水肿主要讨论由于颈椎原因引起的血管神经性水肿，属于变态反应性疾病，患者往往有对药物、食物或周围环境过敏的历史。我们讨论的是因颈椎病而伴发的肢体局部性水肿，这种水肿的特点是突然发生的、无痛性的、单侧或双侧肢体硬面富有弹性的局限性水肿。水肿的皮肤呈苍白色或蜡样光泽，水肿的中央部微凹陷，边缘无明显的界限。本章节讨论的水肿是由于颈椎退变或外伤而形成的血管神经性水肿。

中医认为，由于气血不足，脏腑失养，气滞血瘀或寒湿凝滞经脉，气血运行不畅，使体液的形成、运化、输布和排泄发生障碍而形成水肿。

一、中医病因病机

病因有风邪袭表，疮毒内犯，外感水湿，饮食不节及禀赋不足，久病劳倦。形成水肿的机理为肺失通调，脾失转输，肾失开阖，三焦气化不利。实证：①风邪袭表：风为六淫之首，每夹寒夹热，风寒或风热之邪，侵袭肺卫，肺失通调，风水相搏，发为水肿。②外感水湿：久居湿地，水湿内侵，困遏脾阳，脾胃失其升清降浊之能，发为本病。虚证：①禀赋不足，久病劳倦：先天禀赋薄弱，肾气亏虚，膀胱开阖不利，气化失常，水泛肌肤，发为水肿。或因劳倦内伤，损伤脾胃，水液输布失常，溢于肌肤，发为水肿。②饮食不节：嗜食辛辣肥甘，损伤脾胃，致脾失健运，水湿壅滞，发为水肿。

二、西医病因病理

颈性水肿的病因，由于颈椎的退变、外伤、生理曲线的改变，小关节错位，椎间不稳，钩椎关节及椎体的骨赘等造成的创伤性反应，都可造成椎动脉、硬膜、后纵韧带、关节囊等部位交感神经末梢以及椎管内的脊膜返支形成病理性的刺激或压迫，而致血管神经功能异常，造成血管运动中枢紊乱，从而使血管扩张，渗出增加，回流减少而形成局部水肿。发病突然，无任何前驱症状，部分患者过去有同样发作的病史；水肿多发生于单侧或双侧肢体，外观常见其皮肤呈苍白色或蜡样光泽。触之硬而富有弹性，无红热、疼痛及痒感，患侧皮温可较健侧为低。局部淋巴结不肿大，体温无改变，白细胞总数一般不增多，但嗜酸性粒细胞可稍增多。应根据其病史及体格检查排除因外伤感染及昆虫咬伤过敏，以及内科等器质性病变所致的局限性水肿。颈性神经性水肿的发生可与颈部症状有关，当颈椎病症状加重时，水肿即可出现或加重，当手法治疗纠正了错位之小关节，脊柱力学恢复了平衡关系，水肿即可减轻或消失。以此可作为鉴别诊断的要点。

三、钩活术治疗原理

颈椎的退变、外伤、生理曲线的改变，小关节错位，椎间不稳，钩椎关节及椎体的骨赘等造成的刺激性反应，都可造成椎动脉、硬膜、后纵韧带、关节囊等部位交感神经末梢以及椎管内的脊膜返支形成病理性的刺激或压迫，而致血管神经功能异常，造成血管运动中枢紊乱，从而使血管扩张，渗出增加，回流减少而形成局部水肿。中医理论钩活术是钩治法、割治法、挑治法、针刺法、放血法五通法并用，改变颈椎软组织的张力和压力、改变了错位、增加了稳定度，颈部的外环境得到了改善，解除了病理性刺激和压迫，血管神经功能正常，血管正常扩张和收缩，渗出增加的环境改善，血液循环加速，代谢过程恢复正常，水肿消退。

本病中医多系脏腑功能失调，以肾、脾、肺为主，有阴水、阳水之分。阴水则为虚证，脾肾两虚，代谢功能下降，阴阳失衡而引发水肿，以补法为主。阳水则为实证，风邪袭表，水液代谢失常，引起水肿。故临证治疗时以宣散消肿、补益脾肾、利水消肿为主：C_1穴 + C_2穴、C_4穴 + C_3穴、C_3穴 + C_2穴穴位组合，宣风湿、益脾肾、利水肿，此三组穴位的选择，达到了补、通（钩、割、挑、刺、推、分）、宣的目的，而且直达病所，标本兼治。

四、诊断

1. 症状　多为急性局限性水肿，多发生于组织疏松处，如眼睑、口唇、肢端、舌、喉均可发生，皮损皮肤处紧张发亮，境界不明显，呈淡红色或苍白色，质地柔软，为不可凹性水肿。患者自觉不痒或痒较轻，或有麻木胀感。肿胀经2~3天后消退，或持续更长时间，消退后不留痕迹，一般无全身症状。

颈性血管神经性水肿的诊断有以下特点。

①有颈椎病或头、颈部外伤史，水肿症状与颈椎病症状同时发生，或继发于颈椎病之后，也有少部分患者先出现血管神经性水肿。

②水肿症状的轻重与颈椎病的病情变化有直接关系。

③内科系统检查排除其他疾病。

④按颈椎病钩活术或手法治疗后，随着颈椎病症状的缓解，水肿症状也明显缓解。

2. 舌脉　舌淡、苔薄或薄黄，脉沉迟。

3. 体征　颈部肌肉僵硬，活动受限，棘突偏歪，局部压痛，项韧带剥离感，椎间孔压缩试验及臂丛神经牵拉试验阳性或可疑阳性。

4. 影像学检查　X线片可见生理曲度变直、反张、成角、椎体滑移或骨质增生等改变。CT及MRI检查符合颈椎病的表现。

5. 排除其他病　综合判断排除其他原因引起的水肿症状。

符合以上5条并排除其他疾病即可确诊为颈性血管神经性水肿。

包括现代医学的颈椎病引起的血管神经性水肿。

诊断要点：在影像学检查结果的支持下，有颈椎病的症状，有水肿症状，水肿症状为主，但是随颈椎病症状的加重水肿症状也同时加重。

五、鉴别诊断

1. 丹毒　局部明显潮红肿胀，边缘清楚，局部有压痛，全身有发热、头痛、不适等症状，好发于面唇部。

2. 心源性水肿　水肿首先发生于下垂部位，常从下肢逐渐遍及全身，严重者可出现腹水和胸水，水肿形成的速度较慢，有心脏病病史和体征。

3. 营养不良性水肿　多因长期慢性消耗性疾病、长期营养不良、重度烧伤所致的低蛋白血症，水肿常从足部逐渐蔓延至全身。

4. 肿瘤　多由于淋巴回流受阻，如乳腺癌术后，腋窝淋巴结切除后局部淋巴液循环破坏，有上述症状，并且出现痿证现象，或消耗性全身症状，通过影像学检查可以鉴别。

六、分型辨证

1. 阳水证　起病急，周身水肿，或四肢水肿，皮肤绷亮，或尿少色赤。

2. 阴水证　起病缓，周身水肿，下肢尤甚，按之凹陷，面色萎黄，或小便短少。

七、钩活术分型治疗

1. 选穴

主穴：根据影像学检查选择相应穴位组合（见基本公式）。

穴位组合（C_4穴＋C_3穴较多）是根据影像和临床症状而定的，与证型无关。C_1穴＋C_2穴、②C_4穴＋C_3穴、③C_3穴＋C_2穴，与证型无关。

配穴：实证：阴陵泉（微内板3.5），丰隆（微内板3.5），肾俞（微内板3.5）；足三里（微内板3.5），三阴交（微内板3.5），内关（微内板3.5）。

　　　虚证：阴陵泉（微内刃3.5），丰隆（微内刃3.5），肾俞（微内刃3.5）；足三里（微内刃3.5），三阴交（微内刃3.5），激发点（微内刃3.5）。

以上配穴根据具体情况，取双侧穴或单侧穴，单侧取患侧穴位点。

方义提要：局部取穴和循经取穴。局部取穴，以颈部新夹脊穴（魏氏夹脊穴）为所取穴位点。循经取穴主要根据疾病所在的经络循行部位选穴，旨在疏通经络，利水消肿。并针对水肿的性质进行补泻。实证取阴陵泉、丰隆、三阴交、足三里、肾俞、内关用微内板泻法，虚证取阴陵泉、丰隆、三阴交、足三里、肾俞、内关用微内刃补法。

2. 分型选钩

实证：水肿面积大，突然发病，精神好，选巨类内板颈胸型钩鍉针；水肿面积局限，突然发病，精神好，选中类内板2.5钩鍉针；轻度局限性水肿，精神好，或钩活术治疗后好转80％，选微类内板2.5钩鍉针。

虚证：精神极差、少气无力、年老体弱，或久病刚愈、上肢或下肢出现水肿，选巨类内刃肛门型钩鍉针，此类情况较少；精神差、年老体弱，或久病刚愈、上肢或下肢出现水肿，选中类内刃2.5钩鍉针；精神少差或久病刚愈、上肢或下肢出现水肿，选微类内刃2.5钩鍉针。

3. 分型钩法

实证：大部分利用单软钩法。体质好、症状较重者，选重单软；体质好、症状中等程度者，选中单软；体质好、症状较轻者，选轻单软；兼有颈椎管狭窄症状者选双软。

虚证：大部分需要轻单软钩法，同时根据体质和病程的长短调整钩进的速度，充分体现"进补"，并以速度和程度相结合体现轻补、中补、重补。脾肾虚证多，实证少，主要在针具型号方面体现补法。

4. 钩治步骤

常规九步钩活法，无菌操作，动作灵巧。

八、时点

钩活术治疗的时点为水肿期最佳。

九、病案举例

1. ［面部肿胀 睁目无力］

孙某某，女，26 岁，石家庄市人，护士。

初诊：2013 年 6 月 5 日。

主诉：右半身肿胀 2 个小时。

现病史：患者颈椎病病史 1 年，反复发作性颈部僵硬、头晕、睡眠欠佳。2 天前出现右侧面部及右侧上肢肿胀，右眼睁目无力，无疼痛及瘙痒感，口服利尿剂无效。于 2013 年 6 月 5 日就诊。

既往史：颈椎病病史 1 年。

分析：患者，女性，26 岁，护士职业，颈椎病病史，出现右侧面部及右侧上肢肿胀，颈部僵硬，活动受限，C_4 棘突左偏，局部压痛，右眼睑及面部肿胀，右侧上肢肿胀，无红热，触之硬而富有弹性，符合实证型血管神经性水肿的发病过程。

检查：颈部僵硬，活动受限，$C_{4、5}$ 棘突左偏，局部压痛，右眼睑及面部肿胀，右侧上肢肿胀，无红热，触之硬而富有弹性，腕横纹上 10cm 处周径右 33cm，左 26cm。腋窝淋巴结无肿大，心、肺、腹未见异常，血压 120/80mmHg。舌淡、苔薄白，脉沉。

辅助检查：血常规、尿常规、心电图、血糖检查无异常，体温正常。

影像学检查：X 线（图 2－41）（图 2－42）（图 2－43）（图 2－44）。

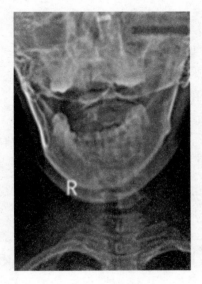

图 2－41 X 线正位片

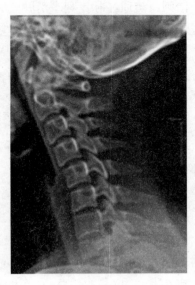

图 2－42 X 线侧位片

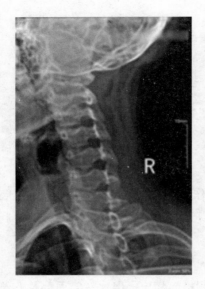

图 2 – 43　X 线右斜位片

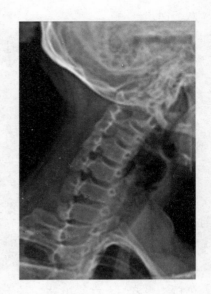

图 2 – 44　X 线左斜位片

X 线表现：颈椎序列欠整齐，向右侧弯曲，C_4 棘突左偏；生理曲度反张，$C_{5、6}$ 椎间隙前窄后宽，$C_{4～7}$ 椎体后缘轻度增生，C_4 椎小关节可见双边双突征；项后软组织未见异常密度影。

印象：颈椎病。

诊断：阳水肿（中医）；

　　　颈性血管神经性水肿（西医）。

治则：疏通经脉，利水消肿。

治法：钩活术疗法。

选穴：主穴：C_3 穴 + C_4 穴（巨类颈胸型钩鍉针）；

　　　配穴：双阴陵泉（微内板 3.5），平补平泻。

　　　　　　双丰隆（微内板 3.5），平补平泻。

常规钩活：利用中度单软钩活法，常规九步钩活逐一完成。保健枕保健。

10 分钟钩活术，患者自述上诉症状无改变，2 小时后来电诉肿胀全部消失，颈部僵硬、头晕消失，无不适。

二诊：2013 年 6 月 15 日，患者自述肿胀消失，颈部无不适，至今无反复。

随访：2014 年 6 月 15 日电话随访，上述症状无反复。

【按语】此病例系劳损瘀滞、经络受阻，导致功能障碍、水肿。法当疏通经络，利水消肿。采用新夹脊 C_4 穴 + C_5 穴（巨类颈胸型钩鍉针），辅配双阴陵泉（微内板 1.2）、双丰隆（微内板 1.2），平补平泻（因属虚实夹杂证）。由于选穴准确、手法得当、操作规范，故一次钩活治愈。在此病例中注意选穴及选钩。

2. ［四肢肿胀　神疲乏力］

吴某某，女，45 岁，石家庄市人，个体。

初诊：2013 年 11 月 21 日。

主诉：四肢肿胀、无力 2 年，加重 20 天。

现病史：患者四肢肿胀、无力 2 年，疲劳后或午后加重，20 天前因上网游戏 3 个小时出现颈痛肩沉，次日四肢肿胀、举步无力，胸闷腹胀，神疲乏力，平日纳少便溏，小便频数，于 2013 年 11 月 21 日来本院就诊。

既往史：有颈椎病病史 5 年。

分析：患者，女性，45 岁，个体职业，慢性发病，四肢肿胀、无力 2 年，疲劳后或午后加重。20 天前因上网游戏 3 个小时出现颈痛肩沉，次日四肢肿胀、举步无力，胸闷腹胀，神疲乏力，平日纳少便溏，小便频数。符合虚证型血管神经性水肿的发病过程。

检查：面色微黄，颈部僵硬，活动受限，$C_{5、6}$ 棘突左偏，局部压痛，肢体肿胀，触之凹陷，心、肺、腹未见异常，血压 120/80mmHg。舌淡、苔白滑，脉沉迟。

辅助检查：血常规、尿常规、心电图、血糖检查无异常，体温正常。

影像学检查：X 线（图 2 - 45）（图 2 - 46）（图 2 - 47）（图 2 - 48）。

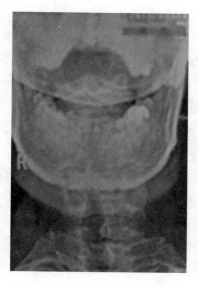

图 2 - 45　X 线正位片

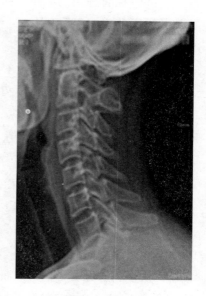

图 2 - 46　X 线侧位片

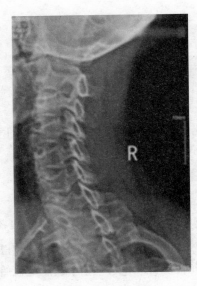

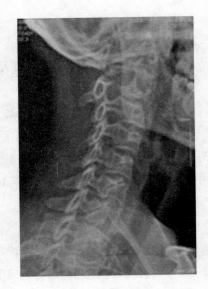

图 2-47　X 线右斜位片　　　　　图 2-48　X 线左斜位片

X 线表现：颈椎序列尚整齐，生理曲度尚可，$C_{5,6}$ 棘突左偏，右侧 $C_{3,4}$ 椎间孔变小，C_6 椎小关节可见双边双突征。项后软组织未见异常密度影。

印象：颈椎病。

诊断：阴水肿（中医）；

　　　颈性血管神经性水肿（西医）。

治则：补益气血，温阳利水。

治法：钩活术疗法。

选穴：主穴：C_2 穴 + C_3 穴（巨类颈胸型钩鍉针）；

　　　配穴：双阴陵泉（微内刃 3.5），以补法为主；

　　　　　　双丰隆（微内刃 3.5），以补法为主。

常规钩活：利用中度单软钩活法，常规九步钩活逐一完成。保健枕保健。

10 分钟钩活术，患者自述上诉症状无改变。嘱其 10 日后复诊。

二诊：2013 年 12 月 1 日，患者自述四肢肿胀减轻，愿做第二次钩活术治疗。

选穴：主穴：C_2' 穴 + C_3' 穴（巨类颈胸型钩鍉针）；

　　　配穴：双肾俞（微内刃 3.5），以补法为主；

　　　　　　双内关（微内刃 3.5），以补法为主。

常规钩活：利用轻度单软钩活法，常规九步钩活逐一完成。

10 分钟钩活术，患者自述症状同前，无不适。嘱其 15 日后复诊。

三诊：2013 年 12 月 16 日，患者自述四肢肿胀、颈痛、胸闷腹胀明显减轻，愿做第三次钩活术治疗。

选穴：主穴：C_1 穴 + C_4 穴（中类内刃 2.5 型钩鍉针）；

配穴：双足三里（微内刃 3.5），以补法为主。

常规钩活：利用轻度单软钩活法，常规九步钩活逐一完成。

10 分钟钩活术，患者自述症状同前，无不适。嘱其 15 日后复诊。

四诊：2013 年 12 月 31 日，患者自述四肢肿胀、颈痛消失，精神、饮食佳，二便调。

随访：2014 年 12 月 31 日电话随访，上述症状无反复。

【按语】此病例系气血两虚、经脉失养而不通，导致肺、脾、肾运化失常、水肿。法当补益气血、温阳利水。采用新夹脊 C_2 穴 + C_3 穴（巨类颈胸型钩鍉针）用中度、轻度单软补法，因虚中有实，则用巨钩补法，补气补血，辅配双阴陵泉（微内刃 3.5）、双丰隆（微内刃 3.5）、双肾俞（微内刃 2.5）、双内关（微内刃 1.2），以补法为主，直达病位，调理气血。两次钩活后，四肢肿胀、纳呆乏力、水肿便溏明显好转，自感精力充沛。第三次采用新夹脊用 C_1 穴 + C_4 穴（中类内刃 2.5 型钩鍉针），轻度单软钩法，辅配双足三里（微内刃 1.2），以补法为主，主穴和配穴全部补虚，故三次治愈。

十、其他治疗

药物内服法、中药外用法、推拿、针灸、小针刀疗法、热疗、封闭、手术疗法。

手法治疗：要针对病因，恢复脊柱内外平衡，解除对神经、血管的刺激或压迫，施行颈椎定点旋转复位手法，每周 2～3 次，10～15 次为 1 疗程。一般在手法复位满意后，依次疏理棘上韧带和有关颈项部肌肉，必要时加用颈软围固定。

附方：

1. 实证

五苓散（《伤寒论》）合桃红四物汤（《医垒元戎》）化裁：

猪苓 9g，泽泻 15g，桃仁 9g，红花 6g，白术 9g，茯苓 9g，川芎 6g，当归 9g，熟地 12g，桂枝 6g，天麻 6g，白芍 10g。

2. 虚证

实脾饮（《重订严氏济生方》）化裁：

厚朴 30g，山药 20g，木瓜 20g，木香 20g，草果仁 30g，大腹子 30g，附子 5g，白茯苓 30g，干姜 30g，白术 20g，甘草 15g，黄芪 20g，猪苓 10g，泽泻 10g。

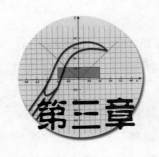

第三章 带状疱疹后遗神经痛与脊髓脱髓鞘综合征

　　本章节重点介绍带状疱疹后遗神经痛和脊髓脱髓鞘综合征的中医钩活术治疗。这两种病都是比较疑难的病症，临床效果较差，钩活术疗法取得了与众不同的疗效。本章节重点介绍治疗这两种疾病的操作方法和操作技巧。这两种疾病在钩活术疗法中具有类似的治疗措施，比如在取穴上，带状疱疹后遗神经痛是四穴一组，脊髓脱髓鞘综合征是三穴一组。这两种疾病在钩活术治疗中是取穴最多的病种，而且都是神经系统疾病，所以这两种疾病在同一章节介绍。以上两种疾病都包括定义、中医病因病机、西医病因病理、诊断、鉴别诊断、辨证、分型、钩活术分型治疗、时点、选钩、选穴、钩治法、病例分析、按语内容，康复与预防在第五章中介绍。以上疾病在临床上方法很多，但是在疗效上都不尽人意，称之为疑难杂症，本章节重点阐述通过钩活术疗法对这两种疑难杂症的治疗。

第一节　带状疱疹后遗神经痛

　　定义：带状疱疹后遗神经痛是感染急性带状疱疹后，出现的一种神经病理性疼痛综合征。多数带状疱疹病人经过治疗可以恢复，但有部分病人在疱疹愈合后受损皮肤区域出现疼痛，持续时间超过 3 个月，称之为带状疱疹后遗神经痛。

　　带状疱疹（herpes zoster，HZ）俗称"缠腰龙"，是疱疹病毒侵犯神经，引起该神经支配区疼痛及皮肤疱疹为特征的一种疼痛性疾病。多发生在胸部，其次是颌面部，腰腿部也可累及。急性带状疱疹临床治愈后持续疼痛超过 1 个月者定义为带状疱疹后遗神经痛（PHN），是困扰中、老年人的顽固性痛证之一，其持续时间短则 1~2 年，长者甚至超过 10 年，如无有效的疼痛控制方法，一般病史均长达 3~5 年。患者长期遭受疼痛的折磨而苦不堪言，不仅情绪低落，生活质量低下，而且工作和社交能力降低甚至丧失。此外，与急性带状疱疹不同的是，带状疱疹后遗神经痛患者常合并有心理异常因素。中医当属"缠腰丹""缠腰火丹""火丹""火带疮""蛇串疮"等病证的范畴，而民间常俗称为"蛇丹""串腰龙""飞蛇丹""蜘蛛疮"。由于地区差异，带状疱疹在南方被人们称为"生蛇"，在中国台湾被称为"皮蛇"。

一、中医病因病机

中医认为蛇串疮是由于情志内伤、饮食失调、肝胆不和，气滞湿郁，化热化火，湿热火毒郁阻经络，外攻皮肤所致。本病病机初起多为湿热困阻，中期多为湿毒火盛，后期多为火热伤阴、气滞血瘀或脾虚湿阻，余毒不清。

1. 湿热困阻

湿邪有内湿和外湿之分。内湿多为七情内伤、饮食失调、脾湿蕴结所致；外湿为外感湿热毒邪所致。脾失健运而生湿，脾湿蕴结而化热，湿热外发肌肤，再感湿热邪毒，使肺的宣发、肃降、治节功能紊乱，致水液循经络闭聚于肌表，而见水疱累累如珠；湿邪郁积化热阻于经络肌肤而引起成簇水疱、疼痛灼热。

2. 湿毒火盛

火为热之盛，湿热之邪化火化毒，壅阻经络而致水疱大而鲜红，痛如火燎。情志内伤、心肝气郁化热，热郁久而化火，火热溢于肌表，流窜经络，再感风火邪毒，使气血郁闭，则见红斑、丘疱疹、痒痛等症；湿热风火邪毒，损伤经络，经气不宣，气滞血瘀，不通则痛，常致疼痛不休或刺痛不断。

3. 气滞血瘀

病之后期，邪毒渐去，经络受损，血行不畅，气滞血瘀，以致痛如针刺，入夜尤甚，日久不止。《临证一得方·卷三·上下身内痛部·缠腰火丹》：（案14）缠腰火丹，已经疱溃，延漫未止，加之忍痛，气滞脉络不舒，清蕴兼理气。淡黄芩、元参、草郁金、制香附、全蒌皮、桑白皮、白芷、金银花、六一散、左秦艽。

二、西医病因病理

带状疱疹后遗神经痛是感染水痘–带状疱疹病毒后，潜伏在体内再发。当机体免疫力低下时，出现带状疱疹，造成沿神经支配的皮肤区出现带状排列的成簇疱疹。可伴随神经痛，由于某些原因，疱疹消失后，出现的病毒性病理性痛。引发后神经痛的主要原因是，神经线的外皮粗纤维被疱疹病毒大量吞食破坏的结果，其次是残余的病毒不定期在作怪。

三、钩活术治疗原理

带状疱疹后遗神经痛由于带状疱疹发病后而遗留神经炎性反应，夜间加重，影响睡眠，病久难愈。脊神经根部是病源所在地，使其神经炎性消退，必须直达病所，才能有效。中医理论钩活术是钩治法、割治法、挑治法、针刺法、放血法五通法并用，直达病所，改变脊神经根周围软组织的张力和压力，外环境得到了改善，解除了病理性刺激和压迫，加速了血液循环，血管神经的敏感度恢复正常，致炎致痛物质代谢吸收，同时交感神经得到调整，使病人的敏感度下降，疼痛得到了控制。

本病中医系缠腰龙，以肝、脾、肾、肺病变为主，余毒未尽、肝郁气结、瘀血内停。虚证则皮损结痂、色素沉着、疼痛绵绵、疲乏无力、精神萎靡、精神恍惚、睡眠欠佳、不思饮食，以补法为主。实证则疼痛难忍、固定不移、触之即发、疼痛不能入睡、睡则又醒、心神不定、寝食难安、烦躁不宁、遇热加重，泻法为主。临证治疗时以活血化瘀、祛风止痛、疏理肝气、补益肝肾、宁心安神为主：C_1穴 + C_2穴、C_4穴 + C_3穴、C_3穴 + C_2穴和 L_1穴 + L_2穴、L_2穴 + L_3穴、L_3穴 + L_4穴穴位组合，活瘀血、通经络、宁心神、疏肝气、止疼痛。此三组穴位的选择，达到了通（钩、割、挑、刺、推、分）、疏、宁的目的，而且直达病所，标本兼治。

四、诊断

1. 症状

带状疱疹病毒感染后，10%的患者疼痛时间超过一个月，如得不到及时治疗或治疗不当，疼痛可在疱疹消失后仍然存在，有的病例疼痛甚至超过数十年。与发病年龄有关，小于40岁患者很少发生，60岁以上患者发生率为50%，70岁以上患者发生率为75%，约有10%～25%的后遗神经痛患者疼痛可持续超过一年。可于皮疹出现前或伴随皮疹出现。年龄越大，发病率越高。

带状疱疹后遗神经痛的诊断有以下特点。

（1）有带状疱疹病毒感染病史，感染后一个月依然遗留疼痛，三个月后不能缓解。

（2）这部分病人约占总的急性带状疱疹病人的9%～34%。受损区域皮肤疼痛，有针刺或烧灼感，且疼痛程度剧烈，病人深受困扰，正常饮食、睡眠受到影响，甚是痛苦。

（3）皮肤闪电疼痛：如果皮肤表面出现"闪电疼痛"，且连续数天都有类似情况发生，可能是患上了无症状的带状疱疹。发病部位的皮肤出现绿豆粒大小，张力较大的丘疹、水疱，轻者每簇可有正常皮肤间隔，病情严重者可融合大片呈带状分布，数日后由澄清透明的水疱变为混浊的脓疱，部分可破溃形成糜烂，这种证型比较容易分辨。但有少数病例只有神经痛而无皮肤损害，这种无症状型带状疱疹很容易误诊。如果病变发生在面部，容易误诊为三叉神经痛；发生在肋骨边缘部位，容易误认为是肋间神经痛。还有的误诊为心绞痛、溃疡病、胆道或者肾绞痛、阑尾炎或早期青光眼等。经常有些中老年患者，在带状疱疹完全清退后仍疼痛不止，局部皮肤完好无损却不敢触及。这是因为带状疱疹疼痛的本质是受累神经节的炎症甚至坏死，疼痛的程度轻重及时间长短与皮疹不一定保持一致。特别是平素体质较差，或治疗不及时者，此种疼痛可持续数月甚至更久。

（4）皮肤痛：皮肤痛分为快痛和慢痛两种，快痛是一种定位清楚而尖锐的刺痛，慢痛是一种定位不明确而又难以忍耐的烧灼痛。快痛是在皮肤受到刺激时很快发生，是一种定位清楚而尖锐的刺痛，在撤除刺激后又很快消失；慢痛是一种定位不明确而又难以忍耐的烧灼痛，一般在刺激作用后 0.5 ~ 1 秒后产生，持续时间较长，并伴有心率加快、血压升高、呼吸加快和情绪等方面的改变。

（5）带状疱疹后遗神经痛的特点为夜晚加重，白昼减轻；活动后减轻，放松后加重；遇热加重，遇冷减轻；情绪激动加重，情绪平稳减轻；疼痛注意力集中加重，疼痛注意力分散减轻。

（6）带状疱疹后遗神经痛重则导致患者长时间地遭受疼痛、睡眠紊乱，回避社交和抑郁。

2. 舌脉　舌淡、苔薄白或薄黄，脉弦或沉。

3. 体征　疼痛部位残留疱疹发病后的色素痕迹或轻度瘢痕，疼痛部位皮肤敏感度增高，稍有刺激疼痛加重，尤其不能触摸和摩擦，稍有摩擦疼痛即刻发作。发病的脊神经相应的椎体旁有轻度压痛。

4. 影像学检查　无特殊影像学改变。

5. 排除其他病　综合判断排除其他原因引起的神经痛症状。

符合以上 5 条并排除其他疾病即可确诊为带状疱疹后遗神经痛。

诊断要点：有带状疱疹发作史，皮损区疼痛、夜晚加重、与情绪有关、触摸后发作，排除其他原因引起的疼痛。

五、鉴别诊断

1. 三叉神经痛　三叉神经痛有上中下之分，在头面部三叉神经分布区域内，发病骤发骤停、闪电样、刀割样、烧灼样、顽固性、难以忍受的剧烈性疼痛。说话、洗脸、刷牙或微风拂面，或走路稍有颠簸都会导致阵发性的剧烈疼痛。疼痛历时数秒或数分钟，疼痛呈周期性发作，发作间歇期同正常人一样。而带状疱疹后遗神经痛则是持续性疼痛，没有间歇、夜间加重、局部皮损、疱疹发作史可做鉴别。

2. 肋间神经痛　肋间神经痛是各种原因引起的神经痛，胸椎间盘突出、胸椎管狭窄、胸椎黄韧带肥厚是主要原因，通过影像学检查、局部皮肤敏感度是否增高、局部有无皮损、有无带状疱疹发作史可以鉴别。

3. 坐骨神经痛　坐骨神经痛各种原因均可以引起，如腰椎间盘突出症、梨状肌综合征、风湿痹痛等，腰椎间盘突出症是最常见的原因之一，通过影像学检查可以鉴别。其他不能通过影像学鉴别的，可通过局部皮损和疼痛特点做鉴别。

4. 臂丛神经痛　臂丛神经痛最主要的原因是神经根性颈椎病，可通过影像学检查、臂丛神经挤压实验、局部有无皮损、有无带状疱疹发作史进行鉴别。

六、分型辨证

1. 实证　疱疹过后30天，皮损疼痛难忍，或有灼热感，夜间疼痛，无法睡眠，烦躁不安，局部疼痛遇热加重，遇冷减轻，大便干燥，不思饮食。

2. 虚证　年迈体弱，疱疹过后数月，局部绵绵作痛，神疲乏力，精神欠佳，面色㿠白，腰膝酸软，头晕耳鸣，局部疼痛遇热稍有缓解，形寒肢冷，大便溏薄，饮食欠佳。

七、钩活术分型治疗

1. 选穴

主穴：根据影像学检查选择相应穴位组合：

颈部：T_{12}穴 + C_1穴 + C_2穴 + C_3穴、C_1穴 + C_2穴 + C_3穴 + C_4穴、C_2穴 C_3穴 + C_4穴 + C_5穴、C_3穴 + C_4穴 + C_5穴 + C_6穴（只取患侧，二次取患侧撇穴）；

胸部：T_1穴 + T_2穴 + T_3穴 + T_4穴、T_2穴 + T_3穴 + T_4穴 + T_5穴、T_3穴 + T_4穴 + T_5穴 + T_6穴、T_4穴 + T_7穴 + T_6穴 + T_7穴、T_5穴 + T_6穴 + T_7穴 + T_8穴、T_6穴 + T_7穴 + T_8穴 + T_9穴、T_7穴 + T_8穴 + T_9穴 + T_{10}穴、T_8穴 + T_9穴 + T_{10}穴 + T_{11}穴、T_9穴 + T_{10}穴 + T_{11}穴 + T_{12}穴、T_{10}穴 + T_{11}穴 + T_{12}穴 + C_1穴（患侧，二次患侧撇穴）；

腰骶：S_4穴 + L_1穴 + L_2穴 + L_3穴、L_1穴 + L_2穴 + L_3穴 + L_4穴、L_2穴 + L_3穴 + L_4穴 + L_5穴、L_3穴 + L_4穴 + L_5穴 + T_1穴（只取患侧，二次患侧撇穴）。

配穴：实证：曲池（微内板2.5），三阴交（微内板2.5），梁丘（微内板2.5）。

虚证：上巨虚（微内刃4.5），足三里（微内刃4.5），关元（微内刃3.5）。

以上配穴根据具体情况，取双侧穴或单侧穴，单侧取患侧穴位点。

方义提要：脊柱取穴和循经取穴。脊柱取穴是以颈、胸、腰椎新夹脊穴（魏氏夹脊穴）为所取穴位点，以上穴位组合直接钩治受损脊神经根部软组织，所以此穴位组合是最佳选择，与以往所不同的是4个腧穴的组合，这是因为带状疱疹侵犯的神经一般是2~3个神经根。但要根据皮损的位置结合脊神经分布范围辨证选取穴位组合。实证配穴曲池、三阴交、梁丘，用泻法，虚证配穴上巨虚、足三里、关元，用补法。

2. 分型选钩

实证：症状较重者选巨类腰型钩鍉针，症状中等程度者选中类内板2.5钩鍉针，症状较轻或好转80%以上者选微类内板2.5钩鍉针。

虚证：体质差、病程长、症状较重者选巨类内刃肛门型钩鍉针（临床应用很少），体质差、症状中等程度者选中类内刃2.5钩鍉针，病程长、症状较轻或好转80%以上者选微类内刃2.5钩鍉针。但是，S穴都选用微类钩鍉针。

3. 分型钩法（根据五钩法的补泻）

颈腰部是单软，胸椎部是浅单软，这是总则。颈腰部根据具体情况，实证者利用单软手法，症状较重者选重单软、症状中等程度者中单软、症状较轻者选轻单软；虚证则需要轻单软手法，同时根据体质和病程的长短调整钩进的速度，充分体现"进补"，并以速度和程度相结合体现轻补、中补、重补。

总之，带状疱疹后遗神经痛的治疗与选穴归为三个字"单单四"。第一个单是单软，根据疼痛的轻重在颈腰部有轻单、中单、重单之分，胸椎部为浅单软；第二个单是单侧取穴，即指治疗患侧不治疗健侧，这是与其他不同之处；第三个字是四：四的含义是四个单侧新夹脊穴，根据脊神经分布辨位取穴，为带状疱疹后遗神经痛的特殊穴位组合。

4. 钩治步骤

常规九步钩活法，无菌操作，动作灵巧。

八、时点

钩活术治疗的时点为带状疱疹发作1月后，午后钩治最佳。

九、病案举例

1. ［带状疱疹后遗神经痛　胁痛］

甄某某，女，55岁，石家庄栾城人，农民。

初诊：2015年10月29日。

主诉：右侧背腹痛3个月。

现病史：3个月前患带状疱疹，经多方治疗，疱疹消退，而疼痛未减，现右侧季肋部疼痛牵扯至肚脐，夜间加重，影响睡眠，局部触后诱发疼痛，伴烦躁易怒，大便干燥，口服止痛药维持。于2015年10月29日来本院就诊。

既往史：既往体弱多病，弯腰驼背数年。

分析：患者，女性，55岁，素体虚弱，弯腰驼背数年，右侧季肋部疼痛牵扯至肚脐、夜间加重、影响睡眠、局部触后诱发疼痛、伴烦躁易怒、大便干燥，属余邪未尽、瘀血内停的表现，符合虚实夹杂证型带状疱疹后遗神经痛的发病过程。

查体：表情痛苦，查体欠合作；胸椎左侧弯，弯腰驼背，$T_{9,10}$棘突右偏，棘上、椎旁压痛；右侧季肋部至肚脐，残留疱疹发病后的色素痕迹，局部皮肤敏感度增高，稍有刺激疼痛加重，尤其不能触摸和摩擦，血压 120/80mmHg，心、肺、腹无异常。舌淡有瘀斑，苔薄白，脉细弦。

辅助检查：血、尿常规，心电图，血糖检查无异常。

影像学检查：X 线（图 3-1）（图 3-2）。

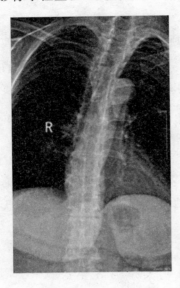 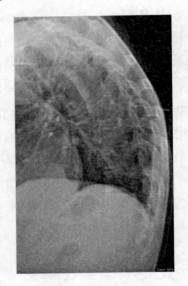

图 3-1　X 线正位片　　　　　　　　　图 3-2　X 线侧位片

X 线表现：胸椎序列欠佳，胸椎左侧弯，$T_{1\sim7}$椎棘突右偏；生理曲度过大，$T_{2\sim12}$椎间隙变窄，关节面模糊，$T_{2\sim7}$椎体前缘增生。$T_{3,4}$椎变形压缩。

印象：胸椎病。

诊断：缠腰龙（中医）；

　　　带状疱疹后遗神经痛（西医）。

治则：清泻余毒，理气活血。

治法：钩活术疗法。

选穴：主穴：T_3穴 + T_4穴 + T_5穴 + T_6穴（巨类颈胸型钩鍉针）；

　　　配穴：曲池（微内板 2.5），以泻法为主。

常规钩活：利用单侧浅单软钩活法，常规九步钩活逐一完成。

10 分钟钩活术，患者自述无不适，10 日后复诊。

二诊：2015 年 11 月 8 日，患者自述右侧季肋部疼痛减轻，愿做第二次钩活术治疗。

　　　选穴：主穴：$T_3{}'$穴 + $T_4{}'$穴 + $T_5{}'$穴 + $T_6{}'$穴（巨类颈胸型钩鍉针）；

　　　　　　配穴：三阴交（微内板 2.5），以泻法为主。

常规钩活：利用单侧浅单软钩活法，常规九步钩活逐一完成。

10分钟钩活术，患者自述无明显不适，15日后复诊。

三诊：2015年11月18日，患者自述右侧季肋部疼痛减轻，已能入睡，局部敏感度下降，触及时疼痛减轻，愿做第三次钩活术治疗。

选穴：主穴：T_1穴+T_2穴（中内板2.5型钩鍉针）；

配穴：梁丘（微内板2.5），以泻法为主。

常规钩活：利用单侧浅单软钩活法，常规九步钩活逐一完成。

10分钟钩活术，患者自述无明显不适，嘱其15天后复诊。

四诊：2015年12月3日，患者自述右侧季肋部疼痛基本消失，已能入睡，局部触及时稍有疼痛，烦躁易怒，大便干燥基本消失，嘱其30天后复诊。

五诊：2016年1月3日，患者自述右侧季肋部疼痛消失，心情开朗，食欲好，二便调；嘱其饮食有节，起居有常，劳逸结合。

随访：2017年1月3日电话随访，疼痛无反复。

【按语】此病例系余邪未清、瘀血内停的带状疱疹后遗神经痛，法当清泻余毒、理气活血。采用新夹脊T_3穴+T_4穴+T_5穴+T_6穴（巨类颈胸型钩鍉针），以浅单软手法为主，辅配曲池（微内板2.5）、三阴交（微内板2.5）、梁丘（微内板2.5），以泻法为主。阳亢体质、实邪症状，必用泻法，直达病根、疏通筋脉、活血清热。三次钩活术都采用泻法，由于带状疱疹后遗神经痛的特殊性，只钩患侧不钩健侧，收到了良好的疗效。

2.［带状疱疹后遗神经痛　上肢痛］

葛某某，女，61岁，石家庄新华区人，退休。

初诊：2015年6月20日。

主诉：左上肢痛2年。

现病史：2年前因左乳房乳癌进行手术和化疗，化疗后疲乏无力、畏寒肢冷、不欲饮食、大便溏薄、小便清长、夜尿增多（7~8次/夜）。左肩部出现左上肢及肩部簇集样疱疹，局部疼痛放射到上臂肘下外侧，不影响功能，当地医院诊断为带状疱疹。经中西医治疗疱疹消退，遗留左上肢疼痛，夜间加重，白昼减轻，疼痛绵绵，需服止痛药维持。手术前体重70kg，手术后下降至45kg，现在体重依然是45kg，于2015年6月20日来我院就诊。

既往史：乳癌手术史、化疗史。

分析：患者，女性，61岁，2年前因左乳房乳癌进行手术和化疗，元气大伤、瘀血内停、邪气乘虚而入出现左上肢及肩部簇集样疱疹，局部疼痛放射到上臂肘下外侧；气血两亏则遗留左上肢疼痛，夜间加重，白昼减轻，疼痛绵绵；伤及脾肾出现疲乏无力、畏寒肢冷、不欲饮食、大便溏薄、小便清长、夜尿增多（7~8次/夜）。符合气血双亏、病邪乘虚而入的发病过程。

查体：消瘦，神疲乏力，少气懒言，毛发稀疏，眼大无神。查体合作，左胸前乳房缺失、遗留弧形20cm瘢痕，左肩部及上肢外侧片状疱疹后皮损，敏感度增高，$C_{4\sim7}$棘突左偏，棘上压痛，心、肺、腹无异常。舌淡、苔薄白，脉沉细无力。

辅助检查：血、尿常规，心电图，血糖检查无异常。

影像学检查：X线（图3-3）（图3-4）（图3-5）（图3-6）。

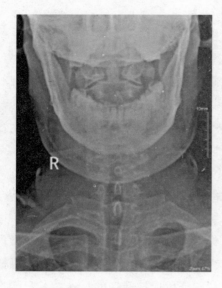

图3-3　X线正位片

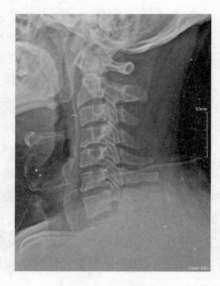

图3-4　X线侧位片

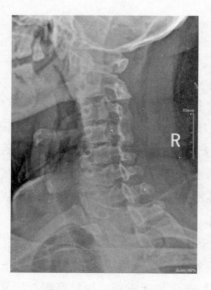

图3-5　X线右斜位片

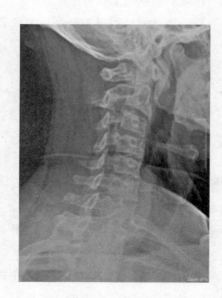

图3-6　X线左斜位片

X线表现：颈椎序列尚整齐，枢椎棘突与齿突不在一条直线上，齿突偏向左侧。生理曲度S型，$C_{4,5}$椎间隙变窄，关节面模糊，$C_{2\sim5}$椎体前缘增生。$C_{3\sim6}$椎小关节可见双边双突征，项后软组织内未见异常密度影。

印象：颈椎病。

诊断：火带疮（中医）；

带状疱疹后遗神经痛（西医）。

治则：补益气血，活血止痛。

治法：钩活术疗法。

选穴：主穴：C_1穴 + C_2穴 + C_3穴 + C_4穴（巨类颈胸型钩鍉针）；

配穴：上巨虚（微内刃4.5），以补法为主。

常规钩活：利用单侧中单软钩活法，常规九步钩活逐一完成。

10分钟钩活术，患者自述左上肢疼痛减轻，10日后复诊。

二诊：2015年6月30日，患者自述左上肢疼痛减轻，愿做第二次钩活术治疗。

选穴：主穴：C_1'穴 + C_2'穴 + C_3'穴 + C_4'穴（中内刃2.5型钩鍉针）；

配穴：足三里（微内刃4.5），以补法为主。

常规钩活：利用单侧中单软钩活法，常规九步钩活逐一完成。

10分钟钩活术，患者自述无明显不适，15日后复诊。

三诊：2015年7月15日，患者自述左上肢疼痛明显减轻，尤其夜晚疼痛减轻，腰膝酸软好转，愿做第三次钩活术治疗。

选穴：主穴：T_{12}穴 + T_{11}穴（中内刃2.5型钩鍉针）；

配穴：关元（微内刃3.5），以补法为主。

常规钩活：利用单侧浅单软钩活法，常规九步钩活逐一完成。

10分钟钩活术，患者自述无不适，15天后复诊。

四诊：2015年7月30日，患者自述左上肢疼痛消失，腰膝酸软明显好转，饮食佳，二便调。

随访：2016年7月30日电话随访，左上肢疼痛无反复。

【按语】此病例系中医虚证的余毒未尽、气血双亏的带状疱疹后神经痛，法当补益气血、清理余毒、活血化瘀。采用新夹脊 C_1穴 + C_2穴 + C_3穴 + C_4穴（巨类颈胸型钩鍉针），辅以上巨虚（微内刃4.5）、足三里（微内刃4.5）、关元（微内刃3.5），以补法为主。第一次钩活术巨类颈胸型钩鍉针单侧中单软手法，直达病根，畅通经络；第二次和第三次瘀滞缓解很多，用中内刃2.5型钩鍉针单侧中单软手法，重点补益气血。泻中有补、补中带泻。由于带状疱疹后遗神经痛的特殊性，只钩患侧不钩健侧。

3.［带状疱疹后遗神经痛　下肢痛］

林某某，女，68岁，石家庄新乐人，农民。

初诊：2015年7月20日。

主诉：左下肢痛 2 年。

现病史：2 年前患带状疱疹，经中西医治疗，疱疹消退，遗留左下肢疼痛缠绵不愈，由臀部疼痛到小腿外侧，夜间加重，白昼减轻，疼痛绵绵；腰膝酸软，少气懒言，饮食不佳，大便溏薄，小腹冷凉。于 2015 年 7 月 20 日来我院就诊。

既往史：高血压、冠心病、糖尿病病史。

分析：患者，女性，68 岁，高血压、冠心病、糖尿病病史，必然脾肾不足而出现腰膝酸软，少气懒言，饮食不佳，大便溏薄，小腹冷凉；正气不足，邪气乘虚而入，身患带状疱疹，余邪未尽、瘀血内阻遗留左下肢疼痛缠绵不愈，夜间加重，白昼减轻，疼痛绵绵。符合脾肾阳虚病邪乘虚而入的发病过程。

查体：精神欠佳，腰背肌僵硬，T$_{10～12}$棘突右偏，棘上压痛，L$_{4,5}$棘突右偏，棘上压痛，局部刺激疼痛加重，不能触摸和摩擦，血压 160/100mmHg，血糖 7.1 mmol/L，心电图提示心肌缺血。舌淡红、苔薄白，脉沉。

辅助检查：血、尿常规检查无异常。

影像学检查：X 线（图 3－7）（图 3－8）。

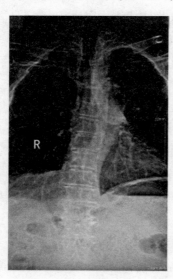

图 3－7　X 线正位片

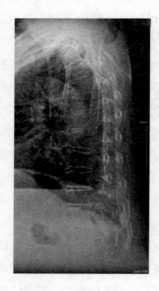

图 3－8　X 线侧位片

X 线表现：胸椎序列不整，T$_{4～6}$椎体棘突右偏，T$_{9～12}$椎体棘突左偏；生理曲度欠佳，T$_{8～12}$椎间隙变窄，T$_{8,9}$椎体前缘增生，关节面模糊；周围软组织内未见异常密度影。

印象：腰椎退变。

诊断：蛇串疮（中医）；

　　　　带状疱疹后遗神经痛（西医）。

治则：补益脾肾，活血止痛。

治法：钩活术疗法。

选穴：主穴：T_1穴 + T_2穴 + T_3穴 + T_4穴（中类内刃 2.5 型钩鍉针）；

　　　　配穴：上巨虚（微内刃 4.5），以补法为主。

常规钩活：利用单侧浅单软钩活法，常规九步钩活逐一完成。

10 分钟钩活术，患者自述无不适，10 日后复诊。

二诊：2015 年 7 月 30 日，患者自述左下肢疼痛减轻，愿做第二次钩活术治疗。

选穴：主穴：T_1'穴 + T_2'穴 + T_3'穴 + T_4'穴（中内刃 2.5 型钩鍉针）；

　　　　配穴：足三里（微内刃 4.5），以补法为主。

常规钩活：利用浅单软钩活法，常规九步钩活逐一完成。

10 分钟钩活术，患者自述无明显不适，10 日后复诊。

三诊：2015 年 8 月 10 日，患者自述左下肢疼痛明显减轻，无须服止痛药，食欲好转，夜尿减少，愿做第三次钩活术治疗。

选穴：主穴：L_1穴 + L_2穴（中类内刃 3.5 型钩鍉针）；

　　　　配穴：关元（微内刃 3.5），以补法为主。

常规钩活：利用单侧轻单软钩活法，常规九步钩活逐一完成。

10 分钟钩活术，患者自述无不适，15 天后复诊。

四诊：2015 年 8 月 25 日，患者自述左下肢疼痛基本消失，腰膝酸软、畏寒肢冷明显好转，15 天后复诊。

五诊：2015 年 9 月 9 日，患者自述左下肢疼痛消失，饮食二便正常，夜寐香。

随访：2016 年 9 月 9 日电话随访，上述症状无反复。

【按语】此病例系中医虚证的余毒未尽、脾肾双亏的带状疱疹后神经痛，法当补益脾肾、清理余毒、活血化瘀。采用新夹脊 T_1穴 + T_2穴 + T_3穴 + T_4穴（中类内刃 2.5 型钩鍉针），浅单软手法，辅以上巨虚（微内刃 4.5）、足三里（微内刃 4.5）、关元（微内刃 3.5），以补法为主。第一次和第二次直达病根、筋脉畅通、补益脾气、活血化瘀，全面补法同时活血通络，症状缓解很多。第三次用中内刃 2.5 型钩鍉针轻单软手法，钩治 L_1穴 + L_2穴（中类内刃 3.5 型钩鍉针），用于补益肾气。三次钩活，脾肾同补、活血通络。由于带状疱疹后遗神经痛的特殊性，只钩患侧不钩健侧，收到了良好的临床疗效。

十、其他治疗

药物内服法、中药外用法、推拿、针灸、神经根阻滞疗法、小针刀疗法，导引疗法。

附方：

1. 实证

血府逐瘀汤（《医林改错》）化裁：

柴胡 9g，茯苓 12g，桃仁 9g，红花 9g，当归 12g，白芍 9g，川芎 9g，白术 10g，薄荷 9g，甘草 6g，川楝子 15g，延胡索 15g。

2. 虚证

八珍汤（《正体类要》）化裁：

党参 15g，白术 15g，茯苓 10g，川芎 15g，当归 10g，熟地 12g，白芍 9g，黄芪 15g，杜仲 12g，甘草 6g，川楝子 10g，延胡索 10g。

第二节 脊髓脱髓鞘综合征

脱髓鞘综合征是指有髓鞘神经纤维的髓鞘因各种原因引起的脱失，使其神经纤维功能障碍和紊乱，引起以四肢萎软为主要临床表现的综合征。中枢神经系统脱髓鞘疾病包括脑脱髓鞘和脊髓脱髓鞘，以髓鞘脱失为主要病理特征。获得性髓鞘疾病包括多发生性硬化、脑桥中央髓鞘溶解症等。不同的学者对脱髓鞘疾病有不同的分类方法，常见分类有原发性脱髓鞘和继发性脱髓鞘、炎性脱髓鞘和非炎性脱髓鞘。本章节主要讨论的是脊髓脱髓鞘综合征，利用钩活术疗法进行治疗，从"痿证""痹证""虚损"论治本病。

一、中医病因病机

1. 肾精不足，髓海失充为本　《素问·金匮真言论》云："夫精者，生之本也。"《灵枢·经脉》云："人始生，先成精，精成而脑髓生。""少阴者，冬脉也，伏行而濡骨髓者也。"《素问·六节藏象论》云："肾者，主蛰，封藏之本，精之处也。"《素问·阴阳应象大论》云："肾生骨髓。"主要阐述了肾、精、髓三者的关系。精为化生出人体的根本，也是人体生命的根本。人体生成之前，肾精便已经形成。在肾精形成并且充盈之后，肾精便可化生为脑髓。而肾，在人体五脏中主管封藏，肾精封藏在肾中，肾精充盈便化生元气，维持机体的生命活动，充养脑髓。肾对应五体为骨，肾主骨生髓，是指肾精可化生为髓，髓聚而成脑，故脑为髓海。在生理上，肾精可不断地化生为髓，充养髓海。肾精之所以能够源源不绝地化生，有赖于肾的封藏作用和后天水谷精微的滋养。《灵枢·海论》云："髓海有余，则轻劲多力，自过其度；髓海不足，则脑转耳鸣，胫酸眩冒，目无所见，懈怠安卧。"当髓海充盈时，人体就会表现出精力充沛、耳聪目明，身体健康；当肾精不能化生为髓，来充养脑髓时，久而久之，便会造成髓海不足，人体则会表现出眩晕耳鸣、腰膝酸软、视力减退、肢体萎软无力等不适症状。《素问·逆调论》云："肾不生则髓不能满。"肾精若不能源源化生，就无法起到化生为髓与充养脑髓的作用。所以，肾、精、髓三者关系密切，一旦肾失封藏，精气外泄造成肾精耗伤，久之则会肾精不足，肾精不足无法化生为髓，髓海失充，最终会导致髓海不足而衍生他病。

当今中医专家学者大多认为肾虚为多发性硬化症（MS）的根本病机，或素体先天不足，或饮食劳倦，或情志内伤等，最终均可导致肾精不足，不能上养清窍，导致 MS 的发生。樊永平认为肾虚为本，痰瘀为标。刘晓艳、孙怡认为本病病位在脑髓，发病与肾关系最密切，本虚表现为肾，标实主要表现为血瘀。刘宝炉等认为本病根本原因在肾，患者或是肾阳虚衰，或是肾气不足，或是肾精枯竭，造成精血不能互相转化，筋骨血脉失于濡养，最终元气衰败是 MS 的关键。

2. 湿热浸淫　《素问·生气通天论》云："因于湿，首如裹，湿热不攘，大筋软短，小筋弛长，软短为拘，弛长为痿。"感受湿邪之后，表现为头重如裹，湿邪阻遏气机，郁而化热。湿热相合，难于祛除，所伤及人体的表现也不一样，造成大的筋脉松弛缓张，小的筋脉挛缩拘紧，以挛缩为主的就成为拘证，以弛缓为主的就表现为痿证。《素问·痿论》云："有渐于湿，以水为事，若有所留，居处相湿，肌肉濡渍，痹而不仁，发为肉痿。"有长期冒雨或久居湿地的情况，伤于湿邪，湿邪侵犯肌肉，导致麻木不仁，感觉障碍，由此发为肉痿的情况。梁健芬主张 MS 发病的核心病机是感受湿热邪气的观点，由湿热邪气可以最终导致多种病机衍变。邓铁涛教授在论及 MS 时，提出急性期多以湿热浸淫或风湿阻络为主要表现。二者应该相互鉴别。湿热浸淫的患者多由于饮食不节，饮食自倍，肠胃乃伤，湿热内生，脾失健运，脾不升清，官窍失养，故出现视力减退、眩晕、耳鸣、肌肤筋脉肌肉失养，故肢体痿软无力、感觉异常等症状。风湿阻络的患者多由于卫外失固，风邪、湿邪由外入内，阻遏气血运行，风湿合病，滞于筋脉，脉络不利，故常见肢体麻木、拘挛、震颤、束带感甚至胀痛等症状。

3. 脾胃虚弱，精微不输　《灵枢·决气》云："中焦受气取汁，变化而赤是谓血。"脾胃为后天之本，气血生化之源，脾主四肢，脾主运化水谷精微，脾主升清。《素问·痿论》云："阳明虚则宗筋纵，带脉不引，故足痿不用。"由此指出"治痿独取阳明"，脾胃虚弱，不能运化水谷精微，气血化源不足，或脾不升清，水谷精微不布，都会造成宗筋失养，导致四肢萎软无力。提出了在治疗痿证时采取针对阳明治疗的大法。邓铁涛教授根据脾主肌肉的理论和多年来的临床经验，认为 MS 核心病机为脾胃虚损、气血亏乏。

4. 肝失疏泄　《灵枢·本神》云："肝藏血，血舍魄。"《素问·至真要大论》云："诸风掉眩，皆属于肝。"有的医家根据 MS 发病特有的临床表现，如：视力减退、眩晕、肢体拘挛震颤、情志失常等症状，归结为肝不疏泄、气机壅滞、肝气不疏、情志不调等原因，力主从疏肝入手，为 MS 的辨证施治提供了新的思路。

5. 肾虚为本，痰、湿、瘀、热等杂合为病　医学者根据自身的临床经验结合历代古籍和医家关于痿证的论述，大多认为 MS 为本虚标实之病。由于 MS 临床表现上具有空间和时间上多发的特点，导致临床表现多种多样，中医证候也复杂多变。目前现有的结论，病位主要归为肾、肝、脾，本虚以肾虚（阴虚、阳虚）为主，在肾虚的病机基础之上，夹杂痰热、湿热、瘀血等实性病邪合而为病。

由以上总结可以看出，在中医传统痿证中，十分重要的病因病机"肺热津伤，津液不布"，在 MS 当今的研究报道中几乎没有提及。这存在两种可能：其一，MS 虽然属于中医学痿证范畴，但某些方面有别于传统的痿证，具有自身特有的病机特点；其二，我们对于 MS 病机解读尚有待探索挖掘，"皮毛虚弱急薄"是否与卫气功能障碍、皮肤感觉异常有关，值得深入研究。

二、西医病因病理

病因包括免疫介导、病毒感染、营养障碍、缺氧等，一般临床上诊断脱髓鞘疾病时多指免疫介导的脱髓鞘疾病，包括多发性硬化、急性感染性多神经根神经炎等。其中，多发性神经根神经炎也可呈慢性病程，称为慢性炎性脱髓鞘性多发神经病（CID，或慢性吉兰-巴雷二氏综合征）。病程迁延，超过 3 个月，且可发生缓解和复发。可急性或缓慢起病。由于髓鞘反复脱失、再生而形成洋葱头样髓鞘病理改变。脑脊液蛋白质升高较急性者更为突出，随病情的好转而有下降的趋势。早期诊断和治疗可防止严重的后遗症。

病理表现：①神经纤维髓鞘破坏。②病损主要分布于中枢神经系统白质区静脉周围，或呈多发、散在小病灶，或融合成多个病灶，或形成多个中心。③神经细胞、轴突和神经组织保持相对完整。④炎性细胞浸润血管周围。⑤无华勒变性或继发纤维束变性。

三、钩活术治疗原理

本章节主要讨论慢性脊髓脱髓鞘综合征，主要是脊髓炎性反应，形成四肢功能障碍。中医理论钩活术是钩治法、割治法、挑治法、针刺法、放血法五通法并用，改变颈椎或胸椎软组织的张力和压力、改变了颈胸椎的病理性错位、增加稳定度，颈胸部的外环境得到了改善，解除了病理性刺激和压迫，血管神经功能正常，血液循环加速，代谢过程恢复正常，脊髓炎症消退。

本病中医多系脏腑功能失调，以肾、脾为主。虚证则脾肾两虚，阴阳失衡，四肢无力，萎软废用，以补法为主。实证则为痰瘀凝结、经络失养、萎软废用，以泻法为主。故临证治疗时以化瘀散解、补益脾肾、疏通经络为主：C_1 穴 + C_2 穴、C_4 穴 + C_3 穴、C_3 穴 + C_2 穴穴位组合，益脾肾、散痰解、活瘀血、利气血。此三组穴位的选择，达到了补、通（钩、割、挑、刺、推、分）、利的目的，而且直达病所，标本兼治。

四、诊断

1. 症状

主要累及侧、后束，当单个大的斑块或多个斑块融合时，可损及脊髓一侧或某一节段，出现半横贯或横贯性脊髓损害表现。患者常先诉背痛，继之下肢中枢性瘫痪，损害水平以下的深、浅感觉障碍，尿潴留和阳痿等。在颈髓后束损害时，患者头前屈可引起自上背向下肢的放散性电击样麻木或疼痛，是为 Lhermitt 征。还可有自发性短暂由某一局部向一侧或双侧躯干及肢体扩散的强直性痉挛和疼痛发作，称为强直性疼痛性痉挛发作。

2. 舌脉　舌淡、苔薄白或薄黄，脉弦或沉。

3. 体征　颈、胸、腰部可有棘突偏歪，部分棘上韧带压痛、棘突旁有压痛及条索状反应物。

4. 检查　MRI 检查符合脱髓鞘综合征的表现；神经电图发现神经冲动传导速度减慢及 F 反射延缓；免疫系统检查符合脱髓鞘综合征的结果。

5. 排除其他病　综合判断排除其他原因引起的四肢萎软症状。

符合以上 5 条并排除其他疾病即可确诊为慢性脊髓脱髓鞘综合征。

诊断要点：在影像学和化验室检查结果的支持下，有双眼视力减退，肢体无力、麻木，排尿困难等症状为诊断要点。

五、鉴别诊断

1. 脑血管病后遗症　高血压、冠心病病史，脑血管病发作史，一般遗留半身功能障碍，或语言不利，无视力下降、四肢无力，影像学和实验室检查可鉴别诊断。

2. 脊椎空洞症　脊椎空洞症一般症状为肌张力增高，腱反射亢进，属硬瘫；脱髓鞘综合征一般为肌张力下降，腱反射下降，属软瘫。影像学和实验室检查可鉴别诊断。

3. 颈胸椎管狭窄症　椎管狭窄症为脊柱退变性疾病，有颈椎病、胸椎病病史，腱反射亢进，通过影像学检查可以鉴别。

六、分型辨证

1. 痹证　为实证，四肢疼痛、活动受限、麻木不仁，遇冷加重，得热则舒，与天气变化有关，晨僵明显，体质较差，形寒肢冷。

2. 痿证　为虚证，四肢萎软无力、活动障碍、绵绵作痛，或麻木不仁，视物昏花，重则四肢瘫痪、视力下降、排尿困难。腰膝酸软，面色㿠白，大便溏薄，头晕耳鸣。

七、钩活术分型治疗

1. 选穴

主穴：根据影像学检查选择相应穴位组合：

颈椎部：T_{12}穴 + C_1穴 + C_2穴、C_1穴 + C_2穴 + C_3穴、C_2穴 + C_3穴 + C_4

穴、C_3穴 + C_4穴 + C_5穴、C_4穴 + C_5穴 + C_6穴（二次取撒穴）；

胸椎部：T_1穴 + T_2穴 T_3穴、T_2穴 T_3穴 + T_4穴、T_3穴 + T_4穴 + T_5穴、T_4穴 + T_5穴 + T_6穴、T_5穴 + T_6穴 + T_7穴、T_6穴 T_7穴 + T_8穴、T_7穴 + T_8穴 + T_9穴、T_8穴 + T_9穴 + T_{10}穴、T_9穴 + T_{10}穴 + T_{11}穴、T_{10}穴 + T_{11}穴 + T_{12}穴、T_{11}穴 + T_{12}穴 + C_1穴（二次取撒穴）

注：与证型无关。

配穴：痹证：中极（微内板2.5），三阴交（微内板2.5），地机（微内板2.5）。

痿证：脾俞（微内刃2.5），足三里（微内刃4.5），关元（微内刃3.5）。

以上配穴根据具体情况，取双侧穴或单侧穴，单侧取患侧穴位点。

方义提要：脊柱取穴和循经取穴。脊柱取穴是以颈胸椎新夹脊穴（魏氏夹脊穴）为所取穴位点，T_{12}穴 + C_1穴 + C_2穴、C_1穴 + C_2穴 + C_3穴、C_2穴 + C_3穴 + C_4穴、C_3穴 + C_4穴 + C_5穴、C_4穴 + C_5穴 + C_6穴和 T_1穴 + T_2穴 T_3穴、T_2穴 T_3穴 + T_4穴、T_3穴 + T_4穴 + T_5穴、T_4穴 + T_5穴 + T_6穴、T_5穴 + T_6穴 + T_7穴、T_6穴 T_7穴 + T_8穴、T_7穴 + T_8穴 + T_9穴、T_8穴 + T_9穴 + T_{10}穴、T_9穴 + T_{10}穴 + T_{11}穴、T_{10}穴 + T_{11}穴 + T_{12}穴、T_{11}穴 + T_{12}穴 + C_1穴穴位组合直接钩治脊神经根部软组织，改善脊髓周围的环境，所以此穴位组合是最佳选择。但要根据髓鞘脱失的位置辨证选取。

2. 分型选钩

实证：症状较重者选巨类内板腰型钩鍉针，症状中等程度者选中类内板2.5钩鍉针，症状较轻或好转80%以上者选微类内板2.5钩鍉针。

虚证：体质差、病程长、症状较重者选巨类内刃肛门型钩鍉针，体质差、症状中等程度者选中类内刃2.5钩鍉针，病程长、症状较轻或好转80%以上者选微类内刃2.5钩鍉针。

3. 分型钩法（根据五钩法的补泻）

痿证：大部分利用双软，也可根据体质和病程的长短调整钩进的速度，充分体现"进补"，并以速度和程度相结合体现轻补、中补、重补；胸椎浅单软。

痹证：大部分利用单软手法。症状较重者选重单软，症状中等程度者中单软，症状较轻者选轻单软；胸椎浅单软。

4. 钩治步骤

常规九步钩活法，无菌操作，动作灵巧。

八、时点

钩活术治疗的时点为发作期钩治最佳。

九、病案举例

1. ［四肢麻木　风寒湿痹］

李某某，男，50岁，石家庄人，冷库装卸工。

初诊：2014年3月10日。

主诉：四肢麻木、无力2年，加重10天。

现病史：2年前无明显诱因出现四肢麻木、无力，走路不稳，时轻时重，因连续冷库工作10天，上述症状加重，诊断为脊髓脱髓鞘综合征。经按摩、贴膏药、热疗、口服药物等治疗无效，自诉遇热缓解，遇冷加重，且逐渐加重。于2010年3月10日来我院就诊。

既往史：脊髓脱髓鞘综合征病史，有冷库装卸工作史。

分析：患者，男性，50岁，冷库工作8年，有长期潮湿寒冷环境工作和劳累史，随着工作时间、年龄的增加，自身免疫力逐渐下降，抗寒能力降低，四肢麻木无力，此症状与天气变化有关，遇冷加重，遇热减轻，晨僵明显，符合风湿痹证的诊断。

检查：颈部僵硬，$C_{5\sim7}$棘突右偏，棘上压痛，双手握力下降，肌力Ⅲ级，四肢腱反射减弱，霍氏征（－），巴氏征（－），抬头试验（－），低头试验（－），捶顶试验（－），臂丛神经牵拉试验（－）。心、肺、腹未见异常，血压120/90mmHg。舌淡、苔薄白，脉弦数。

辅助检查：血、尿常规，心电图检查无异常。

影像学检查：MRI：（图3－9）（图3－10）；X线：（图3－11）（图3－12）（图3－13）（图3－14）。

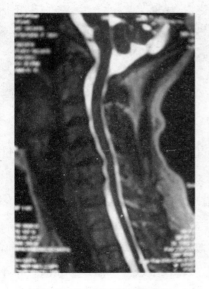 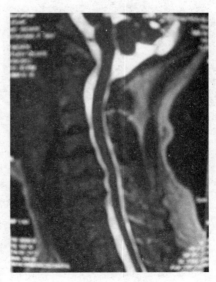

图3－9　MRI矢状面片　　　　　　图3－10　MRI矢状面片

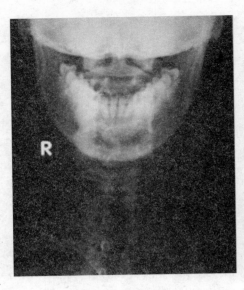

图 3-11 X 线正位片

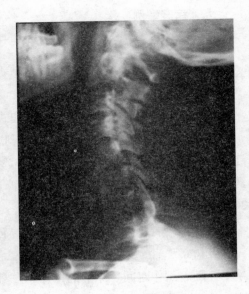

图 3-12 X 线侧位片

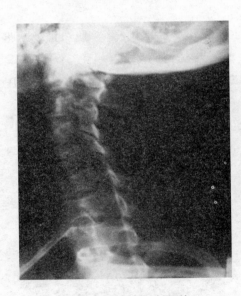

图 3-13 X 线左斜位片

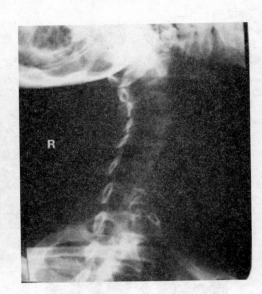

图 3-14 X 线右斜位片

　　MRI 表现：颈椎曲度轻度反弓。$C_{2～7}$椎间盘在 T2WI 上信号减低，$C_{3～7}$椎间盘向后方突出，压迫硬膜囊，$C_{5、6}$椎管变窄。脊髓内局部信号不均，考虑伪影所致。颈胸椎体缘可见骨赘形成，斜坡及颈胸椎骨质信号不均，压脂局部呈高信号影，$C_{6、7}$明显。C_7椎体内可见片状长 T1 短 T2 信号，压脂呈稍高信号影。

　　X 线表现：颈椎序列欠佳，寰枢关节间隙两侧对称，C_2棘突右偏；生理前凸，呈 S 形双曲弧线改变，$C_{4～6}$椎间隙前窄后宽，$C_{5～7}$椎体缘唇样骨质增生，$C_{2～4}$椎小关节可见双边双凸征；左右两侧 $C_{3～5}$椎间孔狭窄变小；项后软组织内未见异常密度影。

印象：脊髓脱髓鞘综合征。

诊断：痹证（中医）；

　　　脊髓脱髓鞘综合征（西医）。

治则：祛风除湿，活血通络。

治法：钩活术疗法。

选穴：主穴：C_1穴 + C_2穴 + C_3穴（巨类颈胸型钩鍉针）；

　　　配穴：中极（微内板2.5），平补平泻法。

常规钩活：利用双软烧山火钩活法，常规九步钩活逐一完成。

10分钟钩活术，患者自述双下肢无力好转，10日后复诊。

二诊：2010年3月20日，患者自述双下肢无力好转，双手麻木无力无缓解。愿做第二次钩活术治疗。

选穴：主穴：C_1'穴 + C_2'穴 + C_3'穴（巨类颈胸型钩鍉针）；

　　　配穴：三阴交（微内板2.5），平补平泻法。

常规钩活：利用双软钩活法，常规九步钩活逐一完成。

10分钟钩活术，患者自述双手麻木无力稍有好转，下肢无力进一步有改善，嘱患者口服中药（补肾、祛风、除湿），15天后复诊。

三诊：2010年4月5日，患者自述四肢麻木无力明显好转。嘱患者口服中药（补肾、祛风、除湿），15天后复诊。

四诊：2010年4月20日，患者自述四肢麻木无力基本消失。畏风畏寒明显改善。

随访：2011年4月20日电话随访，疗效巩固。天气变化时有不适，但过时依旧，嘱其避风寒，慎劳作，注意保养。

【按语】此病例系中医痹证范畴，长期在风寒湿的环境中工作，风寒湿侵袭经络，气血不畅，经络不通所致，颈部筋脉受阻，经络不通，不通则僵，气虚则麻，血虚则木，风寒湿痹则遇冷加重，遇热减轻，法当祛风除湿、活血通络。采用新夹脊 C_1穴 + C_2穴 + C_3穴（巨类颈胸型钩鍉针），辅配中极（微内板2.5）、三阴交（微内板2.5），平补平泻法。第一次钩活术巨类颈胸钩鍉针采用双软烧山火手法，直达病根，筋脉畅通，故两次治愈。此患者在今后的日常生活中需避风寒，慎劳作，脱离原工作环境，强体质，防复发。

2. ［下肢麻木　风寒湿痹］

栗某某，男，51岁，北京石景山人，工人。

初诊：2015年4月10日。

主诉：双下肢麻木、无力1年，加重5天。

现病史：1年前无明显诱因出现双下肢麻木、无力，走路不稳，劳累后加重，休息后减轻，遇冷加重，诊断为脊髓脱髓鞘综合征。5天前因连续阴天下雨，上述症状明显加重，无法行走，经按摩、热疗、口服药物等治疗效果不佳，于2015年4月10日来我院就诊。

既往史：既往患脊髓脱髓鞘综合征。

分析：患者，男性，51岁，风寒湿痹使其下肢经络不通，出现双下肢麻木、无力，走路不稳，劳累后加重，休息后减轻，遇冷加重，阴雨连绵、气温下降、空气潮湿，症状加重，无法行走。由于病情较重，所以经按摩、热疗、口服药物等治疗效果不佳。符合风湿痹证的诊断。

检查：背部僵硬，$T_{3\sim5}$棘突右偏，棘上、椎旁压痛。双手握力可，双下肢腱反射减弱，巴氏征（－），脊柱后伸时上背部疼痛。心、肺、腹未见异常，血压120/90mmHg。舌淡、苔薄白，脉濡。

辅助检查：血、尿常规，心电图检查无异常。

影像学检查：X线：（图3－15）（图3－16）。

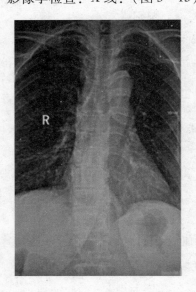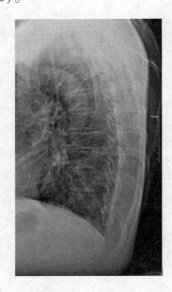

图3－15　X线正位片　　　　　　　图3－16　X线侧位片

X线表现：胸椎序列欠佳，生理曲度欠佳，胸椎正位片向左侧侧弯，$T_{3\sim5}$椎体前缘增生，$T_{3\sim5}$椎体的棘突向右侧偏。

印象：脊髓脱髓鞘综合征。

诊断：痹证（中医）；

　　　脊髓脱髓鞘综合征（西医）。

治则：祛风除湿，活血通络。

治法：钩活术疗法。

选穴：主穴：T_8穴＋T_9穴＋T_{10}穴（巨类颈胸型钩鎸针）；

　　　配穴：中极（微内板2.5），平补平泻法。

常规钩活：利用浅单软钩活法，常规九步钩活逐一完成。

10 分钟钩活术，患者自述双下肢无力好转，10 日后复诊。

二诊：2015 年 4 月 20 日，患者自述双下肢无力好转。愿做第二次钩活术治疗。

选穴：主穴：T_8'穴 + T_9'穴 + T_{10}'穴（巨类颈胸型钩鍉针）；

配穴：三阴交（微内板 2.5），平补平泻法。

常规钩活：利用浅单软钩活法，常规九步钩活逐一完成。

10 分钟钩活术，患者自述下肢无力进一步有改善，嘱患者口服中药（补肾、祛风、除湿），15 天后复诊。

三诊：2015 年 5 月 5 日，患者自述下肢麻木无力明显好转，愿做第三次钩活术治疗。

选穴：主穴：T_7穴 + T_{11}穴（巨类颈胸型钩鍉针）；

配穴：地机（微内板 2.5），平补平泻法。

常规钩活：利用浅单软钩活法，常规九步钩活逐一完成。

10 分钟钩活术，患者自述无不适，嘱患者口服中药（补肾、祛风、除湿），15 天后复诊。

四诊：2015 年 5 月 20 日，患者自述下肢麻木无力明显好转。仍有轻度怕风怕寒，嘱患者口服中药善后。

随访：2016 年 5 月 20 日电话随访，上述症状无反复。天气变化无反应，嘱其避风寒，慎劳作，注意保养。

【按语】此病例系中医痹证范畴，风寒湿侵袭背部经络，气血不畅，经络不通所致，造成下肢功能障碍，法当祛风除湿、活血通络。采用新夹脊 T_8穴 + T_9穴 + T_{10}穴（巨类颈胸型钩鍉针），辅配中极（微内板 2.5）、三阴交（微内板 2.5）、地机（微内板 2.5），平补平泻法。前两次钩活术巨类颈胸型钩鍉针浅单软手法，三组穴位点，病去大半。第三次钩活术两组穴位点即可。此患者在今后的日常生活中需避风寒、慎劳作、强体质、防复发。

3. ［脾肾气虚　肢体痿废］

王某某，男，60 岁，石市赵县人，退休。

初诊：2015 年 1 月 10 日。

主诉：四肢麻木、无力、冷凉 3 年。

现病史：3 年前患脊髓脱髓鞘综合征，病情时轻时重，现四肢麻木、无力、冷凉，双手动作障碍，走路不稳，行走困难，小便时有遗尿，大便干燥，经牵引、按摩后加重，又经贴膏药、热疗、口服药物等治疗无效。于 2015 年 1 月 10 日来我院就诊。

既往史：脊髓脱髓鞘综合征病史，平素脾胃弱，3 年前有骑车跌倒史。

分析：老年男性患者，有外伤史，四肢麻木、无力、冷凉，双手动作障碍，持物脱落，走路不稳，小便时有遗尿，大便干燥，行走困难，脾虚而无力，无力而痿废，平素脾胃虚弱，又有外伤史，脾虚、外伤形成痿废。

检查：体瘦，颈部僵硬，C_{4-6}棘突右偏，棘上、椎旁压痛；抬头试验（＋），低头试验（－），捶顶试验（－），臂丛神经牵拉试验（－）；双手握力下降，肌力Ⅲ级，四肢腱反射减弱，巴氏征（＋），感觉障碍分布弥漫而不规律；双上臂三角肌肌瘘，双小腿腓肠肌肌瘘。心、肺、腹未见异常，血压130/90mmHg。舌淡，脉细弱。

辅助检查：血、尿常规，心电图检查无异常。

影像学检查：MRI：（图3－17）；X线：（图3－18）（图3－19）（图3－20）（图3－21）。

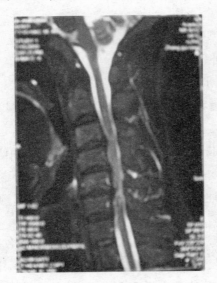

图3－17　MRI 矢状面

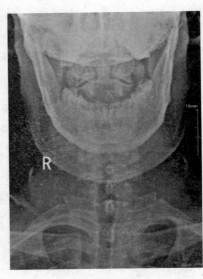

图3－18　X线正位片

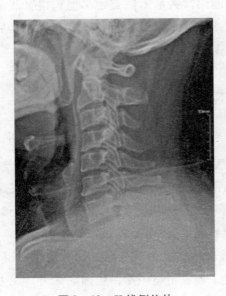

图3－19　X线侧位片

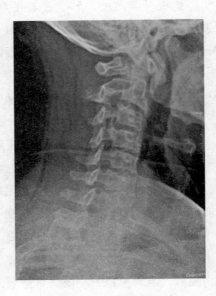

图3－20　X线左斜位片

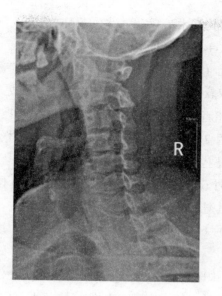

图 3 - 21　X 线右斜位片

X 线表现：颈椎序列欠整齐，枢椎棘突与齿突不在一条直线上，齿突偏向左侧。生理曲度变直，$C_{4,5}$ 椎间隙变窄，关节面模糊，$C_{2\sim5}$ 椎体前缘增生。$C_{3\sim6}$ 椎小关节可见双边双突征，项后软组织内未见异常密度影。

印象：脊髓脱髓鞘综合征。

诊断：痿证（中医）；

　　　　脊髓脱髓鞘综合征（西医）。

治则：活血通络，补气健脾。

治法：钩活术疗法。

选穴：主穴：C_2 穴 + C_3 穴 + C_4 穴（巨类颈胸型钩鍉针）；

　　　　配穴：脾俞（微内刃 2.5），以补法为主。

常规钩活：利用双软钩活法，常规九步钩活逐一完成。

10 分钟钩活术，患者自述双下肢无力，双手麻木、无力、冷凉无缓解。10 日后复诊。

二诊：2015 年 1 月 20 日，患者自述双下肢无力好转，小便功能好转，双手麻木、无力、冷凉无缓解。愿做第二次钩活术治疗。

选穴：主穴：C_2' 穴 + C_3' 穴 + C_4' 穴（巨类颈胸型钩鍉针）；

　　　　配穴：足三里（微内刃 4.5），以补法为主。

常规钩活：利用双软钩活法，常规九步钩活逐一完成。

10 分钟钩活术，患者自述双手麻木无力稍有好转，动作较前稍灵活，下肢无力进一步有改善，嘱患者口服中药（补肾、健脾、益气），15 天后复诊。

三诊：2015 年 2 月 5 日，患者自述四肢麻木、无力。饮食睡眠好，二便功能明显好转，愿做第三次钩活术治疗。

选穴：主穴：C_2穴＋C_1穴（巨类颈胸型钩鍉针）；

配穴：关元（微内刃3.5），以补法为主。

常规钩活：利用双软钩活法，常规九步钩活逐一完成。

10分钟钩活术，患者自述无不适，嘱患者继续口服上方中药，15天后复诊。

四诊：2015年2月20日，患者自述四肢麻木、无力、冷凉明显好转。饮食佳，二便调，继续口服上方中药，15天后复诊。

五诊：2015年3月6日，患者自述病情同前。饮食佳，二便调。告知病情稳定，暂不钩治。嘱其避风寒，慎劳作，注意保养。

随访：2016年3月6日电话随访，上述症状稳定。饮食佳，二便调，劳累后稍有不适，

【按语】此病例系中医痿证范畴，长期脾肾气虚，外伤后发病，颈部筋脉受阻，经络不通，气血不畅，气虚则麻，血虚则木，四肢痿软无力，缓纵不收，肌萎缩，采用新夹脊C_2穴＋C_3穴＋C_4穴（巨类颈胸型钩鍉针），辅配脾俞（微内刃2.5）、足三里（微内刃4.5）、关元（微内刃3.5），以补法为主。痿证属中医的虚证，理应补法。三次钩活术配穴中全部用补法。前两次钩活术取三组穴位点，直达病灶，筋脉畅通，活血通络，补气健脾，症状大有好转。第三次钩活术只取两组穴位点，取得了满意的疗效。此患者在今后的日常生活中需饮食有节，强筋壮骨，增强体质，以防病情反复。

4. ［气血双虚 下肢无力］

汪某某，女，50岁，石市栾城区人。

初诊：2014年3月19日。

主诉：间断性双下肢无力3年，此次发作3天。

现病史：2年前不明原因出现双下肢无力、冷凉，走路不稳，间歇性发作，时轻时重，近日因劳累行走困难3天，小便时有遗尿，大便干燥，神经内科诊断为脊髓脱髓鞘综合征，经人介绍于2014年3月19日来我院就诊。

既往史：平素脾胃弱。

分析：中年女性患者，间断性双下肢无力3年。脾肾阳气不足出现双下肢无力、冷凉，走路不稳，间歇性发作，时轻时重；劳累后脾肾气虚加重，因劳累行走困难3天，小便时有遗尿，大便干燥，脾肾阳虚形成痿废。

检查：体瘦，颈背肌僵硬，$T_{2\sim4}$棘突右偏，棘上、椎旁压痛。胸椎后伸时上背部疼痛，双手握力尚可，双下肢腱反射减弱，巴氏征（＋），感觉障碍分布弥漫而不规律。双小腿腓肠肌肌萎，心、肺、腹未见异常，血压120/90mmHg。舌淡，脉细弱。

辅助检查：血、尿常规，心电图检查无异常。

影像学检查：X线（图3－22）（图3－23）。

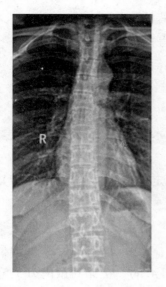

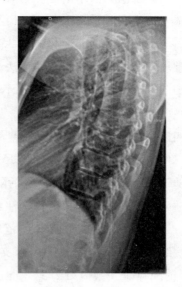

图3－22　X线正位片　　　　　　　　　　图3－23　X线侧位片

X线表现：胸椎序列欠佳，上段轻度向右凸侧弯，棘突连线不整齐，$T_{2\sim4}$与$T_{10\sim12}$棘突右偏，生理后凸减小，各椎间隙未见明显变窄，$T_{8,9}$椎体缘可见唇样变，椎旁软组织未见异常影。

印象：脊髓脱髓鞘综合征。

诊断：痿证（中医）；

脊髓脱髓鞘综合征（西医）。

治则：活血通络，补益脾肾。

治法：钩活术疗法。

选穴：主穴：T_9穴＋T_{10}穴＋T_{11}穴（巨类颈胸型钩鍉针）；

配穴：脾俞（微内刃2.5），以补法为主。

常规钩活：利用浅单软钩活法，常规九步钩活逐一完成。

10分钟钩活术，患者自述双下肢无力好转。10日后复诊。

二诊：2014年3月29日，患者自述双下肢无力好转，小便功能好转，愿做第二次钩活术治疗。

选穴：主穴：T_9'穴＋T_{10}'穴＋T_{11}'穴（巨类颈胸型钩鍉针）；

配穴：足三里（微内刃4.5），以补法为主。

常规钩活：利用浅单软钩活法，常规九步钩活逐一完成。

10分钟钩活术，患者自述下肢无力进一步有改善，嘱患者口服中药（补肾、健脾、益气），15天后复诊。

三诊：2014年4月13日，患者自述下肢麻木、无力好转。二便功能明显好转，愿做第三次钩活术治疗。

选穴：主穴：T_8 穴 + T_{12} 穴（巨类颈胸型钩鍉针）；

配穴：关元（微内刃 3.5），以补法为主。

常规钩活：利用浅单软钩活法，常规九步钩活逐一完成。

10 分钟钩活术，患者自述无不适，嘱患者继续口服上方中药（补肾、健脾、益气），15 天后复诊。

四诊：2014 年 4 月 28 日，患者自述下肢麻木、无力、冷凉明显好转。饮食佳，二便调，继续口服上方中药 15 天。

随访：2015 年 4 月 28 日电话随访，病情稳定。饮食佳，二便调，劳累后稍有不适，嘱其避风寒，慎劳作，注意保养。

【按语】此病例系中医痿证范畴，长期脾肾不足，筋脉失养，四肢萎软无力，缓纵不收，肌萎缩，采用新夹脊 T_9 穴 + T_{10} 穴 + T_{11} 穴（巨类颈胸型钩鍉针），辅配脾俞（微内刃 2.5）、足三里（微内刃 4.5）、关元（微内刃 3.5），以补法为主。前两次钩活术三组穴位点巨类颈胸型钩鍉针，浅单软手法，直达病根、畅通筋脉、活血通络、补益脾肾，症状缓解很多。第三次钩活术只取两组穴位点。三次钩活术全部采用补法，取得了满意的疗效。此患者在今后的日常生活中需饮食有节，强筋壮骨，增强体质，以防病情反复。

十、其他疗法

皮质类固醇治疗可促进急性期症状的缓解，对频发的发作性症状酰胺咪嗪效果明显，血浆交换可用于危重病人。

中药内服外用法、推拿、针灸、熏蒸疗法、小针刀疗法、热疗。

附方：

1. 痹证

独活寄生汤（《备急千金要方》）化裁：

独活 9g，桑寄生 6g，秦艽 6g，防风 6g，细辛 9g，当归 9g，芍药 9g，川芎 15g，熟地黄 9g，杜仲 20g，牛膝 20g，茯苓 20g，甘草 6g。

2. 痿证

补阳还五汤（《医林改错》）化裁：

黄芪 20g，当归 20g，白芍 20g，山萸肉 10g，巴戟天 10g，山药 20g，杜仲 15g，地龙 20g，鸡血藤 20g。

本章小结： 带状疱疹后遗神经痛和脊髓脱髓鞘综合征都属于疑难杂症，在同一章节介绍的原因本章开始已做了解释。本小结主要是介绍一下这两种疾病在钩活术治疗方面的区别：①带状疱疹后遗神经痛（以下称为前者）选穴不根据影像选穴，而根据皮损所涉及的脊神经部位选穴；脊髓脱髓鞘综合征（以下称为后者）是根据影像的诊断在神经纤维脱髓鞘的部位选穴。②前者一组穴位为 4 个连续新夹脊穴，后者一组穴位为 3 个连续新夹脊穴。③前者只取患侧穴位点，不取健侧穴位点；后者取双侧穴位点。④前者只有单软，如轻单、中单、重单、浅单；后者胸椎部浅单、颈椎部双软。⑤前者局部浸润麻醉是用蓝麻药，即 0.5% 的利多卡因注射液 6ml 加 1% 的亚甲蓝注射液 0.1ml；后者只用 0.5% 的利多卡因注射液局麻。

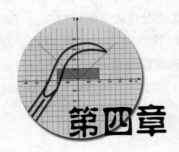

第四章 股骨头缺血性坏死

定义：股骨头缺血性坏死是指由于多种原因导致股骨头的血液循环障碍，导致骨细胞、骨髓造血细胞及脂肪细胞坏死的病理过程。由于机体对坏死区具有自然的修复能力，当新生细胞随新生血管向坏死区生长并形成新骨的同时，坏死骨小梁将被逐步吸收，在此过程中骨的力学性能明显减弱，正常负重即可导致股骨头塌陷变形。本病早期可能没有临床症状，初期临床表现为一侧（或两侧）髋部隐形疼痛，有的诉膝痛。随着病情的发展髋部疼痛加重，出现跛行，患者髋关节外展、内收或外旋等动作受限，患肢短缩，肌肉萎缩。重者行走需要扶拐，双侧股骨头坏死患者行走困难。中医古籍中并无股骨头缺血性坏死的直接记载，但文献中有股骨头缺血性坏死症状的描述。本病大抵属于中医学"骨蚀""骨痹""骨极"范畴。如《素问·长刺节论》篇说："病在骨，骨重不可举，骨髓酸痛，寒气至，名骨痹。"《圣济总录》中的"髋骨痹"，《素问·痿论》篇的"骨痿"等。

早在1829—1842年法国著名解剖学家Jean Cruveil‐heir已有关于外伤后血管损伤导致股骨头变形的记录。1907年Axhausen首先描述了股骨头无菌性坏死。1910年间Legg、Calve及Perthes都报道了儿童股骨头骨骺缺血性坏死。1936年Freund最早对双侧特发性股骨头缺血性坏死进行详细描述。以后，Phemister在1934—1947年对本病的病因、发病机制及治疗等进行了系统描述。进入20世纪70年代以来，本病的研究有了新的进展，对发病机制提出不少假说，早期诊断和治疗也有不少新进展。

本病好发于30~50岁，约有半数累及双侧股骨头，男性多见。双侧病例随着病期的延长可高达40%~80%。由于本病早期症状轻微，X线变化亦不明显，稍不注意，容易漏诊，以致失去早期治疗以保留关节功能的良机。绝大多数病例一旦因缺血而发生股骨头坏死，其病理过程必将持续发展，股骨头不可避免地将发生塌陷。到晚期，股骨头明显变形。出现严重骨关节炎时，治疗将十分困难，疗效亦不甚理想。但是，早期诊断不单纯是骨科医师的责任，也要求有关临床医师能了解本病的病理过程和临床表现，提高警惕，以便早期发现，及时治疗。对已有一侧发病者，应密切注意对侧股骨头，加强观察，及时采取诊治措施。

本章节重点介绍钩活术疗法对本病的治疗，包括定义、中医病因病机、西医病因病理、诊断、鉴别诊断、辨证、分型、钩活术分型治疗、时点、选钩、选穴、钩治法、病例分析、按语等内容。预防与康复在第五章中介绍。

第一节　中医学病因病机

中医认为疾病发生的原因分为外因和内因，而且内因外因相互作用，内因是发病的根本，外因通过内因起作用，使人体阴阳失去平衡，气血运行失调而生疾病。先天不足、后天失养、劳累、外伤、失治误治均可导致本病的发生。

一、外伤所致

跌仆闪挫，或遭遇外来暴力打击，或致筋骨断裂，或为经脉瘀阻，或关节脱位，都可使髋部气血运行失畅而瘀阻，经脉不通，骨失所养而为髀枢痹、骨痿。《诸病源候论》谓："血气隔绝，不能周荣。"髋部遭受外伤后，气血瘀阻，正气亏虚，易感风寒湿热燥邪，闭阻髋部筋脉而为痹，正如《正体类要》所说："肢体损于外，则气血伤于内，营卫有所不贯，脏腑由之不和。"另外，四肢骨折、脱位均可使髋部损伤漏诊失治，而致筋骨不接，瘀血不去，新骨瘀生，发为本病。髋部受损后，治疗不当，或复位不良，或固定不妥，进一步加重髋部受损后，治疗不当，或复位不良，或固定不妥，进一步加重髋部脉络损伤，瘀血阻滞经脉，或伤五脏气机而发生本病。

二、六淫侵袭

六淫中以风寒湿邪最易侵袭人体。风寒邪侵袭髋部经络，气血不通，出现气滞血瘀，筋骨失于温煦，筋脉挛缩，屈伸不利，久之出现股骨头坏死。在引起髋骨痹的这三种因素中，寒邪最为重要。"风寒湿三气杂至，合而为痹……以冬遇此者为骨痹。"这是由于寒邪的性质和致病特点决定的。

寒为阴邪，易伤阳气。阳气既伤，气血失于鼓动而运行无力，终致瘀阻不通；同时，阳气一虚，筋脉也失去温煦而拘挛不舒，阳虚阴无以化生，骨失所养，而渐致骨枯髓减，发为本病。

寒性凝滞而收引，寒邪侵袭人体则筋脉拘挛，筋脉拘挛则气血闭塞不通，不能输布于骨，骨与关节失温养，发于髋，则为髋骨痹。骨失养日久，骨剥不生，则发为骨蚀。《素问·举痛论》说："寒气入经而稽迟，泣而不行，客于脉外则血少，客于脉中则气不通，故卒然而痛。"《灵枢·刺节真邪》说："……虚邪之入于身也深，寒与热相搏，久留而为内着，寒胜其热，则骨痛肉枯；热胜其寒……内伤骨为骨蚀。"即指本病。

三、邪毒外袭

外来邪毒侵袭人体，红肿热痛，破溃不愈，疼痛挛缩，屈伸不利，久之则发生股骨头坏死。如应用大量激素、辐射病、减压病等，经络受阻，气血运行紊乱，不能正常濡养筋骨，则出现骨痿、骨痹。《素问·痿论》篇说："肾气热，则腰脊不举，骨枯而髓减，发为骨痿……有所远行劳倦，逢大热而渴，渴则阳气内伐，内伐则热舍于肾，肾者水脏也。水不胜火，则骨枯而髓虚，故足不任身，发为骨痿，生于大热也。"

四、正气虚衰

先天之本在于肾，肾藏精、生髓、主骨，肝主筋。先天不足，致肝肾亏虚，髓海空虚，肾不能主骨生髓，骨髓不能充养而致骨急懈惰；肝血不能荣筋而致松弛乏力，骨痿筋松，关节活动不利。股骨头骨骺发育不良或髋臼发育不良，髋关节先天脱位，均可导致股骨头坏死。后天之本在于脾，脾胃运化失调，水谷精微无以濡养机体，肾精得不到后天之精的不断充养。先后天禀赋不足，互相影响，遇有诱因则易发生骨坏死。

脾胃为后天之本，主运化水谷而为气血化生之源。脾胃运化失职，则水谷精微不能化生气血以充养机体，同时肾精亦得不到后天之精的充养，肾阳亏虚，不能温煦推动脾胃运化，二者相互影响，愈加亏虚，遇有各种诱因，则发为骨坏死。先天不足、后天失养是诸因素引起本病的基本条件，正如《内经》所说："正气存内，邪不可干。""邪之所凑，其气必虚。"

五、七情所伤

七情太过，情志郁结，肝腑功能失调，导致气机升降出入失调，人体阴阳失去平衡协调，久之肝肾亏损。肝主筋，肾主骨，筋骨相连，是肝肾之外合。肝血充盈，筋骨得养则关节功能正常；肝肾不足，髓海空虚，久之骨质疏松，易发本病。四肢百骸及关节功能活动有赖于气血的温煦濡养，劳伤过度，气血不足，股骨头得不到充分血液供应，亦可造成骨质疏松，如伴有轻微的损伤则易发生本病。

六、饮食所伤

过食肥甘厚味，酿湿化痰生热。湿热内蕴，消灼阴津，致使骨髓失充，发于骨痿、骨蚀。另外，酒乃食中之精，其性大热有毒，如《张氏医通》所称："酒者，大热有毒。"《本经》云："酒味苦、辛、甘，大热有毒。"长期过量饮酒之人，湿盛热亦盛，湿热相搏，凝聚为痰，痰热相搏，阻于脉络，骨失所养，而为痿。正如《素问·生气通天论》所说："因于湿，首如裹，湿热不攘，大筋软短，小筋弛长，软短为拘，弛长为痿。"这种股骨头坏死，病势发展快，治疗亦颇棘手。此类患者如有服用糖皮质激素病史，则治疗更加困难。

七、瘀血阻络

"气为血之帅，血为气之母"。跌倒损伤、手术创伤或慢性损伤后，局部气机不畅，脉络损伤，使瘀血阻滞经络，脉络不通。瘀血形成以后，反过来又成为致病因素，进一步阻滞经脉，使气血不能化生营气，不能环周不休、流行不止，终致"血气隔绝，不能周荣"（《诸病源候论》），筋骨失去气血荣养，遂变生本病。《景岳全书》云："跌仆伤而痛者，此伤在筋骨而血脉凝滞也。"故而，髋部损伤后骨断筋伤，伤处疼痛，气滞血瘀，脉络瘀阻，骨失濡养，发为"骨蚀""骨痹""骨痿"。风寒湿邪乘虚而入，稽留于关节，致气血瘀滞，痹阻不通，筋脉失于温煦，久之则股骨头坏死。

八、痰湿阻络

素体肥胖，气虚湿盛，或过食肥甘厚腻，或长期大量饮酒，致使脾失健运，水湿运化失常，湿困于脾土，久而化热生痰。痰火内蕴，随气而行，无处不至，痰热互搏，黏性愈重，流注关节，阻于髋部，血脉不通，筋骨失却营气充养，骨枯髓空而病。另外，酒乃五谷之精所生，性大热有毒，长期大量饮酒之人，湿盛热亦盛，即使无明显热因，也容易化热，热与痰相互搏结，其黏滞之性愈甚，故临床上所见身体肥胖，或长期大量饮酒之股骨头坏死患者，舌苔黄厚腻，治疗也比较难。另痰湿郁久而化热，或长期服用激素，或内积宿疾而致湿热蕴结，灼津伤阴，内伐肾精，肾阴亏损，阴虚火旺，筋骨失养，软骨萎缩，发为"骨蚀""骨痹""骨痿"。

九、药物滥用

过用辛热燥烈之品，耗伤阴液，伤及肾阴，可使骨髓失充而不坚。长期大量应用糖皮质激素，能引起气虚血滞，伤阴伤阳或脾肾阳虚，导致筋骨失养，而发为本病。现代研究认为，激素性股骨头坏死的原因与激素引起的脂肪代谢异常及股骨头的解剖生理特点有密切的关系。大量激素进入体内后，首先引起大量脂肪在骨髓腔内堆积，致使骨内压升高，尤其是在股骨头、股骨髁及肱骨头等球形松质骨的部位，因受周围硬性骨壁的限制，骨内压升高最为明显，使该部的小血管受压变细，血流受阻；其次堆积了大量过多脂肪的肝脏可释放出脂肪栓子，在股骨头部因骨内压升高，变细的血管处极易发生脂肪栓塞，致使局部供血障碍；再者，股骨头的血液循环系统本身较为脆弱，在上述几种因素的共同作用下，股骨头部血液循环受到不可代偿的损害，引起股骨头缺血缺氧，甚至休克。这与中医学的痰饮、瘀血理论极其相像。

中医认为，股骨头坏死的病机为"邪之所凑，其气必虚"。说明人体受各种原因的影响而导致脏腑功能紊乱和减退时，均可出现"血不濡内，气不卫外"，抗病能力降低。特别是体质虚弱、肝肾不足的患者，往往出现骨质疏松，成为无菌性股骨头坏死的潜在原因。病变发生后，骨与软骨挫裂伤，气血不能贯通，经脉失去周流。《正体类要》说："肢体损于外，则气血伤于内，营卫有所不贯，脏腑有所不和。"气血阻滞，脉络不通，血循环严重障碍。肢体失去营养，再生和修复能力减弱，因而产生局部无菌性坏死。

中医学认为，人体受到各种致病因素的影响而导致脏腑功能紊乱，出现"血不濡内，气不卫外"，最后致病。中医认为，与股骨头坏死病变关系最为密切的为肝、脾、肾三脏。肾为先天之本，主骨生髓，肾健则髓充，髓满则骨坚。反之，则髓枯骨痿，失去应有的再生能力。肝主筋藏血，与肾同源，两脏荣衰与共。"心主血，肝藏之，人动则运于诸经，人静则血归于肝脏。"若肝脏受累，藏血失司，不能正常调节血量，血液运行不周，营养不济，亦是造成缺血性股骨头坏死的重要因素。脾胃为后天之本，万物生化之源，脾健胃和，则水谷腐熟，化气化血，以行营卫。若脾胃失健运，生化气血无源，则筋骨肌肉皆无气可生。张景岳说："使脾健胃和则水谷腐熟，而化气化血，以行营卫。……若上失健运，生化气血无源，则筋骨肌肉皆无气以生。"说明脏腑功能不和，气血阻滞，脉络不通，血循环障碍，肢体失去濡养，而产生缺血性骨坏死。

中医学认为，"坏死"是气滞血瘀所致，血液循环障碍属于"瘀"，血液供给受阻属于"瘀"，局部缺血、瘀血、出血、血栓形成属于"瘀"。瘀，血液凝滞，血瘀不通也，它和西医学血液循环障碍正好相吻合。

第二节　西医的病因

股骨头坏死是骨坏死中最常见的疾病，其发病原因很多，大体上可分为内因和外因两种情况。

一、内因

在人体的诸多骨骼中，为什么股骨头坏死发生率最高？给人体带来的危害最大？治疗及康复上又最为困难？这就要从其纷纭复杂的因素中逐项加以介绍。国内外学者对股骨头血循环进行了研究，发现股骨头在解剖上的独特结构，决定了其相对于其他骨骼更容易发生骨缺血性坏死。

（一）解剖因素

股骨头之所以好发坏死，与其解剖特点有直接关系。

1. 特殊的形态结构　髋关节是人体最大的负重关节，股骨头又承受着较大的压力。其解剖特点不同于其他关节：①股骨颈较长，比肱骨外科颈长得多，因此，其骨折发生的机会就多，发生股骨头坏死的概率也就高。②股骨头置于较深的髋臼内，当其发生脱位时，损伤比较严重，而且复位较为困难，即使复位了，也易并发股骨头坏死。③股骨头颈与股骨干形成较大而复杂的角度，即前倾角和颈干角。由于此角度的存在，股骨头颈部与粗隆部发生骨折后就难以复位，即使复位后也容易发生再移位，因此导致股骨头坏死的机会相对增多。④股骨头是全身最大的半球形关节面。股骨头为表面覆盖球形关节面。表面积约占2/3，其表面完全为关节软骨所覆盖，（股骨）头、（股骨）颈内为疏松的松质骨和造血组织，关节软骨腔内任何组织成分增加，均会占据有效的髓腔空间，导致髓腔压力升高。而坏死又多发生在血管通过较少的关节软骨面的下方，这就造成股骨头内髓腔升高，所以股骨头坏死的发生率高于全身其他骨骼，这也是非创伤性缺血性坏死的基础因素。

2. 血管因素　股骨头、股骨颈的血液循环主要来自：后上支持带血管，即外骺动脉；后下支持带血管，即下干骺端动脉；圆韧带血管，即内骺动脉。其中以后上支持带血管最为重要，股骨颈骨折后由于股骨头血液供应的减少或中断，极易造成股骨头缺血性坏死。因此，当受到血管内外因素的影响之后，造成血管的损伤或堵塞，便可出现缺血或瘀血，而使股骨头呈现缺血状态，并且不易形成侧支循环。股骨头的供血血管长而远，穿行于髂腰肌、耻骨肌及部分终末支位于闭孔外肌腱和关节囊间，绕经股骨颈，所以当受外伤或髋关节周围软组织挛缩均易导致支持带血管破坏，影响股骨头血液供应而造成股骨头坏死。股骨头的静脉系统也相对薄弱而狭长，血管内外因素皆可造成血管回流的障碍，造成血流瘀滞，而导致股骨头缺血。儿童时期股骨头骨骺的血液供应主要来自髂外动脉，在4~7岁的儿童阶段，此部的血流供应最差，因此，在临床上是股骨头坏死的好发年龄段。

3. 股骨头的负重区　股骨头的外上侧为主要的负重区，而此处正是缺血性坏死的高发区，考虑此部位在负重过程中骨小梁出现不同程度的变性或损伤，由于受损骨小梁的增厚，骨痂瘢痕形成以及相应的局部组织学反应，引起骨腔内容物增加，导致髓腔内压升高，血液运输障碍，进而导致功能性缺氧区乃至骨坏死形成。

4. 软组织因素　髋部的软组织，尤其是肌肉组织最为发达。除了髋部的肌群外，大腿部的肌群也参与髋部的活动。因此，髋部的软组织结构较为复杂，髋部的运动除了伸、屈、展、收、旋转之外，尚有回环等复合性运动。因此，髋部骨折或脱位以后，一般移位较大，并且难以复位，或复位以后又不容易保持，从而破坏和影响股骨头部的血液供应。

（二）生物力学因素

在前面所述的解剖学因素中，骨与关节结构的特异性，是股骨头坏死多发的主要因素之一，因其解剖特点而引出力学特点，这就是生物力学因素。人体的骨骼是由活的骨细胞所构成的人体框架，当人体受到超负荷的各种暴力作用时，骨框架的连续性受到破坏，就发生了骨折。而骨坏死则是骨细胞失去了活性，继而发生坏死。在应力的作用下，发生碎裂、塌陷、变形等。因此，骨细胞的变化，是骨坏死的基础，而框架的变化则是应力作用下的表现。

1. 压应力的作用　在股骨头发生坏死的早期，股骨头还未发生塌陷变形时，其所受的压应力作用仍集中在一点上，即股骨头的直接负重区。如果这种压应力继续作用，坏死的软组织则会发生破裂、变形，即可出现"月牙状"的死骨分离，出现 1~2mm 的透明带，此种现象即所谓的"新月征"。

2. 内压应力作用　这种学说是 1983 年由学者 Huangerford 根据骨髓内压力的改变而提出的。实验证明，当骨髓内压力升高，骨内循环血量就减少，骨内循环量减少则可造成骨髓组织缺氧，缺氧则又使骨髓组织肿胀，肿胀又使骨髓内压力继续升高，这种恶性循环现象，便会导致骨缺血性坏死。

3. 血流动力作用　目前，很多学者认为股骨头坏死是"髋关节的冠心病"，进而发生"心肌梗死"一样的结局。这便是"急性梗死"之说。这种学说自从 1948 年 Chandler 首先提出以来，一直延续到今天。这种学说认为，股骨头坏死可为血管内外原因，或动脉受阻所致，其最后结局便是供血障碍，而导致骨坏死的一系列病理变化。

（三）生物化学因素

在股骨头坏死的发病因素中，微血管阻塞为最基本的病机之一。这种病机的发生，即为脂肪栓子阻塞了微细血管所致，而脂肪栓子的产生，则因脂肪肝、高脂血症所致，其本质是体内脂肪代谢异常所致。此外，高雪病引起的股骨头坏死是因体内脑苷脂糖异常，痛风所致的股骨头坏死则因高尿酸血症的尿酸盐结晶所致，以上均说明了患者体内生物化学代谢异常，也可成为股骨头坏死的因素。

二、外因

股骨头坏死的致病因素和发病原因是多方面的，通常将引起股骨头缺血性坏死的原因分成创伤性与非创伤性两大类。前者是指因股骨颈骨折或髋关节脱位时，使股骨头的血液供应遭到破坏的结果。而后者除少数有明显原因者外，多数患者的确切病因与发病机制至今仍未完全明了。此外，还有一类发生于小儿的股骨头骨骺病变，亦属缺血性坏死的病理范畴，但其病理过程和临床表现与成人有较大差异。本文主要就成人非创伤性股骨头坏死做进一步讨论。这些病因的共同特点就是损害了股骨头的血液循环，进而发生股骨头缺血性坏死。

（一）创伤性因素

任何一种有活力的组织，当遭到巨大的或连续不断的创伤后，均可造成血管组织损伤，并损害其供应的组织细胞活力。骨细胞在遭到缺血后 2 小时，即失去合成核糖酸能力，并开始丧失正常的生理功能。正常股骨头的血液供应主要依靠囊外动脉环发出的（股骨）颈升动脉，而其中最重要的供血支是外侧（股骨）颈升动脉（上干骺动脉和头骺外侧动脉）。血管环吻合支的数量少且薄弱，当一支供血被阻断，而另一支不能及时代偿时，即造成急性或慢性缺血，甚而坏死。多数股骨头缺血性坏死与外伤有关，如股骨头囊内骨折、股骨颈骨折、髋关节脱位、髋臼骨折、股骨头压缩性骨折，这些外伤主要是使股骨头周围的血管受损所致。如髋脱位时可引起供给股骨头的血管断裂、扭曲、受压而失去血液供应，如关节囊动脉、股骨头韧带动脉断裂；而股骨头颈骨折时，也可造成上述动脉血管的断裂或血管虽未断裂，但血管发生了扭曲或受压，也可阻断了血液运输；或血管受到挤压、捻挫，血管内皮受到损坏而阻塞了血管，也会失去血液供应。髋关节扭挫伤损伤了供给股骨头血液运输的血管时，也会发生上述的结果。此外，外伤引起静脉血管损伤时，血液回流受到阻碍，瘀血不去，新血不生，也会导致股骨头缺血而坏死。这些血管受损伤后股骨头部分失去血液运输，伤后血液运输阻断 8 小时后即可造成缺血性骨坏死。由此可见，在有移位的股骨颈骨折中，骨坏死很早即可发生。股骨头缺血性坏死占股骨颈移位骨折的 85% 和无移位骨折的 15% ~ 25% 。髋关节脱位造成股骨头缺血坏死约有 10% 。有时对髋部的直接打击也会造成股骨头缺血性坏死。

1. 股骨颈骨折后股骨头缺血性坏死 股骨颈骨折后易发生股骨头缺血性坏死，其发生时间，一般认为绝大多数在骨折后 1 ~ 5 年，最早可以在伤后 2 ~ 3 个月出现。其坏死发生率因统计的标准不同，发生率有显著差异，一般在 20% ~ 40% 左右。股骨头缺血性坏死的范围初期多发生在股骨头的上外方，表现为局部骨密度增高，骨小梁不清楚，以后缺血性坏死区域扁平、塌陷。股骨颈骨折所致缺血性坏死的发生主要取决于股骨头供应血管的损伤程度，以及侧支代偿的能力。股骨颈骨折后股骨头坏死的特点：①性别和年龄：男性与女性之比为 2：1，因为男性体力劳动较多，股骨颈骨折机会多于女性。儿童和青壮年发生率较老年人高。主要原因是儿童和青壮年股骨颈区骨质坚硬，发生股骨颈骨折所受的暴力较老年人大，故骨折错位程度明显，局部血管损伤严重。②骨折线的高度：骨折线越靠近股骨头则坏死率越高。因为外骺动脉沿股骨颈后上方头下横线远侧进入头部，因此骨折线如在该横线近侧或通过横线者，则该血管断裂，坏死率增高。根据报道，头下型骨折坏死发生率为 2/3。③骨折端原始移位程度：原始移位重者供养股骨头的血管损伤机会增多，坏死率亦增高，而嵌顿型骨折后坏死率仅占1/4。④骨折后的复位与内固定：骨折后复位和内固定时间延迟，缺血性坏死率亦随之增加。早期手术者即使坏死也属部分坏死，出现坏死的时间也晚；而延期手术者，其坏死往往属于全头性的坏死且坏死出现较早。此外，复位和内固定质量的好坏，也与坏死率、坏死程度、坏死的发生时间有关。⑤选择的治疗方法：多数学者认为，应当闭合复位，使用多针或螺旋针固定骨折。大多数人认为，开放手术会进一步破坏幸存的血液运输，尤其是当大范围的剥离或后关节囊切开后，更易破坏后侧及后上侧的血液运输。因此对位好、骨折愈合好不等于不发生缺血性坏死。

2. 髋关节脱位后股骨头骨折　髋关节脱位多发生于青壮年，多由于强大的暴力所致。创伤性髋关节脱位属于髋关节的严重损伤，10% ~ 30% 的患者髋关节脱位后引起股骨头缺血性坏死，因其能引起严重后果而引起人们的重视。髋关节在结构上是一个相当稳定的关节，只有强大的暴力才能使之脱位，脱位时的暴力使股骨头、髋臼、关节囊等组织均受到严重损伤，以及脱位后髋关节周围血管产生扭曲，静脉回流受阻，最后血栓形成，均将持续影响股骨头的血液运输。后脱位造成关节囊后下部撕裂，圆韧带与关节囊后上群血管受到不同程度损伤，股骨颈基底部关节囊撕裂，可导致（股骨）颈升动脉断裂。前脱位可损伤关节囊前方，亦可导致股骨颈基底部血管的损伤。中心脱位时股骨头及软骨下骨小梁微细骨折可中断骨内营养血管。髋臼顶部、后上部的完整是髋关节对下肢功能稳定性的不可缺少的条件，而髋臼顶部前下部则是股骨头正常运动范围的活动面，髋臼外伤骨折坏死的发生，加之脱位合并骨折时髋关节损伤更为严重，因此，脱位合并骨折比单纯脱位引起的股骨头坏死发生率高，复位时间越早，股骨头坏死率越低。如果脱位后最初几个小时复位，则坏死发生率为20% ~ 30%；如果脱位超过24 小时再复位，坏死发生率接近100%，提示外伤性髋关节脱位应及早复位。复位时正确操作和复位后的治疗是否恰当也可影响股骨头的血液供应。

3. 髋关节挫伤、扭伤后股骨头坏死　髋关节挫伤、扭伤是导致股骨头坏死的原因之一。据报道其发生率占股骨头坏死病例的 8% ~ 36%。其发病机制为：直接暴力或间接外力均可造成髋关节损伤，进一步可造成股骨头的细微骨折；扭伤和挫伤均可导致关节囊损伤而累及血管；关节腔内的血肿、关节腔压力升高也可以导致股骨头坏死，但在损伤当时 X 线片上不易被发现。

4. 髋臼骨折后股骨头坏死　髋臼骨折导致股骨头坏死，与其整复的时间及整复的质量有关，整复时间越早，效果越好。有些学者认为，6 小时内整复者，坏死率为5%；6 ~ 24 小时内整复者，坏死率为10%；48 小时内整复者，坏死率为16%；6 天内整复者，坏死率为20%。髋臼复位不良，关节面欠平整，或过早负重者，则易早期出现创伤性关节炎改变，坏死率明显增高。

（二）医源性因素

临床上，某些疾病由于治疗上的需要，采用肾上腺皮质类固醇激素药物、放射治疗、复位手法或手术等措施后，均可引起股骨头缺血性坏死。

1. 激素性股骨头坏死　长期或间断大量使用或滥用肾上腺皮质类固醇激素（以下简称激素），能引起股骨缺血性坏死，可单侧发生，亦可双侧发生。随着医学的发展，激素类药物在临床上应用越来越广泛，激素性股骨头坏死在国内外报道中也越来越多。自 1957 年 Pietrogrami 和 Mastromarino 报道第 1 例由于治疗天疱疮，连续 4 年服用激素而发生骨坏死的报道以来，世界各地相继有大量的逐年增长的报道。1960 年以前仅有 20 余例，到了 1978 年则猛增到 458 例以上。而我国激素性股骨头坏死的发病率，要大大高于国外。中国中医科学院骨伤科研究所报道，在他们治疗的股骨头坏死病例中，其中有激素用药史者占 40%，其中双侧股骨头坏死病例占 93%。近年来，由于器官移植及其他医疗新技术的开展，激素类药物作为免疫制剂，已经广泛地应用于临床，股骨头坏死率也随之增高，有些报道统计，其发病率已高达 30%。股骨头坏死是激素类药物在临床广泛应用中被公认的并发症，激素性股骨头坏死的发病率目前已明显高于股骨颈骨折等外伤所致的股骨头坏死。据统计报道，激素性股骨头坏死的发生率已占整个股骨头坏死的 50%。尤其近年来由于医疗上使用激素和畜牧业使用激素等，造成激素性股骨头坏死患者大量增加，因此可称激素性骨股头坏死为科学发展性疾病。

激素性股骨头坏死的发病机制，虽然尚未得出定论，但是，国内外的大量研究，已经趋向以下几种学说：①骨质疏松学说：长期使用激素最突出的副作用是引起骨质疏松症，使骨生成减速，骨吸收增加。研究表明，激素能使原有成骨细胞的骨胶原合成减慢，骨吸收增加，并阻碍前成骨细胞向成骨细胞转变。同时激素直接刺激破骨细胞活动，间接地使甲状旁腺激素分泌增多，从而减少钙从肠道吸收，影响肠道内钙的运送，使骨吸收增加。X 线片上显示骨质疏松，骨小梁纤细和消失。在此基础上，易因轻微压力而发生骨小梁细微骨折，受累骨由于细微损伤的积累，对机械抗力下降，从而出现塌陷。压缩区可出现被压缩的髓细胞和毛细血管，最终导致骨缺血坏死。激素性股骨头坏死病理变化主要集中在软骨下区。最早的改变是骨髓造血细胞减少，骨髓水肿及脂肪细胞肥大。随着病程进展，软骨下脂肪积聚成片，造血细胞明显减少甚至消失，空骨细胞陷窝由散在消失到明显减少。上述变化说明激素并非直接作用于骨细胞，而是间接或继发地作用于骨细胞。骨细胞中的脂肪细胞坏死，可能是股骨头坏死的早期病变。②血管和血流动力学变化学说：近些年来，不少学者认为，长期大量应用激素，可引起一系列血管及血液流变学上的变化，国内外学者通过实验研究，相继提出报道。1965 年哈斯蒂（Hast）报道，激素能引起末梢动脉血管炎，血管内壁常因血液黏滞度增加和大量血小板形成情况下发生黏着，形成血栓，造成骨微循环障碍而发生缺血性坏死。国内的报道也证实了这一点。1983年北京积水潭医院放射科报道，在给实验动物应用相当于中毒剂量20倍的大剂量激素后，可见关节软骨下血管周围出现脂肪细胞，使血管变形、移位、血流受阻；使软骨成熟发生障碍、关节软骨萎缩、变性，甚至软骨细胞坏死消失；骨皮质变为松质骨结构，骨松质更为疏松、硬化，哈弗斯管扩大，血管扩张增粗、充血，骨内微循环分布稀少，正常静脉窦网消失，骨皮质血管开头变形，呈现短粗、变曲扩张。1992年西安医科大学第二附属医院骨科王申正等人报道，大剂量应用激素4周后，毛细血管通透性增加，表现为血管边缘不清，超微结构观察可见血管壁肿胀，血管狭窄、破裂，内皮细胞线粒体肿胀，结构不清，表明血管内皮细胞发生损伤，通透性增加，毛细血管退行性变，致使股骨头毛细血管密度降低，微循环交换面积较少。此外，在动物实验中还发现小静脉和毛细血管内血流呈泥沙状流动，红细胞聚集，血液黏度升高，血中纤维蛋白含量升高，并在血浆中形成网状结构，从而使血液黏度增加，微循环灌注量下降等。总之，大量长期应用激素所引起的血流动力学和血液流变学的变化，是引起股骨头坏死的一个重要因素。③脂肪栓塞学说：血管内脂肪栓塞作为骨坏死的可能原因，由 Phemistor 等首先提出，目前这种学说已为多数人所接受。在临床检查、尸体解剖、动物实验中可以观察到，长期服用肾上腺皮质激素可使脂肪在肝脏沉积，而且脂肪球直径较大，因此认为，脂肪肝是栓子的来源。由于软骨下骨的终末动脉管很小，脂肪球易于黏附在血管壁上，造成血管栓塞，这些栓塞在骨硬壳内会形成骨内高压，导致骨微循环障碍，而使骨缺血性坏死。多数学者认为，长期服用激素所产生的非创伤性全身脂肪栓塞，是造成股骨头坏死病因的理论是可以接受的，但其真正病理机制尚待进一步研究。④骨内高压及静脉瘀滞学说：一些学者发现，坏死股骨头经减压后坏死有明显停止或好转，认为骨内高压在激素性股骨头坏死中起重要作用。他们认为，激素导致高脂血症后，骨髓内出现脂肪细胞肥大，脂肪组织增生，逐渐压迫和取代红骨髓，使髓内有限空间缩小，一方面造成髓内压力增高，另一方面髓内血窦、毛细血管、小静脉受挤压，造成静脉血流受阻，引起髓内组织肿胀、渗液、出血，加重髓内高压并形成恶性循环，髓内静脉压升高，使动脉压差缩小，直接影响骨组织内动脉血液供应，导致股骨头坏死。

激素引起股骨头缺血性坏死的有关因素：①与原发疾病的关系，有以下三种情况：首先，坏死的发生与原发疾病密切相关。有文献报道，系统性红斑狼疮、类风湿关节炎等疾患本身就可能伴有股骨头缺血性坏死，但服用激素治疗后，往往坏死率增加，坏死提前，坏死程度加重，因此认为，这类疾病与骨坏死密切相关。其次，骨缺血坏死是激素治疗的并发症，多为严重疾患如脑炎、心肌炎、重症肌无力、肾炎、肾移植术后等，本身并不会引起骨缺血性坏死，但为抢救生命、缓解症状或抑制免疫反应，必须长期使用大剂量激素，最终并发骨缺血性坏死。再者是滥用激素，临床滥用激素而造成骨缺血性坏死屡见不鲜，对某些良性关节疾病等，把激素作为"镇痛剂"，甚至作为"补剂"欺骗患者，最后导致髋关节严重致残，这种情况应引起高度重视。②骨缺血性坏死与激素的给药途径、剂量和时间之间的关系没有一致定论，但可以肯定与激素累积总量有密切关系。此外，服药时间与剂量大小个体差异较大，由于个体差异对激素的耐受程度等因素的影响，发病迟早、轻重也不尽相同。③激素与骨缺血坏死发生部位的关系：激素引起骨缺血性坏死可以单发，亦可多发，好发部位依次为股骨头、肱骨头、膝关节、距骨、肘关节、头状骨和舟状骨等。若发生在股骨头，多为双侧患病，可高达80%，而且常常是一侧先发病，病变相对严重。

2. 非甾体药物性股骨头坏死　长期大量服用非甾体药物，如吲哚美辛或其他止痛药物，可使股骨头坏死加速加重，这一事实已为越来越多的人所认识。这些药物对患病关节所起的作用有两方面：一是这些药物可使关节疼痛减轻，使保护性肌肉痉挛缓解，以致患者不注意保护患病的关节，结果使患者的关节继续受到过重的应力作用和损害，使其破坏和坏死加剧；二是这些药物可抑制前列腺素的产生，间接地影响软骨下骨质的修复，骨质的修复，是以前列腺素所引起的炎症为动力的。这些非甾体药物不但有损于坏死骨质的修复，而且还会加速关节面的塌陷和破裂，因此，对这类药物绝不可滥用。

3. 放射性股骨头坏死　由于长期或大剂量地接受射线照射后引起的成骨细胞坏死，包括骨质和骨髓的损害，以及因此引起的骨质吸收及修复不全所致。最常见于放射性治疗恶性肿瘤后，特别是盆腔部位的恶性肿瘤，因其放射治疗通常包括骨盆淋巴结组织、骨盆周围骨组织，这些组织是最常见的放射标靶的一部分。因骨内有高原子量的集合，如钙和磷对 X 线吸收有高度的系数，所以骨组织对放射线的吸收远远大于软组织，接受剂量越大，危险性越大，容易发生股骨头坏死，此类患者有放射线接触史或放射性治疗史。其发病机制不是特别清楚，但放射线对骨组织的损害主要包括两方面：一是损伤骨细胞，如生血细胞、骨髓细胞、成骨细胞等；二是损伤血管，即造成血管内膜水肿、肥厚、管腔狭窄、血管壁硬化或钙化，甚至造成血管栓塞，引起股骨头缺血缺氧而发生坏死。在儿童时期，放射线可造成骨骺板损伤，引起骨质生长发育不良，进而导致骨坏死。

（三）酒精中毒性因素

在引起股骨头缺血性坏死的各种病因中，慢性酒精中毒是一种重要因素。慢性酒精中毒所引起的股骨头坏死的发病率仅次于外伤性及激素性股骨头坏死，占第三位，这已为多篇报道所证实。有关酒精中毒性股骨头坏死的临床报道日渐增多，动物实验的报道也相继出现，酒精中毒将会成为股骨头坏死的确切病因。所谓酒精中毒应包括酒精滥用和酒精依赖两方面，至于饮酒多长时间，每天饮酒量是多少，由于个体差异及人种差异，酒精中毒的标准很难用简单标准去衡量。但临床资料表明，各种酒类（啤酒、米酒、烈性酒）均可致病，其中以烈性酒每日饮酒250ml以上，且持续10年以上最易致病，且病变严重。

酒精中毒导致股骨头缺血性坏死是多种机制综合作用的结果，长期过度摄入酒精导致机体产生一系列的病理变化，但其中的病理变化尚未清楚。随着科学研究进展，学者们提出了许多学说。

（1）脂质代谢紊乱：酒精代谢主要在肝脏进行，并产生乙醛，导致脂质过氧化，而细胞膜和细胞器是过氧化脂质的重要损伤部位，通过影响细胞膜的通透性导致血管内皮细胞损伤，小动脉发生纤维变性和粥样硬化，导致股骨头局部缺血，加之酒精及其代谢产物的直接细胞毒作用，使原本缺血状态下的骨细胞进一步受到损害，导致不可逆的变性坏死。目前普遍认为，饮酒过量引起脂代谢紊乱，与前β-脂蛋白升高有重要关系，血脂中的β-脂蛋白和前β-脂蛋白，是全身动脉特别是股骨头软骨下区的小动脉硬化的主要因素，它们和钙结合沉积于动脉内壁，已引起血管硬化，使骨毛细血管基底膜发生变化，进而使骨微循环供血不足，出现股骨头坏死。

（2）高脂肪和高脂血症：经过大量的临床实验，长期过量饮酒者血中谷氨酰转肽酶（GCT）、丙氨酸氨基酸转移酶（ALT）、天冬氨酸氨基酸转移酶（AST）升高，表明肝细胞损伤；甘油三酯和胆固醇升高，表明高脂血症。患者血中三酰甘油过高，原因是消耗NAD（烟酰胺腺苷二核苷酸）过多，聚集成脂肪球，使血流滞缓，容易栓塞于股骨头内微血管，导致股骨头缺血。脂肪肝是酒精中毒患者常见的并发症。Jones认为酒精源性患者因为脂肪代谢紊乱引起脂肪肝，不断放出脂肪栓子进入血液。脂肪栓子滞留股骨头软骨下血管床内，引起骨缺血而坏死。

（3）局部血管炎：通过大量临床观察和动物实验证明，大量饮酒对慢性饮酒者，尤其是个体易感者，会出现血中游离脂肪酸（FFA）升高。当FFA升高时，就能发生局部血管炎。FFA的升高，也是前列腺素升高的刺激因素，而这种前列腺素是炎症的有力介体。因此，FFA增高时，前列腺素增高使局部发生血管炎，在股骨头微血管存在病变的情况下，局部血管炎会导致局部血栓的形成，这些综合因素协同作用的结果是发生骨血管闭塞。

（4）骨髓内脂肪增殖肥大：研究表明，家兔在灌酒后出现股骨头髓内脂肪细胞增大、增多，灌酒3个月后脂肪直径增大，6个月时明显增大。股骨头是一个坚硬而不能膨胀的骨腔室，根据Starling原理，增殖肥大的脂肪细胞既可直接压迫血窦，又可使骨内压异常升高，微循环瘀滞，加重股骨头缺血，造成恶性循环，导致股骨头缺血性坏死。

（5）骨细胞脂肪变性：正常情况下骨细胞内没有脂肪滴出现，仅有一些尚未成熟的骨细胞或成骨细胞内可见微小脂肪滴。在给予家兔大剂量烈性酒后股骨头软骨下骨细胞内出现大量脂肪物质沉积，考虑是由于在高脂血症的条件下进入骨细胞内脂肪物质增多，而处于缺血缺氧状态下的骨细胞代谢活动降低，三酰甘油的水解和脂肪酸的氧化均难以进行，脂肪利用减少。骨细胞脂肪变性是股骨头坏死早期的一个变化过程，轻则导致骨细胞功能减退，骨基质生成减少，骨小梁变细、稀疏；重则骨细胞固缩、死亡，骨陷窝空虚。

（6）骨质疏松：饮酒可造成维生素 D 代谢紊乱，甲状旁腺功能减退，骨细胞的成骨反应减低，骨细胞破坏，软骨下出现微小骨折，引起局部骨内压升高和出血，导致骨代谢降低，成骨能力减低，发生骨质疏松，导致局部受力面积减少而产生高应力坏死。

（7）酒精诱导多能细胞成脂分化：大量动物实验证明，大剂量饮用烈性酒后股骨头髓内脂肪组织增多同时出现肝脏脂肪变，表明骨髓内出现脂肪细胞变化的时间并不比肝脏脂肪变晚。这说明股骨头骨髓内的脂肪不是因为脂质从血管内漏出到达骨髓，然后再通过进一步的代谢过程进入骨细胞内，单纯脂肪栓塞不足以造成骨坏死。①酒精诱导骨髓基质细胞成脂分化：正常情况下，骨髓基质细胞主要分化为成骨细胞、骨细胞，而酒精对体外培养的骨髓基质细胞存在直接作用，可诱导骨髓基质细胞分化成脂，并抑制其成骨分化。②酒精诱导骨髓多能干细胞 – D$_1$ 细胞成脂分化：酒精能够诱导骨髓多能干细胞 – D$_1$ 细胞向脂肪细胞分化并减少成骨分化，给予 D$_1$ 细胞不同浓度酒精后，细胞内迅速出现脂滴积聚，分化为脂肪细胞显著增多，其数量随着酒精作用时间延长而增加。③酒精诱导 NIH – 3T$_3$ 细胞成脂分化：NIH – 3T$_3$ 成纤维细胞是一种多潜能干细胞，它相对地抵抗脂肪生成。大剂量饮酒可诱导 NIH – 3T$_3$ 细胞分化成脂，并抑制其成骨分化。可见酒精对体外培养的骨髓基质细胞、D$_1$ 细胞、NIH – 3T$_3$ 细胞存在直接作用，可诱导这些细胞分化成脂，并抑制其成骨分化。股骨头内脂肪堆积，其填塞作用将导致骨内压增高，造成动脉供血减少，静脉回流障碍，导致缺血。同时，成骨分化减少，骨修复不足，最终必将发生骨坏死。这可能是酒精性股骨头坏死的新的病理学机制。

（四）髋关节发育不良性因素

髋关节发育不良引起的股骨头坏死，在整个股骨头坏死的病例中，还是占有一定的比例的，也是不可忽视的一部分。常见的髋关节发育不良有：先天性髋关节脱位、先天性髋内翻、髋臼发育不良、扁平髋等，致使髋关节内应力分布不均，压力增加，出现慢性损害、营养不良等，最后导致骨缺血性坏死。

1. 先天性髋关节脱位　不仅是小儿中较为常见的下肢畸形，同时未经治疗的成人先天性髋脱位并股骨头坏死的病例也不少，国内外都有这方面的报道。此病的发病原因尚不明确，可能与胚胎发育不良、脱位不正等有关，还有一定的家族史。先天性髋关节脱位的主要并发症之一，就是股骨头坏死。其主要病理特点是若发生于股骨头骨骺发生以前，则骨骺出现较晚，并有严重畸形；若发生于股骨头骨骺发生以后，则出现股骨头变大、变扁，甚至丧失正常形态或形成重度扁平髋，（股骨）头、（髋）臼不对称，持重点变异，影响髋臼的发育，出现半脱位，晚期则发生退行性关节炎。由于骺板损伤，阻碍了股骨头上端发育，干骺端变短、增宽，而大转子骨骺发育正常，结果出现高位大转子及髋内翻，同时直接影响股骨头长度的生长，严重出现肢体不等长，最后发生（股骨）头坏死。

2. 先天性髋关节发育不良　主要是指尚未达到髋脱位水平的髋关节发育不良造成的股骨头缺血性坏死。女性多于男性，多在青中年发病，起病缓慢，病程迁延，发病常常是双侧，而股骨头发育多正常。其病理机制：①股骨头包容不佳，导致关节软骨营养障碍，另一方面使支持带血液运输减少而加重股骨头软骨下骨小梁缺血性坏死。②由于髋臼发育不良，使髋关节的应力分布发生异常，丧失髋臼和股骨头放射状分布压应力，股骨头失去了对体重的分散能力，使股骨头表面发生磨损、变薄，出现水平裂缝，并且失去细胞的营养供给，软骨破裂成小块，由于应力和摩擦，软骨出现全层破坏。应力最小的部位出现骨质疏松，应力最大的部位产生微细骨折和坏死。③由于髋臼不能完全包容股骨头，仅能包容正常位置的 2/3，股骨头不能与髋臼形成同心圆，出现受力不均，局部受力过大，即髋臼上缘与股骨头接触为着力点，由于长时间负重摩擦，导致股骨头着力点下方骨小梁反复发生骨折塌陷，软骨下骨骨质密度增加、变硬，骨小梁增粗，呈象牙状改变，引起股骨头局部血液循环障碍、缺血、坏死。

3. 扁平髋再发股骨头坏死　扁平髋好发于 3～12 岁的儿童，多见于男童，以单髋发病多见，偶见双侧。由于在儿童时期股骨头骨骺的血液运输较差，在外伤的作用下，引起血液供应受限，发生缺血性坏死，骨小梁消失，股骨头变扁，股骨头软骨过度增生。血管再生后，死骨为纤维组织以不规则方式所替代，晚期出现骨化带，股骨软骨增宽，股骨头变扁，呈现致密扁平状阴影。随着病变的进展，股骨头因负重而发生分节状骨折或进一步变扁，股骨颈变短、变粗，股骨头干骺部出现局限性骨质疏松区，此时病变得以修复，股骨头坏死骨被吸收，新骨重新形成，股骨头逐渐恢复光滑整齐的外缘，但其已遗留下扁平的蘑菇状变形，髋臼也变扁、变浅，外形不规则，（股骨）头、（髋）臼不对称，（股骨）头已不能被包容在髋臼内，过大的股骨头一部分被置于髋臼之外，而呈半脱位状态。这种异常的状态，则会出现异常的运动。增高的关节内压、异常的力学作用及机械损伤，再度破坏了股骨头的供血，继而发生股骨头坏死，反复损伤，股骨头再度出现坏死。

（五）血液系统性因素

血液系统疾病引起的股骨头坏死，在国外发生及报道较多，而在我国较为少见，具有明显的区域性，多见于非洲、阿拉伯半岛及地中海沿岸。在已有报道的血液病引起股骨头坏死的病例中，有以下几种：镰状细胞性贫血病、高雪病、血友病、地中海贫血等，均可引起股骨头缺血性坏死，主要是由于上述血液病的细胞过度增殖，阻塞或压迫血管，阻碍血液供应，造成关节内和骨髓内持续高压，最后造成骨坏死。这些疾病均有家族遗传、种族性，男女均可发生，多为青年人，双侧股骨头坏死多见。

1. 镰状细胞性贫血病引起的股骨头坏死　镰状细胞性贫血是一种遗传性血色蛋白疾病，本病又可简称 SKC 病。多见于中非热带地区，东南亚、印度、地中海沿岸、北美大陆也可见到，发病性别女性高于男性，多见于 6~15 岁之青少年。本病的特点是在血液中存在血红蛋白 -S 并伴有骨坏死。镰状细胞贫血，是一种由于红细胞结构异常所引起家族遗传性异常血红蛋白病，属隐性遗传。多见于黑色人种。正常人的血红蛋白 HBA 的 B 肽链第六个位上的谷氨酸，如被缬氨酸取代，就形成异常的血红蛋白 HBSS；如被赖氨酸取代，就形成异常血红蛋白 HBSC。这两种异常血红蛋白，均属多聚血红蛋白，在缺氧时 HBS 被扭曲拉长，红细胞变成镰刀状、长半月状畸形，失去正常红细胞的柔韧性和变形性，无法通过毛细血管和血管窦交界处，并在低氧时产生小血管阻塞。如果血液黏滞性也同时增加，镰状细胞就更加镰形化，就会不断地发生组织血管的梗死。这种梗死如发生在骨内微血管时，会发生微血管的痉挛与栓塞，产生疼痛危象，进而产生骨缺血性坏死。当然，最易发生骨坏死的股骨头就会较多地发生股骨头缺血性坏死。镰状细胞贫血引起骨组织发生病理改变主要有两个方面：一方面是由于溶血性贫血引起的造髓组织的增生，在组织学上表现为红髓广泛充满哈弗斯管，骨内膜吸收，骨皮质变薄，但通常无明显扩张，骨小梁吸收，骨质疏松；另一方面是血管闭塞引起的骨梗死，在组织学上表现为红髓广泛充满哈弗斯管，骨内膜吸收，骨皮质变薄，但通常无明显扩张，骨小梁吸收，骨质疏松。血管闭塞，在低氧情况下产生小血管阻塞、血栓形成和梗阻而引起骨坏死。骨梗死对出现骨危象，在早期组织学上的图像与骨髓坏死的图像相符合，而在放射线影像上却无明显改变。在症状发作后 10~40 天，骨膜下形成新生骨，并可出现不均匀的透明区。镰状细胞贫血多引起双侧股骨头坏死和塌陷，在成人的骨坏死与关节软骨塌陷类型与股骨颈头下型骨折引起塌陷相同。股骨头坏死的血管再生不完全，软骨下骨小梁断裂，在死骨与活骨区交界处，有明显纤维化或纤维软骨组织出现，相对应的活骨组织伸入到死骨骨小梁中去。而关节软骨在负重区完全分离下来，有肉芽组织或纤维组织伸入到死骨骨小梁中去，与死骨片相连，说明它不是由于整个软骨下骨被肉芽组织腐蚀的结果。

2. 戈谢病（高雪病）性股骨头坏死　高雪病是一种葡萄糖脑苷代谢遗传性缺陷疾患，为常染色体隐性遗传，是由于β-配糖体缺乏而引起的葡萄糖脑苷积蓄所致，故又称为脑苷脂病。此病在1882年被名叫高雪的人描述，故称高雪病，1932年又由Pick进一步阐述，过多的葡萄糖脑苷脂积蓄于网状内皮细胞内使其变成典型的高雪细胞。该细胞为多边形或梭形，直径为20～40μm，细胞核小并偏离在细胞的边缘，有1～4个细胞核，脑浆呈酸性，脑浆内有不规则的纤维质，细胞富有磷酸酶，多在肝、脾、淋巴结的骨髓组织内聚集。而骨骼方面的变化则是1904年由Brill所描述的，认为其发生的机制是由于高雪细胞聚集于骨髓腔内，并且这些异常细胞团块和生长变大，而使骨内毛细血管管腔受压狭窄。这样，髓腔内供血减少或阻断，进而使骨小梁坏死、吸收、增生，髓腔扩张、密度增高、囊性变、骨质疏松等一系列病理变化，晚期可有骨折使软骨凹凸不平，关节活动功能障碍，由于继发性骨质增生，在X线片上呈现斑点或条纹状密度增高影像，X线片特点是骨髓特别膨大，呈烧瓶状、锥状或杵状。

3. 血友病性股骨头坏死　血友病是一种家族遗传性凝血紊乱性疾病，其自身可出现自发性出血，或轻微外伤即可导致出血倾向。由于缺乏凝血因子Ⅷ、Ⅸ、Ⅺ所致。其共同特点是凝血活酶生成障碍，凝血时间延长，引起严重出血，甚至危及生命。血友病患者的骨与关节系统的病理改变，总的来说可以分为两个时期：一期以急性关节腔内出血为主，其特征为常继发于外伤后，可无诱因。受累关节明显肿大，其临近骨区同时受累。二期发生于一次或数次关节出血后，主要变化为慢性退行性关节病的表现。随着年龄增长，发病率渐增。血友病引起的股骨头坏死主要是凝血紊乱造成关节囊和骨内大量出血，关节囊内和骨髓内压持续增高，压迫上干骺动脉以及髓内血管，导致股骨头坏死。初期可见关节内出血、积血及关节内压升高，继之进入全关节期。由于大量含铁血黄素、纤维素沉积在骨膜下层和关节软骨中，形成肉芽及绒毛样结构，形成一层血管翳，漫及关节面。此时，关节囊肥厚和纤维化，并且有铁质在关节软骨内沉积，从而影响了软骨细胞的代谢，发生软骨细胞营养不良，软骨基质缺乏、变软，不能承受原有的机械压力，尤其是纵向压力，关节软骨发生坏死。同时，松质骨内也发生出血，骨小梁也出现坏死、吸收，形成囊变，呈现"假肿瘤"样改变。同样的机制也可见于干骺、骨干及骨膜内，结果关节发生变形变性，导致关节功能障碍及关节退行性变，最后发生关节纤维性或骨性融合。

4. 地中海贫血性股骨头坏死　地中海贫血系海洋性贫血疾病，因多发于西亚、南欧地中海沿岸区域，故称地中海贫血，是一组血红蛋白肽链量异常的血红蛋白症，为常染色体显性遗传病，具有种族史和家族史。主要特征是自幼进行性溶血性贫血，肝脾肿大，呈现小细胞低血红蛋白性贫血。此种贫血患者均有骨骼变化，红髓过度扩大，过度生长活跃，髓腔扩大，骨皮质菲薄，骨小梁吸收，纤维组织增生硬化。在儿童发生急性骨梗死，而成人发生慢性骨梗死。梗死常位于长骨端关节下区或骨干，如股骨头、肱骨头可发生节段性病损，股骨头关节软骨下皮质不连接，且有被压碎现象，形成皮质下不完全的坏死，骨密度增高，受累区周围有硬化区边，中央为密度减退区。

（六）引起股骨头坏死的其他因素

股骨头坏死是一个疑难而又复杂的疾病，其发病原因和致病因素是多方面的。除了以上几种较多见的发病原因之外，还有一些相对少见的发病原因和一些疾病能引起股骨头坏死。

1. 脂类代谢紊乱　随着众多学者对股骨头缺血性坏死的深入研究，已发现脂类代谢失调与股骨头缺血性坏死有非常密切的关系。脂类是脂肪和类脂的总称。在股骨头缺血性坏死中脂类代谢失调是一中间环节，多种原因均可引起体内脂类代谢的失调，从而导致股骨头坏死。在股骨头坏死的长期的研究过程中，很多学者发现脂类代谢紊乱与股骨头坏死有着十分重要的关系，其中包括脂蛋白异常和脂肪栓子。

（1）脂蛋白异常：通过蛋白电泳人体内脂蛋白又可分为：①α–脂蛋白又称高密度脂蛋白（HDL），主要成分为蛋白质，与高脂血症无关；②β–脂蛋白又称低密度脂蛋白（LDL），主要成分为胆固醇；③前β–脂蛋白又称极低密度脂蛋白（VLDL），主要成分为三酰甘油。后两种脂蛋白与动脉硬化有关。乳糜微粒与动脉硬化无关。β–脂蛋白和前β–脂蛋白成为动脉血管壁硬化的主要影响因素，它们和钙结合而沉积于动脉内壁，引起血管硬化，使骨毛细血管基底膜变化，进而使骨微循环供血不足，出现股骨头坏死。

（2）脂肪栓子：关于脂肪栓子学说，已为多数人所接受。国外一些学者通过大量的实验研究，证实了脂肪栓子在骨坏死中的作用。琼斯和萨考维奇曾将脂肪滴入兔的主动脉内，前5周内观察到股骨头骨下小动脉和毛细血管内出现脂肪栓子，5周后在X线片上可见干骺与骺之间出现坏死。组织学上发现骨细胞成分紊乱，髓脂坏死液化，骨髓出现非晶体碎片，骨小梁细微骨折，髓腔隙内有小死骨碎片。沙通在154例激素性骨坏死中，认为脂肪肝产生栓子，进入全身血循环，而导致骨的缺血性坏死。但是脂肪栓子学说的病理生理过程还需进一步研究和证实。

2. 痛风与高尿酸血症　痛风是一组嘌呤代谢紊乱的遗传性疾病，以血中尿酸盐增高为其特点。其如何引起股骨头缺血性坏死，目前尚不十分清楚。多数学者研究和报道认为，尿酸过高和痛风与股骨头坏死有密切关系。痛风是骨坏死直接原因或只是作为伴随的病理变化，有待于进一步研究，目前有几种学说：①痛风患者的血清碱性减低，能影响尿酸在血中的溶解饱和度，血中析出的尿酸盐沉淀于组织中。②尿酸有两种，一种尿酸的溶解饱和度为180mg/L，另一种尿酸则为80mg/L。痛风患者血清所含尿酸多属第二种，故易被沉淀于组织中。③高尿酸血症引起异常脂肪代谢导致动脉粥样硬化发病率增高，累及滋养股骨上端的血管。④高尿酸血症也可导致体内异常脂肪水平，从而引起骨脂肪栓塞。

另外，痛风性关节炎本身尿酸盐结晶沉积，也可侵蚀破坏关节软骨及软骨下骨质，在早期尿酸盐结晶可在急性发作后吸收不留痕迹，数年后，尿酸盐结晶沉积于关节面，侵蚀并取代关节软骨及软骨下骨质，形成界线清晰的穿凿样骨质缺损区。尿酸盐可沉积在关节囊、滑囊、软骨、骨质等组织，刺激血管发生急性炎症，使其充血、肿胀、瘀血、阻塞血管、软骨及骨质被吸收，最后出现骨坏死。

3. 结缔组织疾病 ①系统性红斑狼疮：系统性红斑狼疮（SLE）能否引起骨坏死，目前尚未定论，虽然许多SLE患者都合并骨坏死，但在骨坏死前一般都有激素用药史。Dabis在1960年首次报道SLE伴有股骨头坏死。Siemsin认为炎症性动脉炎是疾病的病理生理基础，因为在SLE合并股骨头坏死的患者股骨头中有血和损害，包括内膜增生，血管周围细胞浸润和栓塞，在坏死带的附近骨内区域这些情况特别明显。同时SLE引起的高凝血症，或血小板减少症，引起栓塞性微血管病变也可能导致骨坏死。②类风湿关节炎：类风湿关节炎（RA）是一种至今原因不明的慢性结缔组织疾病，是免疫介导损伤所引起的一种疾病。目前认为它的发生和持续发展与自身免疫系统有关，但如何引起股骨头缺血性坏死仍未明确。大多数学者认为，RA所致的股骨头坏死绝大多数是由服用激素所引起的；也有人认为类风湿关节炎引起局灶性血管炎或血管周围炎，导致内膜增殖，从而造成缺血性坏死。类风湿关节炎的主要病理变化在滑膜，然后波及关节软骨和骨组织，导致关节强直、畸形，晚期可发生病理性半脱位或完全性脱位，使关节进一步受到侵害，继而发生股骨头坏死。

4. 糖尿病 糖尿病是全身性疾病，也可导致骨关节病变。糖尿病引起的股骨头坏死报道极少，发病机制不清，可能与以下因素有关：①糖尿病可引起蛋白及脂肪代谢紊乱，而发生脂肪栓塞及骨质疏松；②长期控制不良的患者由于长期负钙平衡，引起骨质疏松，加以末梢神经病变而出现深浅感觉消失，出现骨小梁断裂，继而引发骨坏死；③糖尿病引起动脉粥样硬化，出现骨循环变化，导致骨坏死。

5. 大骨节病 大骨节病是一种以软骨坏死为病理特征的地方性骨关节疾病。本病多发在山丘和山谷潮湿的地方，具有一定地域性和季节性。其发病机制还不是很明确，大多数学者认为是致病因子侵犯骨端软骨，破坏骺板，使骺板弯曲变形，厚薄不均匀，软骨细胞排列不齐，骨化紊乱或停顿，使骨的纵向生长受阻，骨端变粗，骨变形、短缩，人体矮小。到成年后骨端软骨面变薄，表面凹凸不平，骨小梁排列紊乱，出现坏死灶和空泡，进而股骨头塌陷、坏死。

6. 某些毒性物中毒　如铁、四氯化碳、砷、苯等。铁中毒又称血色病，多发生在南非，这是由于南非黑人大量饮用存放在铁容器中含有大量无机铁的啤酒所引起的。因为酒中含有大量无机铁，长期饮用引起铁中毒。是由于铁中毒或是酒精中毒引起的，还是二者兼有之，尚不清楚。目前认为，铁中毒导致股骨头缺血性坏死的原因是骨质疏松的结果，另外过多铁沉积在关节的滑膜，是否可继发骨坏死还需要进一步研究。

7. 静脉疾病　由于静脉疾病，静脉瘀滞，静脉回流障碍，成为股骨头坏死的一个重要因素。很多学者的临床研究和实验研究中都证实到这一点。从文献统计来看，诸如血栓性静脉炎、下肢溃疡、肢体石膏固定过久、术后下肢浮肿等都成为股骨头坏死的病因。这类股骨头坏死的患者深静脉造影发现股总静脉、耻骨静脉和隐静脉等有完全或部分梗死，骨内造影有骨内静脉瘀滞或骨干反流，骨内压增高，血窦和小动脉压迫，进而股骨头缺血性坏死。但是关于静脉病变和骨坏死的关系，还需进一步研究。

8. 妊娠性股骨头坏死　曾有大量依据证实妇女怀孕后，肾上腺皮质功能明显增强，肾上腺皮质激素分泌增加，妊娠时非结合皮质醇水平 3 倍于未妊娠者，由胎盘产生的雌激素和黄体酮改变了肝脏中脂肪代谢，分解了内源性血浆脂蛋白，从而导致脂肪栓塞。在孕期，血清黄体酮水平增高很多，达到了皮质醇的水平。许多研究者均曾从胎盘组织中分离出皮质醇、皮质酮、醛固醇和其他皮质类固醇物质，这些物质的增加一是导致股骨头坏死的发生，二是使股骨头坏死加重。此外，左侧髂总静脉经过右侧髂总动脉后面，受发育过程中胎儿的过度压迫，这一解剖学解释加上妊娠后几个月采用左侧卧位睡眠，最终导致这类患者的左侧受累发生率高；妊娠子宫不断压迫盆腔静脉丛，使髋内外静脉瘀血，髓内压升高，造成股骨头内外血液供应障碍而致股骨头缺血性坏死；同时妊娠期体重会逐渐增加，无疑增加了髋关节的负荷，股骨头所受的承重压力增大，坏死的股骨头病情会越发加重，甚至变形、塌陷。

第三节　西医病理学

股骨头坏死及骨坏死是一种自限性疾病，破坏的骨骼经过一个时期有自然恢复的趋势。疾病初期，骨组织发生部分坏死，坏死的骨骼被肉芽组织侵袭，在坏死部分较少时，骨骼尚能承受正常的外力和身体重力，保持其正常的外形。随着病变进展，坏死区骨小梁断裂、骨组织塌陷，使整个骨骼呈碎裂状态，丧失了正常的骨结构。如在此时受到外力及身体重力的压迫，软骨及骨组织发生骨折，使股骨头呈现扁平和不规则的外形。到了恢复阶段，坏死的骨组织被破骨细胞清除，死骨逐渐被新生的骨组织爬行代替，重新组成新的骨小梁，骨的结构逐渐恢复到完全正常。但是已经变形的骨骼外形将不能完全恢复。整个病理过程大约需要两年左右。

正常的股骨头组织学表现为骨小梁分布规律，按应力骨小梁和张力骨小梁分布，软骨组织排列规则，细胞分布均匀，骨陷窝内细胞均匀分布。当其由于各种原因发生病理改变时，股骨头发生缺血性坏死过程可分为四个阶段。

（1）Ⅰ期：临床上无症状，X线片无异常发现，通过病理活检或骨髓造影才能诊断。

（2）Ⅱ期：患者显示异常不规则骨质密度增高影，主要为死骨区密度相对增高，周围骨质疏松的结果。

（3）Ⅲ期：股骨头塌陷并伴有新骨形成，修复所致的患区明显不规则，骨质密度增高。

（4）Ⅳ期：为晚期变化，股骨头明显变形，X线片见斑块状骨质疏松区及硬化区变化，并伴有继发性骨关节改变。

各种组织器官缺血性坏死的组织病理学改变基本是一致的，但骨组织缺血缺氧耐受程度略强于其他组织，同时引起骨缺血性坏死的病因大多为徐缓渐进性的，所以骨缺血性坏死的进展相对缓慢。

各种原因引起的股骨头缺血性坏死，其病理组织学表现基本是一致的，包括缺血性坏死和坏死后的修复。但坏死和修复不是截然分开的，当缺血性坏死发生至一定阶段时，修复即自行开始，随后坏死和修复交织进行。早期，其表层关节软骨仍属完好。由于其营养来自关节滑液，股骨头软骨面可较长时间保持其厚度和弹性。随着病程进展，关节软骨面可渐失去光泽，表面可出现凹陷，厚薄不均，股骨头头部失去正常的球形，晚期呈扁平状。

一、坏死期

股骨头坏死的程度取决于血液循环阻断范围的大小及时间，以及血液运输阻断的完全与否。早期骨骺血液供应阻断，坏死开始。红骨髓的改变是缺血的最早且最敏感的指征，伤后2天之内没有细胞坏死的表现；伤后4天细胞死亡，核固缩，核破裂，核消失，呈嗜酸染色。在脂肪骨髓内，5天后可显示类似的改变，可伴有小血管的坏死。相反，坏死骨小梁的骨细胞可存在较长的时间，一般骨陷窝内骨细胞需2~4周后才开始消失。骨坏死在组织学上表现为骨陷窝变空，骨组织和骨髓内细胞坏死，随后细胞、毛细血管和骨髓基质溶解，但骨小梁结构未见改变。此时关节软骨因由滑液滋养而继续成活，可较长时间保持其厚度和弹性，以后呈现灶状坏死、相邻组织充血及炎性反应。

二、修复期

此期可见新生血管及新生纤维组织长入坏死区，形成肉芽组织。在坏死骨小梁一侧，出现破骨细胞，骨质出现吸收现象，而另一侧出现成骨细胞及开始新骨形成，构成所谓潜行性代替现象。肉眼见坏死区呈灰白色，质脆软，关节软骨由于可从关节液中取得营养而不发生坏死。镜下见各种坏死组织成分，由于坏死组织崩解而引起周围活骨交界处的炎性反应，并见炎性细胞浸润至坏死区，坏死灶境界清晰。由于坏死灶周围的活骨组织反应性充血伴随出现局部骨组织吸收、周围骨组织疏松，密度低于坏死骨组织，坏死区边缘见有增生的幼稚间胚叶细胞，毛细血管及一些胶原纤维侵入坏死区的髓腔内。骨坏死2周后，骨小梁之间的原始间叶细胞和毛细血管增生，骨小梁表面间叶细胞逐渐分化成为骨细胞并合成新骨（极向分化）。新生骨最初以编织骨的形态覆盖整个骨小梁，逐渐增厚，继而表面变为板样骨。未分化间叶细胞和破骨细胞穿入死骨区进行吸收清除，并由新生骨代替，最后变为活骨，后经晚期塑造，变化为成熟骨小梁，关节软骨在修复晚期才变化。增生肉芽组织由正常骨组织向坏死骨组织伸展，与破骨细胞一同清除死骨。而这些肉芽组织逐渐转变为胶原纤维，周围部分坏死的骨小梁被不等量、不规则的新生网状骨组织包绕，逐渐吸收坏死骨小梁并取而代之。

上述只是骨缺血性坏死的一般病理发展过程，由于发生坏死的原因、部位、范围大小不同，这些反应改变的速度和程度可有很大差异。如激素性坏死，由于成骨细胞的成骨能力减弱，骨小梁表面只有少量新骨形成，X线片上很少看到坏死区局部骨密度增高。而创伤性坏死由于成骨细胞分泌功能正常，故修复较为完整。典型的股骨头缺血性坏死在后期，观察其冠状断面，可见典型的5层改变。

Ⅰ层：关节软骨。股骨头各部位软骨改变不一，有的部分基本正常，有的软骨表面粗糙不平，细胞呈灶状坏死。软骨基质变为嗜酸性。软骨之下附着的一层薄骨质，称之为软骨下骨。如软骨下骨很薄，则细胞仍存活，较厚的软骨下骨细胞常无活力。

Ⅱ层：坏死的骨及骨髓。镜下可见这部分骨质已坏死，陷窝中骨细胞消失，髓细胞被一些无细胞结构的坏死碎片代替，坏死区内常见散在的钙化灶。

Ⅲ层：纤维组织，呈灰蓝色，质软，包绕在坏死骨组织周围，含有丰富的血管组织为再生活跃区，其边缘不规则。镜下可见炎性肉芽组织，有泡沫样细胞及异物巨噬细胞。有些部分可见纤维组织致密，缺少血管；有的部分纤维组织疏松，有血管；靠近坏死骨部分，有大量破骨细胞侵蚀坏死骨表面，并可见新形成的软骨。

Ⅳ层：反应性新生骨，为纤维组织区后的周围骨质硬化带，镜下可见坏死骨的积极修复及重建，在坏死骨小梁的支架上有新骨沉积，大量新生骨形成，骨小梁增粗。

Ⅴ层：正常骨小梁，股骨颈上的正常骨组织，这一层的骨小梁与第Ⅳ层相比较细，含有丰富的髓细胞。

总之，骨坏死的基本病理变化是骨小梁表面成排的成骨细胞消失，骨细胞陷窝空虚，但骨结构仍保持着原来的支架。骨坏死的修复通常是从死亡的骨小梁表面开始，并在其周围出现类骨层和大量骨细胞呈不规则分布。

第四节　西医发病机制

股骨头坏死的发病机制尚未完全明了，有认为长期类固醇治疗及酗酒可引起高脂血症及脂肪肝，骨内超负荷脂肪栓塞伴脂肪清除力降低及血管内凝血是可能的发病机制，但临床上用脂肪乳剂输注的患者并未出现股骨头坏死，使上述说法缺乏根据。近年来有关血液高凝状态、血栓形成体质及纤溶能力下降等凝血异常导致的髓内血管内凝血学说备受关注，这在股骨头坏死动物模型制作过程中亦得到证实。但凝血异常并非骨坏死的原因，而是作为多种病因所诱发的一个中间过程。此外，髓腔内出血、髓内小动脉壁破裂及髓内压增高导致髓内进行性缺血等学说对本病病理生理及发病机制亦具一定的理论依据。更由于各种遗传、环境因素、免疫反应等高危因素的激发，最后出现骨内微循环广泛血栓形成，导致不可逆性骨缺血性坏死。目前多数认为其发病机理为多种原因引起的股骨头供血系统的破坏，使动脉灌流不足或静脉回流不畅，最终导致骨内及关节囊内压力增高，造成骨质增生、硬化、囊变。当今流行的有血液运输破坏学说、脂肪栓塞学说、骨内压增高骨细胞损伤学说等。

一、血液运输破坏学说

股骨头血液供应障碍可由骨外血管及骨血管病变引起，前者既可由于动脉损伤、手术结扎、动脉硬化、栓塞、血管炎等引起，也可由于静脉回流受阻或受到压迫所致。后者由于骨内血管血流降低或减缓，如血管内发生脂栓、气栓等。镰状细胞贫血可使红细胞破坏变形，不能通过管腔而使红细胞聚集堵塞管腔，其结果是血液黏稠度增高，血管膜下降，氧分压及 pH 降低。红细胞携氧能力大为降低，血流瘀滞及水肿又使骨内毛细血管网遭受到外在压迫，减压病时可使骨内血管遭受压迫，血管舒缩性麻痹，加之毛细血管前括约肌痉挛，亦可使血流发生反射性瘀滞而经静脉分流，致组织丧失营养。此外，血管本身的疾病如动脉硬化、动脉炎、静脉炎都可导致股骨头缺血。

骨内毛细血管和窦状隙与骨髓密切相关。不管是骨外还是骨内血液供应障碍，其最终结果将是髓内静脉血流瘀滞，表现为：①血流动力学改变：髓内压升高，静脉返流受阻，毛细血管血流停滞；②代谢生化改变：组织缺氧，发生酸中毒，局部酸碱度降低；③组织学改变：组织水肿、出血、纤维化，导致缺血坏死。

二、脂肪栓塞学说

脂质是机体细胞内液和细胞外液的重要成分。血浆脂质包括胆固醇、磷脂和三酰甘油都以脂蛋白形式运转和代谢，是脂质和蛋白质疏松结合的大分子化合物。不少作者认为，股骨头坏死与高脂血症有关。高脂血是指血脂蛋白增高或异常。肾上腺皮质功能亢进或长期接受皮质醇治疗者可伴有高脂血症，身体某些器官脂质超负荷，特别是三酰甘油，可增加骨外大、中动脉硬化而致缺血性坏死。长期酗酒可引起肝脏广泛脂肪变，脂蛋白包括胆固醇、磷脂及三酰甘油均增加，脂肪酸合成亦增加，其机制与长期接受皮质醇治疗者相同，类似有粥样硬化者，骨内血管可反复发生微脂栓。痛风患者不仅血尿酸水平增高，其继发病理变化亦与脂代谢有关，常伴有脂蛋白异常，血管可有粥样硬化改变，股骨头血管亦可发生微脂栓。

三、骨室内压力增高骨细胞损伤学说

压力增高使正常骨组织增高骨强度以抵抗外力，但当股骨头已存在微小坏死区时，增高的压力作用于病变骨与正常骨交界面上，一方面产生应力集中导致高压力，另一方面病变骨失去对这种高压力的保护性反应，使骨结构破坏。于是原坏死灶按应力分布扩展，最终出现符合应力分布图的圆锥形坏死灶。此外，若股骨头已有骨质疏松基础，其骨小梁脆弱，此时负重可直接使软骨下塌陷，使该节段血液供应因此被阻断，出现节段性坏死。骨内血管包括窦状隙为薄壁血管，虽可以弯曲，但整个埋于坚硬的骨质管道中，骨内体积恒定，无退让余地，属于不能扩张的间室。任何骨髓内占位性病变、出血、细胞浸润、增殖或脂髓为纤维化组织所代替，均可压迫血管。血流瘀滞又可迫使液体渗出，而使髓内压即骨组织内压增大，这种情况犹如四肢筋膜间室综合征，最后必然使缺血性坏死加重。

动物实验时，向兔腹主动脉远侧注射碘油制剂，可在股骨头骺及干骺端引起小局灶性坏死。注射后5周可持续出现脂栓。在兔给予肾上腺皮质激素，大部分动物骨内血管亦可见到脂栓堆集引起血管内凝血，不仅引起骨髓局灶性坏死，骨单位因为缺氧，亦可致骨细胞坏死。在修复过程中，由于再血管化缺如或不充分，加之负荷机械因素，骨小梁可变薄，浅骨板层可发生裂缝、骨折或自溶，最后发生软骨下骨节段性折裂，塌陷和反复坏死，关节软骨连续性破坏。对脂栓提法也存在争论，输注脂肪乳剂患者并未出现股骨头缺血性坏死，淋巴管造影也不能显示，因此血脂质异常很可能是骨髓脂肪坏死结果而非病因，由于骨髓脂肪碎片脱落而改变血脂蛋白水平。

上述各种有关股骨头缺血性坏死的发病机制，均有一定理论及实验根据，但也都存在一些不足。也可以认为，各种因素都相互关联，彼此影响。应当认为是血流动力学、代谢生化及生物力学等多种因素改变的结果。

第五节　钩活术的原理

钩活术治疗原理：局部解剖位置的特殊性，致使局部压力张力增高，血液循环障碍，导致疼痛和功能障碍，重则出现骨坏死和股骨头塌陷。中医理论钩活术是钩治法、割治法、挑治法、针刺法、放血法五通法并用，改变了髋关节周围软组织的张力和压力、增加了髋关节稳定性，髋关节的外环境得到了改善，解除了病理性刺激和压迫，血管神经功能恢复，血管正常扩张和收缩，血液循环加速，供血得到了改善，骨得到了正常营养，致炎致痛物质代谢吸收，股骨头坏死得到了治疗。

一、中医理论

本病中医系骨蚀范畴，以肾、肝为主，虚证则肝肾亏虚，股骨头代谢功能下降，阴阳失衡而引发疼痛和功能障碍，以补法为主。实证则风、寒、湿、痰、瘀聚结髋关节，痰瘀内停、风寒湿痹。故临证治疗时以活血化瘀、祛风除湿、舒筋通络、补益肝肾为主：股骨大转子穴＋股骨颈穴＋股骨头穴穴位组合，祛风湿、活瘀血、散痰结、益脾肾，此三穴的选择，达到了补、通（钩、割、挑、刺、推、分）、散的目的，而且直达病所，标本兼治。

1. 先天之本在于肾，肾藏精、生髓、主骨，肝主筋。先天不足，致肝肾亏虚，髓海空虚，肾不能主骨生髓，骨髓不能充养而致骨怠懈惰；肝血不能荣筋而致松弛乏力，骨痿筋松，关节活动不利。股骨头骨骺发育不良或髋臼发育不良，髋关节先天脱位，均可导致股骨头坏死：①先天性髋关节脱位，结果出现高位大转子及髋内翻，同时直接影响股骨头长度的生长，严重出现肢体不等长，最后发生（股骨）头坏死；②先天性髋关节发育不良，日久天长，功能不协调，引起股骨头局部血液循环障碍、缺血、坏死；③扁平髋再发股骨头坏死，这种异常的状态，则会出现异常的运动。增高的关节内压、异常的力学作用及机械损伤，再度破坏了股骨头的供血，继而发生股骨头坏死，反复损伤，股骨头再度出现坏死。脾胃虚弱，后天不足，又会影响到先天之肾。脾胃为后天之本，主运化水谷而为气血化生之源。正如《内经》所说："正气存内，邪不可干。""邪之所凑，其气必虚。"钩活术疗法标本兼治，肾俞、关元俞、足三里直接补肾、补脾，是为治本之法。

2. 中医认为，股骨头坏死的病机为"邪之所凑，其气必虚"。说明人体受各种原因的影响而导致脏腑功能紊乱和减退时，均可出现"血不濡内，气不卫外"，抗病能力降低。病变发生后，骨与软骨挫裂伤，气血不能贯通，经脉失去周流。《正体类要》说："肢体损于外，则气血伤于内，营卫有所不贯，脏腑有所不和。"气血阻滞，脉络不通，血循环严重障碍。肢体失去营养，再生和修复能力减弱；跌仆闪挫，或遭遇外来暴力打击，或致筋骨断裂，或为经脉瘀阻，或关节脱位，或劳损过度，或安逸不动，或久坐久站，或固定姿势等都可使髋部气血运行失畅而瘀阻，经脉不通，骨失所养。这些都是瘀血的表现。"坏死"是气滞血瘀所致，血液循环障碍属于"瘀"，血液供给受阻属于"瘀"，局部缺血、瘀血、出血、血栓形成属于"瘀"。瘀，血液凝滞，血瘀不通也，它和西医学血液循环障碍正好相吻合。钩活术疗法选用髋三穴，利用微类钩鍉针直达病所，股骨头穴＋股骨颈穴＋股骨大转子穴是瘀血形成的集中点，直接捣破瘀血，疾病自愈。

3. 六淫中以风寒湿邪最易侵袭人体。风寒邪侵袭髋部经络，气血不通，出现气滞血瘀，筋骨失于温煦，筋脉挛缩，屈伸不利，久之出现股骨头坏死。在引起髋骨痹的这三种因素中，寒邪最为重要。"风寒湿三气杂至，合而为痹……以冬遇此者为骨痹"。钩活术疗法治疗股骨头缺血性坏死配穴中选用了梁丘、血海、风市、髂前上棘穴、髂后上棘穴，祛风除湿、舒筋活络、畅通气机、活血化瘀，治风先治血，血行风自灭。

二、西医理论

缺血坏死，由于缺血造成的坏死，多种原因导致股骨头的血液循环障碍，导致骨细胞、骨髓造血细胞及脂肪细胞坏死的病理过程。治疗的原则是改善供血，治疗坏死，控制疼痛。

1. 股骨头、股骨颈的血液循环主要来自后上支持带血管，即外骺动脉；后下支持带血管，即下干骺端动脉；圆韧带血管，即内骺动脉。股骨头的供血血管长而远，穿行于髂腰肌、耻骨肌及部分终末支位于闭孔外肌腱和关节囊间，绕经股骨颈，所以当受外伤或髋关节周围软组织挛缩均易导致支持带血管破坏，影响股骨头血液供应而造成股骨头坏死；股骨头周围软组织的老化造成血管回流的障碍，造成血流瘀滞，而导致股骨头缺血。钩活术疗法直接钩治股骨头和股骨颈周围的软组织，直接改善供血和回流，使供血的路线畅通，回血的路线无障碍。

2. 髋部的软组织，尤其是肌肉组织最为发达。除了髋部的肌群外，大腿部的肌群也参与髋部的活动。因此，髋部的软组织结构较为复杂，髋部的运动除了伸、屈、展、收、旋转之外，尚有回环等复合性运动。因此，髋部骨质或脱位以后，一般移位较大，并且难以复位，或复位以后又不容易保持，从而破坏和影响股骨头部的血液供应。酒精和激素都可影响软组织，钩活术疗法既治疗髋三穴，又治疗股骨头周围的软组织穴：髂前上棘穴、髂后上棘穴、风市穴、肾俞穴等。改善软组织改善血供。

3. 外伤粘连，任何一种有活力的组织，当遭到巨大的或连续不断的创伤后，均可造成血管组织损伤，并损害其供应的组织细胞活力。骨细胞在遭到缺血后2小时，即失去合成核糖酸能力，并开始丧失正常的生理功能。正常股骨头的血液供应主要依靠囊外动脉环发出的（股骨）颈升动脉，而其中最重要的供血支是外侧（股骨）颈升动脉（上干骺动脉和头骺外侧动脉）。钩活术疗法直接钩治粘连的软组织，改变了血管的损伤原因，从而改善了血供，达到治疗的目的。

4. 先天性髋关节脱位、先天性髋关节发育不良、扁平髋都可再发股骨头坏死，长期的髋关节不协调运动，损伤软组织，损伤血管，坏死骨形成，自我修复，血管再生，血管再生后，死骨被纤维组织以不规则方式替代，晚期出现骨化带，股骨软骨增宽，股骨头变扁，呈现致密扁平状阴影。钩活术疗法其原则就是减压减张、疏通松解、调平调衡，平衡建立了、症状缓解了、控制发展了，达到了治疗疾病的目的。

三、钩活骨减压理论

人体的骨骼是由活的骨细胞所构成的人体框架，当人体受到超负荷的各种暴力作用时，骨框架的连续性受到破坏，就发生了骨折。而骨坏死则是骨细胞失去了活性，继而发生坏死。在应力的作用下，发生碎裂、塌陷、变形等。因此，骨细胞的变化，是骨坏死的基础，而框架骨的变化则是应力作用下的表现。应力使框架骨改变，因而框架骨内的压力也必然增加，框架骨内压力的增加必然影响框架骨血液循环，骨内压力的增加是病理因素又是致病因素。骨内压力的解除是治疗股骨头缺血性坏死的必然手段。

1. 压应力　在股骨头发生坏死的早期，股骨头还未发生塌陷变形时，其所受的压应力作用仍集中在一点上，即股骨头的直接负重区。如果这种压应力继续作用，坏死的软组织则会发生破裂、变形，即可出现"月牙状"的死骨分离，出现1~2mm的透明带，此种现象即所谓的"新月征"。实验证明，当骨髓内压力升高，骨内循环血量就减少，骨内循环量减少则可造成骨髓组织缺氧，缺氧则又使骨髓组织肿胀，肿胀又使骨髓内压力继续升高，这种恶性循环现象，便会导致骨缺血性坏死。这种骨髓内压力升高的释放点是股骨大转子，钩活术钩活骨减压选取的减压点就是股骨大转子。

2. 血流动力　目前，很多学者认为股骨头坏死是"髋关节的冠心病"，进而发生"心肌梗死"一样的结局。这便是"急性梗死"之说。这种学说自从1948年Chandler首先提出以来，一直延续到今天。这种学说认为，股骨头坏死可为血管内外原因，或动脉受阻所致，其最后结局便是供血障碍，而导致骨坏死的一系列病理变化。钩活术疗法直接减除骨内的压力，抽吸股骨头骨内的红骨髓，第一直接减压、第二消除骨内静脉瘀滞，压力解除直接供血、静脉瘀滞消除直接回血，供回结合，血液循环正常，疾病得到了治疗。

3. 骨室内压　骨室内压力增高，骨细胞损伤学说告诉我们，压力增高使正常骨组织增高骨强度以抵抗外力，但当股骨头已存在微小坏死区时，增高的压力作用于病变骨与正常骨交界面上，一方面产生应力集中导致高压力，另一方面病变骨失去对这种高压力的保护性反应，使骨结构破坏。于是原坏死灶按应力分布扩展，最终出现符合应力分布图的圆锥形坏死灶。血流瘀滞又可迫使液体渗出，而使髓内压即骨组织内压增大，这种情况犹如四肢筋膜间室综合征，最后必然使缺血性坏死加重。钩活术钩活骨减压在最合适的位置解除了骨内的压力，使血流瘀滞解除、液体渗出减少、静脉回流畅通、炎性物质代谢吸收，由恶性循环状态转变为良性循环状态。

第六节　股骨头缺血性坏死诊断

股骨头缺血性坏死诊断的三个阶段：①怀疑阶段：患者有患髋疼痛和髋关节活动受限，X 线检查可以正常或接近正常。②可能阶段：根据血流动力学或放射性核素、CT、MRI 检查进一步证明股骨头缺血性坏死的可能，MRI 检查是临床较为常用、无损伤而且准确率很高的检查方法，准确率几乎可以达到 100%。③确诊阶段：主要根据病变经组织学活检证明是股骨头缺血性坏死。

一、症状

1. 疼痛　股骨头缺血性坏死早期可以没有临床症状，而是在拍摄 X 线片时发现的，最常见的早期症状是髋关节或膝关节疼痛，疼痛可为持续性或间歇性。休息时亦有疼痛，下床活动后疼痛加重。疼痛可为髋部刺痛、钝痛或酸胀不适等，向腹股沟区、臀后侧、外侧或膝部放射，该区可有麻木感。疼痛性质在早期多不严重，但逐渐加重，也可受到外伤后突然加重，经保守治疗后可以暂时缓解，但经过一段时间会再度发作。原发疾病距离疼痛出现的时间相差很大，例如：减压病常在异常减压后几分钟或几小时出现关节疼痛，但 X 线片上表现可出现于数月乃至数年以后；常年服用激素常于服药后 3～18 个月之间发病；酒精中毒的时间很难确定，一般有数年与数十年饮酒史；股骨颈骨折合并脱位，疼痛发生的时间为伤后 15 个月～17 年，其中 80%～90% 患者在伤后 3 年内发病。

2. 活动受限　早期患者髋关节活动正常或轻微丧失，表现为某一方向活动障碍，特别是内旋，这是一个重要体征。应在半卧位伸髋及屈膝屈髋 90°位进行屈伸、内收、外展及内旋检查，双侧对比，才能发现。随着病情的发展活动范围逐渐缩小，晚期由于关节囊肥厚挛缩，髋关节向各方向活动严重受限，出现纤维强直，类风湿合并的股骨头缺血性坏死患者晚期可有髋关节骨性融合。

3. 跛行　早期患者由于股骨头内压增高，髋关节内压增高和缺血而产生疼痛，出现间歇性跛行，休息后好转。以后由于股骨头软骨面破裂，骨内压可因此减低，疼痛随之缓解。晚期患者由于股骨头塌陷，骨性关节炎及髋关节炎半脱位可有持续性跛行。股骨头塌陷者，因患肢缩短而跛行。骨性关节炎患者由于疼痛及晨僵，常有跛行，晚期由于屈曲、外旋、内收畸形，跛行加重。

二、体征

髋关节无明显肿胀、畸形，亦无红、热，可有股四头肌及臀大肌萎缩，腹股沟区压痛。常有跛行步态，股骨头塌陷严重者可伴患肢短缩。患者常有大转子叩击痛，局部深压痛，内收肌止点压痛，部分患者患肢轴向叩击痛阳性。早期 Thomas 征、"4"字实验阳性。晚期由于股骨头塌陷，髋关节半脱位，Allis 征及单腿独立实验（trendelenburg）征可呈阳性。伴阔筋膜张肌或髂胫束挛缩者 Ober 征可呈阳性。其他体征还有外展、外旋受限或内旋活动受限，患肢可有缩短，肌肉萎缩，甚至有半脱位体征。伴有髋关节脱位者还可有 Nelaton 线上移，Bryarnt 三角底边小于 5cm，沈通线不连续。

三、辅助检查

化验室检查血象正常，血沉无加快，类风湿因子阴性，抗链球菌溶血素 O 无升高，组织相容性抗原 HLA－B_{27} 阴性。X 线片可发现 Ficat 分期 I 期以上的骨坏死。但阳性率依医师的经验而定，常常遗漏早期病例。CT、ECT 明显提高诊断的阳性率。最有价值的影像学检查是磁共振成像（MRI），可早期发现骨坏死的存在。有效率几乎可达到 100%。

四、组织学检查

早期诊断可以防止股骨头塌陷，是治疗股骨头缺血性坏死的关键。目前公认早期诊断的方法主要有 DSA、MRI、组织学检查、骨内静脉造影、放射性核素扫描、CT。组织学检查是诊断股骨头缺血性坏死的明确指标。包括三种方法：

（一）髓芯活检

亦称为核心活检、轴心活检、岩心活检、中心活检。器械：长 35cm 的空心钻头、前端为锯齿形，后端有便于操作的横向把柄。空心圆钻表面有分度标记，以便测知插入的距离。可制成三种直径：6mm、8mm 及 10mm。每一钻头配置 2 个钻芯，短的一个可使空心钻用锤击入时不使出口发生畸形。一个长 36cm 的稍长针芯，以作骨活检标本取样之用。麻醉：硬膜外麻醉；体位：仰卧位，患侧垫高40°；切口：以股骨大转子外侧为中点做纵形切口。

1. 操作步骤　暴露大转子基底部，沿阔筋膜张肌及股外侧肌纤维方向予以分开，用前、后拉钩暴露股骨外侧，于股骨颈延长线用峨眉凿将外层皮质凿去一小片，沿此缺口用空心钻持续旋转逐渐插入，方向指向股骨头上端部分，该头于标记摄片时用皮肤标记标明。前倾角必须做出估计，如用X线电视屏操作就简单得多，器械的推进可以正、侧位同时观察，如股骨头明显硬化，钻头不易进入，可将短针芯用铁锤轻轻捶击，以免损伤空心钻开口。钻头插入深度可从刻度测知，以达软骨下4～5mm为宜。到达所要求的部位后，将空心钻钻头旋转数次，再继续旋转下缓慢退出，并将短芯重新插入空心钻内。由于标本与钻头管壁的摩擦力大于标本与邻近骨质的张力，标本用此法取出，标本随针芯一并退出，置于10%甲醛缓冲液中。有时于股骨颈或股骨头部不同部位用小空心钻钻取第一个标本，或因取第一个标本时方位不准确，或因拟于X线片表现明显处取标本。髓芯残腔用生理盐水冲洗后任其敞开，股外侧肌、阔筋膜张肌及皮肤分层缝合，并置引流管做负压引流。

2. 术后处理　卧床休息，数天后可起床活动，3周后负重。

3. 活体标本　标本长5cm，为圆柱形骨质，观察标本外形、结构、密度、颜色和坚固性。正常时股骨颈区骨质呈红色，头部呈黄色伴散在红色，股骨头近端部分较远端的股骨颈致密，标本对手的捏挤有抵抗性，仍可挤碎。标本坚硬如木或近乎液体均为病理征象。在股骨上端，由于标本取自股骨颈轴心线上，因此可看到平行但远端呈分散的骨小梁，在近端很容易看到平行骨小梁。

4. 光镜检查　电镜检查可在缺血后4小时发现细胞学变化，而用光镜检查至少需缺氧24～72小时，在细胞自溶前可以认识到其改变。最早可发现的骨坏死特征是出血，造血成分损失，脂肪细胞核缺失，微小脂肪囊泡和骨髓坏死，有时伴有纤维蛋白沉积。

（1）松质骨小梁：松质骨小梁由骨板组成，骨板内骨单位呈环形，结构不十分明显。骨小梁聚在一个区域内，区域里哈弗斯管相当少，内板形成弓状，沿骨小梁方向排列。骨小梁以0.1～0.5mm不等，并为0.5mm至数毫米厚的骨髓间隙所分离，表面细胞很少成活力现象，在特殊情况下能偶尔见破骨细胞，骨小梁内无吸收性陷窝，且破骨细胞活动亦很少见。骨细胞平均分布于骨小梁的陷窝内，周围为坚强的细胞间质。有些陷窝为空虚状，或许因为组织切片很薄，切片制备过程中骨细胞散在，或因细胞死亡。但如果细胞陷窝空虚量超过30%时即为病理变化。在许多实验研究中，骨细胞核缺失被称为骨坏死的依据，但其敏感性与特异性均较低。光镜下，骨细胞常显示皱缩，那么，在常规处理的脱钙组织中，脱核固缩并不是细胞死亡的可靠征象，而且，缺血后骨细胞核仍可在骨内持续存在。实验研究表明，甚至完全缺氧、骨细胞完全消失之前，它可保持 48 小时至 4 周，因此，细胞核存在或缺失不是判断骨活性的唯一标准。

（2）骨髓：包括四种成分，造血细胞、脂肪细胞或间隙毛细血管及少许占据表面的结缔组织结构（包括血管周围的胶原纤维、网状纤维、少量网状细胞和组织细胞）。造血细胞（红骨髓）很少占据整个细胞间隙，常与脂肪组织混合。红骨髓分布各处呈斑点状，有时有很大的多核细胞——巨核细胞。脂肪细胞是很大的细胞，有一扁平细胞核，核居边缘，细胞圆形，当形成大片纯粹脂肪组织时为多边形。其直径为 20 ~ 30μm。脂肪细胞为周围的毛细血管所分隔，细胞间毛细血管有时为扁平，无功能，有时为扩张和活动的。通过水合作用和脱水作用，血管窦、细胞间毛细血管和脂肪细胞相依存，形成一体。脂肪细胞可大可小，当出血时，间隙毛细血管扩张，脂肪细胞则萎缩。有些学者认为脂肪细胞来自血管外膜的网状结构，在某种情况下有些骨髓细胞有网状组织支持和保护。脂肪细胞、网状细胞及内皮细胞之间的形态学和生理学之间的联系，在骨髓的生理学和病理学方面起着重要作用。

5. 髓芯活检的意义　髓芯活检所取标本为股骨头骨松质组织，对股骨头缺血性坏死早期诊断是很重要的。在取材的同时，它又进行了髓内减压，从而打破了静脉瘀滞而造成缺血的恶性循环，对于股骨头的修复有利。从治疗上讲，髓芯活检由于减低了髓内压，可以缓解疼痛，防止病情的进一步发展，促进股骨头血管的再生。但是，如果髓芯活检没有到达坏死区域交界区，则标本上只见到骨松质，不能做出诊断。这种假阴性结果是由于不适当取材造成的。活检能到达已证实坏死的交界区，将会显示坏死骨小梁及表面的新生骨。

（二）骨组织内压力测定

骨内压是一种组织压力或间隙压力，称髓内压更为准确。股骨头缺血性坏死患者，由于股骨头静脉回流受阻，常有骨内压增高。

1. 器械测压套管针，骨内压测量仪和骨内压记录仪。测压套管针为不锈钢制成，直径 3 ~ 5cm，针长 8 ~ 15cm。针芯尖露出针套外 3mm，呈三棱形，目前国内普遍采用河南医科大学骨科研究所研制的 HM004 - Ⅰ型或 HMU - Ⅰ型骨内压测量仪和 HMU - Ⅰ型骨内压测量仪。

2. 测压方法　患者仰卧，大转子常规消毒。采用全身麻醉会使骨内压增高，所以采用局部麻醉。依次浸润皮肤、皮下组织及骨膜，套管针在影像增强透视下定位，将皮肤戳一小口，于股外侧肌起点近侧 1.5cm 将套管针水平插入，与身体纵轴成直角，用锤将针击入大转子 2cm 左右，压力传送器置于直立位与套管针高度相同。导管连接在压力传送器三路开关上，接上抽满肝素盐水 20ml 的针筒，导管和各部内必须排空气泡。正常情况下，套管针取出后应有一滴混油脂肪的骨髓血液充满套管针管腔，如无此脂肪混合液，则套管需用细长脊髓穿刺针将肝素盐水灌注，确保整个器械充满液体。导管中三路开关需保证不漏。在测压过程中，嘱患者切勿变更体位、躁动、咳嗽、喷嚏，并尽量维持血压平稳。骨内压的正常波动范围比较大，最好健、患侧同时测量进行对比。正常人股骨头骨内压平均为 3.3kPa（25mmHg），高于 4 kPa（30mmHg）即为不正常。股骨近侧干骺端骨内压平均为 2.28kPa（17.2mmHg），范围为 1.6 ~ 3.47kPa（12 ~ 26mmHg）（Alent），股骨颈者平均为 2.5kPa（18.7mmHg）（Arnoldi），儿童股骨近端的骨内压值略高于成人。

3. 压力试验　本实验为骨髓血管床容量的血流动力试验。向转子内注入 5ml 生理盐水，将三路开关中同向套管的开关开放，将同向压力传送器的开关关闭，使导压管与压力传送器相通，此时管内压测量仪显示的压力值和记录仪打印的压力曲线和相应数值称为注射压；注射 5 分钟后的压力称为加压试验压。一般正常骨和病变骨在注射后骨内压均升高，但病变骨的上升幅度明显大于正常骨，并且正常骨的注射压很快即下降至正常或接近基础压，而病变骨者在 5 分钟后仍然下降幅度很小而且明显高于基础压。

压力试验可以获得各种数据。首先应注意注入液体时的阻力，正常时液体注入如同静脉推注，骨内有病变存在时，注射阻力明显增大。其次注意疼痛，骨内注射时可以发生亦可以不明显发生疼痛。最后注意注射对骨髓内压力的反应，如果注射压力明显升高，压力 5 分钟后维持 1.33kPa（10mmHg）以上，则为病理性的，试验即为阳性。

4. 骨组织内压力测定的意义　压力试验可以使我们发现潜在的病理变化，当病变尚不足以使骨内压力发生病理变化时，进行本试验，可使骨髓血液循环超负荷而诱发局部压力升高，从而能早期发现病理变化，证明股骨头静脉回流紊乱，并预示股骨头内有血液瘀滞。

（三）关节镜下组织观察

1. 器械关节镜、探针、各种手术器械及灌注吸引针。

2. 操作方法

（1）仰卧位：患者仰卧于骨折整复台上牵引患肢。对侧腿于屈曲外展位以不形成妨碍，会阴部垫好衬垫，以防压疮。手术区域向前达股动脉，向后达大转子后部，用消毒单包裹 X 线机的头部。从腹股沟韧带下的出口标出股动脉的走行，同时标出大转子和髂前上棘的轮廓。于股动脉外侧 4cm 和腹股沟韧带下约 4cm 做第一入口，以 25.4 ~ 30.5cm 的 18 号腰穿针与头部约呈 30° ~ 45°角穿入。在 X 线影像增强器的引导下，顺髋臼前壁进入髋关节（此时下肢牵引的力量为 300 ~ 500N，关节 7 ~ 8mm）。一旦穿刺针进入关节腔，空气进入消除了关节腔内的真空状态，可使关节间隙进一步加大。用30～50ml的液体最大限度地扩张关节腔，拔出穿刺针，在原入口的部位做一个皮肤切口，再在X线的监视下，沿穿刺针的方向插入一个锐性套管针，进入关节囊后，换为钝性套管针，将关节镜连于套管，接上入水管向关节内放水。使用30°、70°关节镜检查关节，可以观察到股骨头髋臼前部前缘，还可能观察到关节内下的入口，为取出关节内游离体提供入口。此入口位于关节镜入口稍外侧或更外侧，同法用穿刺针在X线影像增强器的监视下插入关节内，再沿针的方向插入锐性和钝性套管针。如入口比第一个入口稍偏外，为防止股外侧皮神经受损，应做皮肤有限的切开，显露并保护股外侧皮神经。

（2）侧卧位：患者仰卧并采用前入口时，很难观察到髋关节的后部，两侧卧位则可解决这个问题。患者侧卧位，髋关节外展于20°～45°之间。不要屈髋，以防坐骨神经受到牵拉，手术区域向前达股动脉，向后稍过大转子的后部，用22.7kg的力量，将髋关节牵开8mm，标出股动脉、髂前上棘、腹股沟韧带以及大转子的前部、后部和上部的轮廓。在大转子上缘前方，在X线影像增强器的引导下插入18号腰穿针进入髋关节，注入30～50ml液体扩张关节，沿同一方向，插入锐性套管针，进入关节囊后，换上钝性套管针，插入深度足够后，拔出针芯，插入关节镜，接上入水管。为了观察髋关节前角，还需在髋关节前方选择一个入口，入针点在髂前上棘矢状线与大转子近侧顶点的水平线交点，针与头侧成45°，与内侧成20°，股外侧皮神经紧邻此口。为防止其损伤，于皮肤做小切口，分离皮下组织，以避开神经，当套管针穿过时可将神经推开。除此两个入口外，还可在大转子后上角或大转子与前侧入口之间的任何地方做切口，关节镜可选择不同的入口进入，通过旋转患肢，使髋关节充分显露。关节镜最好选择70°或90°的。

（3）术中所见：股骨头坏死者髋关节滑膜肥厚、水肿、充血，关节内常有不等量关节液，股骨头软骨常较完整，但随着疾病的发展，可出现软骨面皱褶、压痕、关节软骨下沉，甚至软骨破裂、撕脱，使骨质外露，表明股骨头已塌陷，更有甚者股骨头变形，头颈交界处明显增生，呈蕈状。髋臼表面软骨早期多无改变，个别病例有关节内游离体。通过股骨头颈开窗处和髓芯活检的大转子到股骨头的通道处，观察到骨小梁及微小血管的变化情况：在缺血早期，可见到微小血管大部分栓塞，创面出血明显减少，骨小梁呈微黄色，排列不规则，部分骨小梁断裂，在骨缺血晚期可见到明显的死骨形成，其骨小梁结构已不易分辨，呈现出乳白色珊瑚礁样改变，微小血管也不能见到，而正常的骨小梁呈淡红色和白色相间排列，其间的微小血管在创面明显出血，无闭塞。

3. 关节镜分期标准

Ⅰ期：正常关节面，无裂隙；

Ⅱ期：关节表面有裂隙，但没有压迫后可回弹的碎块；

Ⅲ期：出现压迫回弹性骨软骨面；

Ⅳ期：软骨面塌陷；

Ⅴ期：关节软骨面与软骨下骨完全脱离出现分层现象；

Ⅵ期：股骨头与髋臼均表现为严重退行性变。

4. 关节镜检查的意义　关节镜检查具有损伤小、操作简单的优点，可以直接观察髋关节内部病变，但其观察视野局限。在关节镜的监视下，观察股骨头关节表面的损伤情况，不仅可以了解关节软骨是否有断裂，判断塌陷的程度，从而决定是否采用保留关节的手术或选择何种手术方法，而且还能将一些小的骨赘及凸凹不平处，用刨削器进行修整，使手术后疼痛症状得以缓解，还能对滑膜的病变进行治疗。关节镜的应用，在放大 20 倍的情况下，不仅可以观察到股骨头内骨组织坏死范围、程度，使治疗更加准确，避免了死骨的残留，而且还能在术中进行微观检查，使诊断更加明确，通过关节镜观察能直接取组织活检。

各种影像学检查方法的比较：

X 线平片诊断早期股骨头缺血性坏死的敏感性仅为 41%，而 CT 可清楚地显示股骨头缺血性坏死早期骨小梁"星芒状结构"的改变，观察股骨头缺血性坏死区内囊变、塌陷和碎裂等改变，CT 也较 X 线平片具有明显的优势。目前，已将 CT 作为诊断股骨头缺血性坏死特别是确立早期病变的常规检查手段，其应用价值已属公认。但 CT 不如 MRI 能直接反映病变初期血窦扩张的骨髓水肿的形态变化。MRI 是可见骨改变的非侵入性方法，在所有诊断骨坏死的方法中，其为最敏感最特异的手段。MRI 软组织分辨率比 CT 高，图像层次丰富，可获取任意方向的多参数成像，定位和定性诊断比 CT 更准确，不但能显示解剖形态学变化，而且还可以提供病理及生化方面的信息，因此，可更好地显示股骨头缺血性坏死早期病变，如骨、软骨、关节及软组织等受累的情况。

五、舌脉检查

舌淡、苔薄白或薄黄，脉弦或沉或滑。

诊断要点：在症状和体征具备、影像学检查结果的支持下，综合检查排除其他病，基本可以确诊，但是经组织学活检证明是股骨头缺血性坏死更为准确。

第七节　鉴别诊断

股骨头缺血性坏死是临床比较复杂的疾病，鉴别诊断无论在诊断方面，还是在疾病理论研究、临床研究、临床指导、疾病预后等方面都有重要意义。

一、髋关节骨关节病

髋关节骨关节病亦有称之为肥大性关节炎、增生性关节炎、老年性关节炎、退行性关节炎、骨关节病等，分为原发性及继发性。原发性多发于 50 岁以上肥胖者，常为多关节受损，发展缓慢。早期症状轻，多在活动时发生疼痛，休息后好转。严重时休息亦痛，与骨内压增高有关。髋部疼痛因受寒冷、潮湿影响而加重，常伴有跛行，疼痛部位可在髋关节的前面或侧方，或大腿内侧，亦可向身体其他部位放射，如坐骨神经走行区或膝关节附近，常伴有晨僵，严重者可有髋关节屈曲、外旋和内收畸形，髋关节前方及内收肌处有压痛，Thomas 征阳性。除全身性原发性骨关节炎及附加创伤性滑膜炎以外，血沉在大多数病例中正常。关节液分析：白细胞计数常在 1.0×10^9/L 以下。X 线表现为关节间隙狭窄，股骨头变扁、肥大，股骨颈变粗变短，（股骨）头（股骨）颈交界处有骨赘形成，而使股骨头呈蕈状。髋臼顶部可见骨密度增高，外上缘亦有骨赘形成。股骨头及髋臼可见大小不等的囊性变，囊性变周围有骨质硬化现象，严重者可有股骨头外上方脱位，有时可发现关节内游离体，但组织病理学显示股骨头并无缺血，无广泛的骨髓坏死，显微镜下可见血流瘀滞、髓内纤维化、骨小梁增厚现象，这与血循环异常有关。这是与股骨头缺血性坏死的重要区别点。继发性髋关节骨性关节炎常继发于髋部骨折、脱位、髋臼先天性发育不良、扁平髋、股骨头滑移、Legg–Calve–Penhe 病、股骨头缺血性坏死、髋关节感染、类风湿关节炎等，常局限于单个关节，病变进展较快，发病年龄较轻。

二、类风湿关节炎

类风湿关节炎在髋关节起病少见。出现髋关节炎时，患者上下肢其他关节常已有明显的类风湿性病变。一般累及双侧髋关节患者多为 15 岁以上的男性青年。患者可有食欲减退、体重减轻、关节疼痛、低热等前驱症状，常伴有晨僵，随后关节肿胀、疼痛，开始可为酸痛，随着关节肿胀逐渐明显，疼痛也趋于严重，关节局部积液，温度升高。开始活动时关节疼痛加重，活动一段时间后疼痛及活动障碍明显好转。关节疼痛与气候、气压、气温变化有相连关系，局部有明显的压痛和肌肉痉挛，逐渐发生肌肉萎缩和肌力减弱，常有自发性缓解和恶化趋势相交替的病变过程。类风湿关节炎是全身性疾病，除关节有病理改变外，逐步涉及心、肺、脾及血管、淋巴、浆膜等脏器或组织。患者可有类风湿皮下结节，常见于尺骨鹰嘴处及手指伸侧，在身体受伤部位也可能见到，X 线表现可有关节间隙狭窄和消失，髋臼突出，股骨头骨质疏松、萎缩、闭孔缩小、关节强直，除髋关节外四肢对称性的小关节僵硬、疼痛、肿胀和活动受限。化验检查可有轻度贫血，白细胞增高，血沉加快，类风湿因子阳性，部分患者抗链球菌溶血素 O 升高，α₁ 球蛋白在类风湿慢性期明显增高。α₂ 球蛋白在类风湿早期即升高，病情缓解后即下降，β 球蛋白升高时类风湿病情严重。γ 球蛋白升高则反映临床症状的发展，类风湿患者血清免疫球蛋白（Ig）升高率为 50% ~ 60%，多为 IgG 和 IgM 升高，滑液凝块试验见凝块点状或雪花状，关节渗液的纤维蛋白凝固力差，滑膜和关节组织活检呈典型的类风湿病变。类风湿髋关节炎常合并股骨头缺血性坏死，其原因：①可能为类风湿本身造成关节软骨面破坏，滑膜炎症，影响股骨头血液运输，造成股骨头缺血性坏死；②为治疗类风湿而大剂量应用激素。

三、髋关节结核

髋关节结核患者多为儿童和青壮年。髋关节结核中，单纯滑膜结核和单纯骨结核都较少，患者就诊时大部分表现为全关节结核。发病部位以髋臼最好发，股骨颈次之，股骨头最少。患者有消瘦、低热、盗汗、血沉加快。起病缓慢，最初症状是髋部疼痛，休息可减轻。由于膝关节由闭孔神经后支支配，儿童神经系统发育不成熟，由闭孔神经前支支配的髋部疼痛时，患儿常诉说膝部疼痛。成年时发病的髋关节结核，髋关节疼痛十分剧烈，夜不能卧，一直保持坐位，随之出现跛行。病侧髋关节有时可见轻度隆起，局部有压痛，除股三角外，大转子、大腿根部、大腿外上方和膝关节均应检查是否有肿胀。晚期患者可见髋关节处窦道形成。早期髋关节伸直，内旋受限，并有髋畸形，Thomas 征及"4"字试验阳性。足跟叩击试验阳性。合并病理性脱位者大转子升高，患肢短缩，且呈屈曲、内收位。X 线检查对本病的早期诊断很重要，应拍骨盆正位片，仔细对比两侧髋关节。单纯滑膜结核的变化有：①患侧髋臼与股骨头骨质疏松，骨小梁变细，骨皮质变薄；②由于骨盆前倾，患侧闭孔变小；③患侧的滑膜与关节囊肿胀；④患侧髋关节间隙稍宽或稍窄，晚期全关节结核关节软骨面破坏，软骨下骨板完全模糊。结核菌素试验适用于 4 岁以下的儿童，髋关节穿刺液做涂片检查和化脓菌及结核菌素培养，对本病诊断有一定价值，但髋关节位置深在，有时穿刺不一定成功。手术探查取组织活检，是最准确的诊治方法。

四、化脓性关节炎

化脓性关节炎一般多发于婴幼儿和少年儿童，感染途径多数为血源性播散，少数为感染直接蔓延，起病急，全身不适，疲倦，食欲减退，寒战，高热，髋关节剧痛，活动时加剧。患肢常处于屈曲、外展、外旋的被动体位。由于闭孔神经后支分布于膝关节处，亦可有膝关节疼痛、髋关节肿胀，触之饱满并有明显压痛，髋关节屈曲，内、外旋，内收，外展均受限，足跟叩击试验阳性。Thomas 征阳性。白细胞及中性分属增高，血沉加快，血培养可有致病菌生长。髋关节穿刺发现髋关节液呈血性浆液性或脓性混浊性，检查可发现大量白细胞、脓细胞，细菌培养可发现致病菌。X 线表现早期可见髋关节肿胀积液，关节间隙增宽，感染数天后脓肿可穿破关节囊向软组织蔓延，X 线可见关节软组织肿胀，主要表现为闭孔外肌及闭孔内肌征。关节软骨破坏后，关节间隙变窄，软骨下骨质疏松破坏，晚期化脓性病变从关节囊、韧带附着处侵入，形成骨内脓肿，很快出现骨质破坏，关节塌陷，关节间隙消失。最后发生骨性融合。

五、强直性脊柱炎

强直性脊柱炎常见于男性，20 ~ 40 岁多见。最多见于骶髂关节和腰椎，其次为髋、膝、胸椎、颈椎。髋关节受累者大都伴有骶髂关节、腰椎的病变。本病起病缓慢，多表现为不明原因的腰痛及腰部僵硬感，晨起重，活动后减轻。由于骶髂关节炎的反射，部分患者出现坐骨神经痛症状，以后腰腿痛逐渐向上发展，胸椎及胸肋关节出现僵硬，出现呼吸不畅。颈椎活动受累时，头部活动受限，整个脊柱严重僵硬。由于椎旁肌痉挛，患者站立或卧位时，为了减轻疼痛，脊柱渐呈屈曲位，患者表现为驼背畸形。早期骶髂关节可有局部压痛，骨盆分离试验、挤压试验阳性。一般于起病后 3 ~ 6 个月才出现 X 线表现。骶髂关节最早出现改变，显示髂骨软骨下有磨砂样增生带。病变进一步向上蔓延，侵犯整个关节，关节边缘呈锯齿样，软骨下硬化带增宽，骨线模糊，关节间隙消失，骨性强直。脊椎的改变发生在骶髂关节病变之后，髋关节受累常为双侧，早期可见骨质疏松，关节囊膨隆和闭孔缩小。中期关节间隙狭窄，关节边缘囊性改变或髋臼外缘和股骨头边缘骨质增生（韧带赘）。晚期可见髋臼内陷或关节呈骨性强直。化验检查可有轻度贫血，血沉加快，血清碱性磷酸酶增高。最近研究表明，90% 以上的患者组织相容性抗原 HLA – B$_{27}$为阳性。

六、反射性交感神经营养不良综合征

反射性交感神经营养不良综合征（reflex symthetic dystrophy syndrom，RSDS）是一种肢体损伤后，以血管神经功能紊乱起源的疼痛综合征。过去用过不少名称，如肢体创伤后骨质疏松、急性骨萎缩、Sudeck 骨萎缩、灼性神经痛、反射性神经血管营养不良等。交感神经营养不良的表现范围可能很大，常有一些致病因素，包括损伤，好像是轻微的，或者是神经性或心肺疾病，常常突然发生或突然加重，受累关节可呈水肿。总的说来临床特征是伤肢剧烈的灼样痛，皮肤光亮、萎缩、易脱皮、皮肤苍白、发绀、浮肿或感觉过敏，皮温升高或降低。患肢关节运动受限，掌腱膜肥厚并可屈曲挛缩。另外有脱发、指甲变脆表现。X 线表现为骨质疏松，甚至出现进行性骨质减少，于近关节区更为明显。这种骨质疏松很像II期的股骨头缺血性坏死，而后者的骨质疏松更广泛，且有小囊变。当 X 线片未出现征象前，即有毛细血管增生水肿，滑膜下纤维化。骨内血管壁增厚，骨小梁非常薄，骨髓呈局灶性破坏，骨内静脉造影也常表现为骨干反流，骨内静脉瘀滞。总之，RSDS 是一种与骨坏死不同的疾病，它们血管变化的原发因素和细胞发生病理变化不同，但两者在组织上所造成的后果，却有些相似。有人认为，RSDS 十分严重，且持续时间很长，是由于静脉瘀滞而造成骨和髓组织的实际坏死。

七、髋关节色素沉着绒毛结节性滑膜炎

髋关节色素沉着绒毛结节性滑膜炎多见于青壮年，男女患病率无差别，患髋关节肿胀，逐渐加重。发病开始仅感局部不适，无髋关节疼痛，之后可有轻微疼痛，并出现关节活动受限。症状加重与缓解可交替出现，但总的趋势是疼痛逐渐加重。由于髋关节位置深，周围软组织肥厚，难以触摸关节内的包块。但体格检查可发现患髋关节较对侧饱满。关节活动明显受限，可出现股四头肌的废用性萎缩，关节穿刺可抽出血性或咖啡色液体，病理检查可见绒毛结节。术中切开关节囊，可见滑膜棕色或有棕黄绒毛和结节生长，伴有水肿，肥厚充血。X 线片基本特征是早期骨侵犯，可见髋臼、股骨头、股骨颈呈多囊性改变，可分为三种类型：①大而多发囊肿型：股骨颈部出现较大椭圆形囊肿，有硬化型，股骨头及髋臼可见多数小囊肿；②骨关节炎型：关节间隙早期消失，股骨头与髋臼有弥漫性多发小囊肿；③骨关节病型：关节间隙狭窄，可有骨赘形成及软骨下骨硬化。

八、髋关节良性肿瘤

髋关节良性骨肿瘤生长于股骨头部很少，由于股骨头、股骨颈的截面小，相对承受的压应力和张力较大，骨密度大，有利于良性骨肿瘤的生长。

九、髋关节的恶性肿瘤

侵袭力强的骨肿瘤可以侵蚀股骨头颈部，由于骨小梁的代偿性变化可出现类似良性病变的表现，股骨头颈血供差，肿瘤组织易发生坏死、液化，表现为囊性变，以软骨母细胞瘤最易侵犯股骨头部。本病常见于 10～20 岁的青少年，男性多，以疼痛为主要症状。活动后疼痛加剧。髋部病变位于股骨头骨骺中，可引起髋关节功能障碍。本病进展缓慢，可多年无明显进展，疼痛轻微，X 线片可见股骨头骨骺部或近骨骺端有一圆形或椭圆形的透亮区，为中心或偏心性生长，边缘清晰，可有硬化壁，很少有骨膜反应。肿瘤内可有斑点状或斑片状钙化阴影。

第八节　分型分期辨证

股骨头缺血性坏死是临床比较复杂的疾病，分型分期辨证在理论研究、临床研究、临床指导、疾病预后等方面都有重要意义。

一、中医辨证

采用中医学传统理论进行辨证分型，以八纲辨证为主，此类分型亦为临床常用。然而究竟分为几型，众多医家颇不一致，根据现有报道，分为四型至十余型不等。笔者认为，临床辨证纷繁复杂，千变万化，再细的分型方法也不可能完全概括，但提纲挈领的分型，对于诊病论治仍然是需要的。笔者在分析对比各类分型的基础上，结合自己的心得，提出以虚实为纲的分型，供同道参考。

1. 实证

（1）气滞血瘀型：多见于中青年患者，有髋关节脱位、股骨颈骨折等髋部外伤史。患髋疼痛，呈胀痛或刺痛，痛处固定，向膝部放射，跛行，久坐久卧后疼痛加重，适当活动后疼痛减轻，但大幅度活动后疼痛又加重，夜间加重，患髋活动度减小，舌紫黯或有瘀斑，脉细涩或沉弦。

（2）湿热内结型：多见于长期较大量饮酒、吸烟、素体肥胖或喜食甘醇厚味的患者。髋部持续作痛，时有灼痛，下肢沉重，口干舌燥，手足心热，小便黄赤，大便干结，舌质红，苔黄腻，脉滑数。

2. 虚证

（1）气血两虚型：多见于病程较长或年老体弱的患者，或由气滞血瘀型转化而来。髋关节长期功能障碍，跛行，或行动困难，甚则大部分时间卧床，髋部钝痛，有时疼痛沿大腿内侧向膝部放散，休息时疼痛减轻，活动后加重，病侧肌肉萎缩，面色苍白，唇甲淡白无华，气短乏力，舌淡苔薄白，脉细弱。

（2）肝肾阴虚型：多见于素体阴虚、体格偏瘦的患者，亦常由湿热内结型转化而来。髋部疼痛较轻，活动时加重，休息后减轻。患肢肌肉萎缩，腰膝酸软，自汗或盗汗，头昏耳鸣、健忘失眠，精神萎靡不振，五心烦热，舌红少苔，脉细数无力。

（3）肾阳虚型：多见于素体阳虚的患者，有部分学者认为激素型股骨头坏死大多属此型。髋部钝痛，活动后加重，畏寒肢冷，腰膝酸软无力，跛行，精神萎靡，面色㿠白或黧黑，或泄下完谷，浮肿，腰以下为甚，小便清长，夜尿多，小便余沥不尽，舌淡胖苔白，脉沉弱。

3. 虚实夹杂

（1）气虚血瘀：多见于年龄较大的患者，老年人有时仅受较轻微的旋转外力便可引起骨折，引发髋关节胀痛，刺痛不剧烈，或只感觉轻微疼痛。主要为功能障碍，严重者任何方向活动都不自如，甚至卧床或扶拐行走，伴有轻度肌肉萎缩，面色无华，少气懒言，舌质暗红，苔薄白，脉沉无力。

（2）寒湿阳虚：多见患病初期。患者平素贪凉，有反复感受风寒，或久居寒冷潮湿之地等病史。疼痛与天气变化相关。股骨头坏死多不塌陷，合并髋臼坏死，关节间隙变窄，功能障碍明显，疼痛时轻时重，可累及其他关节肿胀变形，以至僵硬不得屈伸。因其疼痛遍身百节，故名历节病。大部分患者属于稳定期，面色淡白，头昏耳鸣，畏寒，汗出，腰腿酸软，小便清长，夜尿多，小便余沥不尽，舌质淡、苔薄白，脉沉细弱。

以上所述实证与虚证都是相对的，病情有其自身发展变化规律，实与虚并非一成不变。从临床实践中笔者体会到，股骨头坏死之病，对于中青年患者而言，常表现为由实证向虚证转化的过程，其中的寒湿痹阻型易转化为肾阳虚型，实热内结型易转化为肝肾阴虚形，气滞血瘀型易转化为气血两虚型。而年老体弱的患者则往往在患病初期即表现为虚证或虚实夹杂证。临证时应重视各种证型间的夹杂和转化。

二、中医三期辨证

根据股骨头坏死的早、中、晚期，将股骨头坏死分为三型。即早期、中期及晚期。

1. 早期　急性期：患髋疼痛，肌痉挛，髋关节活动受限，X线片表现关节间隙变宽，股骨头的骨小梁较稀疏。时间大约4～6周。早期以实邪为主，或为气滞血瘀，或为寒湿痹阻，或为痰瘀交阻湿热内结。

2. 中期　坏死期：患髋疼痛与肌痉挛加剧，肢体屈曲、内收，有轻度短缩，可出现创伤性关节炎症状。X线片示股骨头密度变高，呈囊样改变，股骨颈变粗、变短。时间大约1～1.5年。中期多虚实夹杂，但仍以实邪为主。实邪不外痰瘀寒湿，正虚无非气血肝肾。

3. 后期　恢复期：患髋疼痛、肌痉挛等症状缓解，但肢体有些内收、短缩，走路轻微跛行。X线片表现股骨头密度均匀增高，有的可出现较清晰的骨小梁，股骨头变扁、变宽，成蕈状。后期以虚损或肝肾虚或气血虚为主要病机。

这种辨病结合辨证的分型方法与西医学结合较紧密，有助于推进对股骨头坏死的认识及治疗方面的中西医结合，以及用现代科学的手段研究中医方法认识、治疗股骨头坏死。但这种方法也有一定缺陷，不能机械地应用于所有的患者。由于股骨头坏死的病因多种多样，患者的体质、年龄差别甚大，因而在相同的病变阶段，其临床表现并不一致。例如有些老年患者，股骨头坏死的早期就表现出肝肾亏虚的征象，在辨证上应属虚实夹杂，甚至是以虚证为主；而一些年轻患者，即使到了股骨头塌陷碎裂的病程晚期，仍然没有明显的虚证表现。因此在进行分阶段辨证时还要注意具体病例具体分析。

三、关于"血瘀"与"肾虚"

股骨头坏死的中医学认识，主要依据的仍然是辨证理论。然而随着中西医结合的发展，对股骨坏死类疾病的深入认识，中医学对股骨头坏死的辨证也有了新的内容。具体讲，目前中医学对股骨头坏死的辨证方法可以分为两类，即与西医学结合较多的分阶段辨证，也就是辨病结合辨证，以及传统的中医辨证分型。这两类辨证中有其共同点，就是都强调"肾虚"与"血瘀"是股骨头坏死的重要病机，或者说是股骨头坏死病变中的主要矛盾。各类专著、杂志上关于股骨头坏死的中医辨证的报道很多，但均未出此范畴。

1. 血瘀

血瘀是研究中医治疗股骨坏死的重点课题之一。

《素问·调经论》曰："人之所有者，血与气耳。""气主煦之，血主濡之。"气血是维持人体生存的至关重要的生命物质与生理功能。气为血之帅，血为气之母，血随气行，循于脉中，化生津液，濡养四肢百骸。气血畅达，机体方能健康强壮。反之，气机升降运行失常，导致气血凝滞，或经脉损伤，气血溢于脉外，则成为瘀血。瘀血是人体百病的病理基础。在股骨头坏死病变中，瘀血这一病机贯穿始终。外伤、寒热、痰湿及劳损等各种原因，均可导致瘀血形成，致使股骨头失却精血濡养，而发生坏死。瘀血是一种全身性的病理改变，瘀血凝滞日久，脏腑功能失调，又可催生更多的病理因素，进一步加重股骨头坏死病变，以致骨枯髓空，股骨头碎裂塌陷。

大量临床和实验研究表明，不论何种原因引起的股骨头坏死，根本原因是股骨头内血液循环障碍及供血不足。如激素可引起血液高黏度、高凝、高脂血症，损伤血管内皮，在股骨头内产生血管内凝血，形成血栓，使股骨头缺血以至坏死；外伤、骨折则直接损伤股骨头的供血系统，导致股骨头缺血性坏死等，这也从一个方面说明瘀血在股骨头坏死中的致病作用。当然中西医对瘀血的认识并不完全一致。

在股骨头坏死的临床辨证中，无论何种证型，均离不开瘀血这一重要病机。在处方用药中，活血化瘀法是必不可少的。而在中医治疗股骨头坏死研究领域，对于"血瘀"，至今一直是作为重点的致病因素加以研究，活血化瘀法也被作为治疗股骨头坏死的主要方法而研究。足见"血瘀"这一病理变化在股骨头坏死中的重要意义。

2. 肾虚

研究中医治疗股骨头坏死的另一个重点课题就是肾虚。

肾为先天之本，藏精生髓主骨。机体气血均由肾精化生。肾与骨的关系尤其密切。《内经》曰："肾主身之骨髓"，"其充在骨"，肾气、肾精充盈，气血才能充足，筋骨才能强盛。肾气肾精亏虚，则气血无源，骨将失去濡养之本。《素问·生气通天论》："岐伯曰：……因而强力，肾气乃伤，高骨乃坏。"《难经·第二十四难》："足少阴气绝，即骨枯。"古代医家这两段描述，很精辟地说明了骨骼的枯荣与肾的关系。股骨头坏死的发生、发展及转归，均与肾的虚实联系在一起。股骨头坏死，或因为病变日久耗伤肾气，或由于肾气不足血虚而瘀；尤其在股骨头坏死病变的转归中，肾气充足，可以促使新骨形成，坏死修复；肾气亏虚，则难以祛瘀生新，股骨头坏死就将向塌陷碎裂发展。

关于肾虚与各种类型股骨头坏死之间的相关性，众多学者做了大量的临床实验与基础研究，并取得了一定的成果。尤其是激素性股骨头坏死与肾阳虚的关系，学术上争论较大，至今尚无定论。

与血瘀一样，肾虚是股骨头坏死临床辨证中又一重要病机，或为肾阳虚，或为肝肾阴虚，或为肾气虚（气血两虚）。补肾填精、强筋壮骨在股骨头坏死的治疗中也是必不可少的。在研究领域，对肾虚的研究也正在不断深入进行。

四、西医分期

常用六期分法（Marcus 于 1973 年，分法较多）

1 期：有或无不明显的股骨头前上负重节段的改变，在 X 线片上表现为有一些密度稍有增加的模糊区。

2 期：可见一明显的坏死区，在该区的底部有骨密度增加带。

3 期：在正位和侧位 X 线片上可见有扁平或新月形的 X 线透明区。往往在正位片上不见而在侧位片上可见。半月形征的来源可能是软骨下骨小梁的塌陷或关节软骨脱离。

4 期：缺血部分有明显的塌陷，在骨缺血坏死的边缘处的关节面发生骨折，股骨头的形状发生改变。

5 期：髋关节发生骨性关节炎，关节间隙变窄，有骨刺形成。在股骨头及髋臼的负重部位软骨下骨中可有囊肿。

6 期：明显的退行性变，关节间隙明显变窄，股骨头塌陷。

五、西医分型

常用六型分法。

1. 溶骨型股骨头坏死　这种类型的股骨头坏死以药源性引起者多见，其表现为：①股骨头坏死以囊性变破坏为主，骨结构稀疏或消失；髋关节间隙增宽或出现脱位或半脱位；③股骨头形态发生改变。出现不规则塌陷或整体塌陷。

2. 崩解型股骨头坏死　其表现为：①股骨头坏死后，死骨骨架可见，死骨骨骼的囊变和硬化共存，承载骨小梁系统和张力骨小梁系统已不完整，可见骨小梁呈枯枝样改变。骨小梁结构错乱，出现多条不规则断裂带。②股骨头结构介于溶骨或硬化坏死阶段，呈融冰样崩解破坏。③股骨头崩解，但不出现股骨头大面积塌陷。

3. 硬化型股骨头坏死　其表现为：①股骨头坏死后骨结构形态变异，骨小梁变性，骨密度增高，呈冰川样改变；②股骨头内硬化性坏死灶，多于小囊变性坏死灶，不出现大面积囊变区；③股骨头形态不能大于正常股骨头，关节间隙出现狭窄，但尚未消失；④股骨头外缘和内缘及髋臼常出现增生骨赘。

4. 增生肥大型股骨头坏死　这种类型的股骨头坏死，有学者称为血管性骨坏死。其表现为：①股骨头的骨结构表现一致性密度增高，与少量局限性小囊变区共存。关节间隙变狭窄可见，很少出现关节间隙消失，髋臼破坏，臼唇增生肥大，密度增高，轮廓线不规则。②股骨头形态超过正常尺寸，髋臼对股骨头包容度增大，髋臼内外边缘常出现异位性骨化，股骨头有被包锁趋势。③多半出现全头坏死，髋关节功能呈滞锁或半滞锁状态。④坏死股骨头力学性能存在，活动时偶可有骨性摩擦音。

5. 僵直型股骨头坏死　表现为：①髋关节间隙狭窄或融合，出现纤维连接或骨小梁通过髋关节间隙；②股骨头内骨小梁不清晰，骨密度不均匀，有的出现骶髂关节融合；③股骨头和髋臼关节面破坏，股骨头外观形态破坏不严重，较完整或与髋关节融合，髋臼与股骨头形成一体，股骨头不出现超原大。

6. 超微结构变异型股骨头坏死　结构变异型股骨头坏死多见于髋关节先天性发育不良和后天性髋关节骨结构畸形所致。后天髋脱位、膝关节内外翻、髋关节的内外翻均可导致股骨头受累，应力集中致股骨头坏死。

六、西医分级

分级是根据缺血部位大小和坏死发生部位。

1. 根据缺血部位大小分

（1）一级（局部缺血坏死）；

（2）二级（大部缺血坏死）；

（3）三级（全头缺血坏死）；

2. 根据坏死发生部位分

（1）内侧部坏死：坏死发生在股骨头的内侧非负重区。

（2）外侧部坏死：坏死发生在股骨头的外侧部，为致股骨头塌陷的主要原因。

（3）中央部坏死：坏死发生在股骨头的中央部。

（4）顶中部坏死：坏死发生在股骨头的顶部中央。

七、股骨头骨坏死的 ARCO 分期

国际骨循环研究会（the association research circulation osseous，ARCO）1990

年在意大利举行了第二次会议，对股骨头骨坏死的分期与术语提出建议，1992年进行了修订，新的分期虽尚未被最终和普遍采用，但此是最有用的分期系统，对估计预后有较大的价值。股骨头缺血性坏死分为 0~Ⅳ期。

0 期：骨活检结果与缺血性坏死一致，但其他所有检查均正常。

Ⅰ 期：骨扫描阳性或 MRI 阳性或两者均呈阳性，依赖股骨头累及的位置，病变再分为内侧、中央及外侧。

Ⅰ$_A$：股骨头受累 <15%。

Ⅰ$_B$：股骨头受累 15%~30%。

Ⅰ$_C$：股骨头受累 >30%。

Ⅱ 期：X 线片异常（股骨头斑点状表现，骨硬化，囊肿形成及骨质稀疏），在 X 线片及 CT 片上无股骨头塌陷，骨扫描及 MRI 呈阳性，髋臼无改变，依股骨头受累的位置，病变细分为内侧、中央及外侧。

Ⅱ$_A$：股骨头受累 <15%。

Ⅱ$_B$：股骨头受累 15%~30%。

Ⅱ$_C$：股骨头受累 >30%。

Ⅲ 期：新月征，依股骨头受累位置，病变可细分为内侧、中央及外侧。

Ⅲ$_A$：新月征 <15% 或股骨头塌陷为 >2mm。

Ⅲ$_B$：新月征 15%~30% 或股骨头塌陷 2~4mm。

Ⅲ$_C$：新月征 >30% 或股骨头塌陷 >4mm。

Ⅳ 期：放射线示股骨头关节面变扁，关节间隙变窄，髋臼出现硬化，囊性变及边缘骨赘。

1. X 线表现

X 线摄片是最基本的影像学检查手段。

0 期及 Ⅰ 期 X 线片阴性。

Ⅱ 期：股骨头外形和关节间隙正常。股骨头内出现散在的斑片状或条带状硬化区，边界模糊，其中邻近（股骨）颈部的横行硬化带称为颈横线。少数混杂有斑片状和（或）伴硬化边的囊状透光区。

Ⅲ 期：股骨头塌陷，但关节间隙无变窄。股骨头内以混杂存在的致密硬化区和斑片状、囊状透光区为主。部分表现为单纯硬化性死骨和混合性死骨，即承重部致密硬化区和硬化、透光并存区周围伴有内外并行的透光和硬化带。少数仍可呈单纯致密硬化改变。股骨头皮质下出现新月形透亮带（新月征），为股骨头塌陷开始的征象；皮质成角以及台阶征和双边征，即股骨头皮质台阶样断开和基底部外侧缘平行的双皮质影，均为股骨头塌陷的表现。

Ⅳ 期：股骨头塌陷加重，承重区关节间隙变窄。股骨头内多呈混合性死骨改变，或表现为硬化及透光区混杂存在。

2. CT 表现

0 期：无异常发现。

Ⅰ期：股骨头外形正常，其内骨小梁结构稀疏或正常。

Ⅱ期：股骨头内"星芒征"消失、骨小梁扭曲，出现簇状、条带状和斑片状高密度硬化影，边缘较模糊。条带状硬化粗细不均，主要有三种走行：①沿正常股骨头星芒结构，自股骨头中心向周围延伸；②与正常股骨头星芒结构交叉走行；③伴行于股骨头边缘皮质下或表现为皮质增厚。三种走行方式可单独或同时存在。斑片状高密度硬化区多呈扇形或地图形，其内正常骨小梁结构模糊或消失，可呈毛玻璃样改变，周围多有高密度硬化条带构成的边缘，颇具诊断特征。不同形态的高密度硬化条带亦可交织融合。随病程进展，股骨头前上部高密度硬化条带周围和边缘部出现条带状或类圆形低密度区，内为软组织密度。少数类圆形低密度区周围内可含有气体。条带状低密度区外侧多伴有并行的高密度硬化带，类圆形低密度区周围可伴有硬化缘和相邻骨皮质的局限性吸收缺失。低密度区所包绕的高密度硬化区随病程进展可逐渐变小，或呈高低密度改变。

Ⅲ期：股骨头塌陷、变形，CT 的横断面可清晰显示断裂的骨皮质，髋关节间隙正常。股骨头塌陷可发生于低密度区出现前后或同时，表现为股骨头皮质成角、台阶征、双边征、裂隙征和股骨头碎裂。由于股骨头塌陷多以承重的顶部明显，普通 CT 扫描有时难以发现平片已显示的轻微塌陷，多层 CT 多平面重建方法的冠状位重建图像可克服上述不足。新月征多显示于股骨头前侧皮质下。台阶征和双边征亦多发生于前侧皮质。裂隙征多出现于股骨头前下部高密度硬化区内，呈条状软组织密度线。

Ⅳ期：股骨头塌陷加重，承重区关节间隙变窄。股骨头和髋臼边缘增生肥大，关节面增生硬化，关节间隙变窄见于本病晚期。

关节囊腔异常出现于部分股骨头塌陷后的患者，主要包括关节腔积液、关节内钙化游离体、关节囊肥厚钙化和髂腰肌囊状扩张。关节腔积液示股骨头颈和关节囊之间液性低密度区，关节内侧间隙略增宽。髂腰肌囊扩张均发生在关节腔积液的基础上，表现为圆形、卵圆形或倒水滴状的薄壁水样低密度影。

3. MRI 表现

0 期：无异常发现。

Ⅰ期：MRI 可见股骨头持重面局限性异常信号，大多表现出为股骨头前上部边缘的异常条带影，T1WI、T2WI 均为低信号，此期损害部位由于反应性硬化而呈低信号区，而坏死区内脂肪的高信号仍可保存。由于硬化缘的内侧的肉芽组织充血，其水分增加，故在 T2WI 上可呈带状高信号，形成两条内外并行的带状高低信号影，称为"双线征"，是股骨头坏死的特征性表现。Kokubo 等提出五型改变：①（股骨）头内广泛低信号；②（股骨）头顶区低信号；③（股骨）头内横形带状低信号；④散在低信号；⑤（股骨）头下部低信号。

Ⅱ期：股骨头外形正常，T1WI可见楔形、新月形或不规则形低信号区，STIR序列病灶呈斑片状高信号，在T2加权像时信号是多变的，可以仍为低信号区或出现高信号区，在T1WI上显示脂肪髓内出现信号减低区，这是因为脂肪髓被细胞碎片、肉芽组织和纤维组织取代。

Ⅲ期：股骨头塌陷，关节间隙无变窄。T1WI呈带状低信号，T2WI呈中等或高信号，为关节积液进入软骨下骨折、塌陷的裂隙。由于修复进行期的组织成分为毛细血管丰富的肉芽组织，因其含水量增加和髓内脂肪相对减少，所以T1加权像为低到中信号，T2加权像为高信号。

Ⅳ期：在Ⅲ期的基础上出现股骨头塌陷加重，承重区关节间隙变窄。此期为病变晚期，纤维化及骨质硬化占主要地位，故无论在T2WI和T2WI上均为低信号。异常信号带远侧的正常骨髓信号内亦可出现T1WI低信号、T2WI高信号影，多呈大片状，边界不清，可经股骨颈延伸至转子间髓腔，为骨髓水肿所致。骨髓水肿代表股骨头缺血性坏死的中晚期阶段，是病情进一步发展的标志，提示临床需要进行进一步检查。

随着病变的进展，坏死区可被吸收并可发生炎症性充血、肉芽组织增生、纤维化或钙化等，从而降低了股骨头脂肪性骨髓的含量，导致MRI信号在T1WI上降低而在T2WI像上不同程度升高。

除上述表现外，大多数病例有髋关节积液，主要是病变中晚期滑膜受到刺激促进了血管翳形成，从而产生渗出所致，早期病变渗出的原因可能与静脉回流障碍或局部充血有关。脂肪抑制（STIR）是检出股骨头缺血性坏死的最敏感序列，病变表现为高信号。

造成股骨头缺血性坏死各种MRI信号强度改变的原因：①单纯的坏死骨及骨髓的MRI信号强度与正常骨及骨髓的MRI信号强度无显著差异，可能是因为缺氧的化学变化还没有引起髓内大分子细胞T1、T2弛豫时间的明显变化，骨小梁间尚无坏死细胞碎片。据文献报道，坏死的脂肪其胞浆膜和胞浆膜内的脂肪依然存在，皂化过程尚未开始，所以产生与正常骨髓腔相似的MRI信号。②当坏死骨、骨髓伴有骨小梁间不定型坏死细胞碎片时，其MRI信号强度明显低于正常的骨及骨髓和单纯的坏死骨及骨髓。不定型的细胞坏死碎片占据了骨髓腔，取代了髓内脂肪，使脂肪细胞消失及总的含水量减少，所以T1、T2加权像均为低信号。③修复进行期的组织成分为毛细血管丰富的肉芽组织，因其含水量增加和髓内脂肪相对减少，所以T1加权像为低到中信号，T2加权像为高信号。④另一种修复组织以大量的纤维组织为主，由于氢的含量和总的含水量都减少，所以T1、T2加权像均为低信号。

第九节　钩活术分型治疗

钩活术治疗包括钩活术软组织治疗和钩活术硬组织治疗，钩活术硬组织治疗即钩活术骨减压，轻则治疗软组织，重则治疗软组织后联合使用骨减压。

一、钩治软组织

1. 适应期型

适用于股骨头缺血性坏死各期型。

2. 选穴

主穴：根据影像学检查确诊为股骨头缺血性坏死（选下面公式）。

　　　股骨大转子穴＋股骨颈穴＋股骨头穴（二、三次穴位组合不变）。

配穴：实证：梁丘（微内板3.5），血海（微内板3.5），风市（微内板3.5）；

　　　虚证：肾俞（微内刃2.5），足三里（微内刃4.5），关元俞（微内刃3.5）；

　　　虚实夹杂证：髂前上棘穴（微内板2.5），髂后上棘穴（微内板2.5）。

以上配穴根据具体情况，双侧取双侧配穴，单侧取单侧配穴。

方义提要：局部取穴和循经取穴。股骨大转子穴＋股骨颈穴＋股骨头穴穴位组合直达病所、减压减张、改善股骨头周围的血液循环，所以此三穴是最佳选择。

3. 分型选钩

实证、虚实夹杂证：都选用微类内板钩鎤针（股骨头缺血性坏死内板针具组合：微内板4.5钩鎤针钩治大转子穴＋微内板7.5钩鎤针钩治股骨颈穴＋微内板9.0钩鎤针钩治股骨头穴）。

虚证：选用微类内刃钩鎤针（股骨头缺血性坏死内刃针具组合：微内刃4.5钩鎤针钩治大转子穴＋微内刃7.5钩鎤针钩治股骨颈穴＋微内刃9.0钩鎤针钩治股骨头穴）。

4. 分型钩法

实证、虚证大转子穴都选用鸟啄法。

实证、虚证股骨颈穴和股骨头穴都选用触及法（触及法只触及骨面，不做任何钩提动作，防止损伤坐骨神经）。

注：在施法过程中慢慢进针，微类钩鎤针弧心向外，大转子穴到骨面即可鸟啄，实证微内板钩鎤针鸟啄法钩治后同时进行钩活骨减压，股骨颈和股骨头穴触及骨面即可推针。

5. 操作步骤

让病人俯卧在手术床上，小腹垫枕8cm高，根据骨性标志准确定位后，术野充分消毒，在选定的穴位点局部麻醉后进行钩治，按无菌操作进行，动作灵巧。具体步骤如下：

第一步：局部消毒

根据骨性标志，确定相应髋三穴穴位点，对穴位局部进行常规局部消毒。去除局部毛发，以保证穴位及穴位周围无异物及代谢物。用无菌棉球浸润含有效碘5000mg/L的碘伏，直接涂擦局部皮肤3遍，由里到外擦拭，消毒范围应在施术野以外10cm以上。待半干燥，再用75%乙醇擦拭2遍，擦净残余碘，干燥后，即可操作。

第二步：局部麻醉

用0.5%的盐酸利多卡因局部浸润麻醉，视穴位点的深浅，每个穴位点局部应用稀释后的麻药2~4ml，3~5分钟后即可操作，同时注意观察有无过敏反应。

第三步：无菌操作

按照常规无菌操作技术常规打开手术包，常规铺盖洞巾，准备钩活操作。

第四步：进入皮肤

在无菌操作的前提下，左手固定腧穴局部皮肤，右手持微类钩鍉针准确刺入腧穴，使微类钩鍉针的钩尖垂直穿透表皮真皮，进入皮下组织，然后使微类钩鍉针直立慢慢进入深达骨面。

第五步：进行触及

对于进入皮下组织的微类钩鍉针，慢慢地直达骨面，触及骨面（不需做钩提动作）即可退针。

第六步：退出皮肤

手法完成后，左手固定腧穴局部皮肤，使微类钩鍉针在皮肤内稳定地按照进针路线原路返回，退出皮肤表面。

第七步：排出瘀血（放血疗法）

对于钩治后的髋三穴，采取放血疗法，排出局部针孔内瘀血，术者双手挤压腧穴周围的组织，使腧穴针孔内的所有瘀血排出，达到瘀血去新血生的目的。

第八步：无菌包扎

对局部腧穴进行加压包扎，使局部组织修复。

第九步：加压防渗

防止渗血和局部血肿形成，对包扎后的腧穴进行局部加压（3kg压力），压迫15分钟，防止软组织渗血形成血肿。

4天后去除局部敷料，中间不换药。之后热敷局部针孔即可。

总结：以上钩活术9个步骤，按顺序进行，每一个步骤是独立的又是承前启后的，9个步骤准确落实是钩活术安全有效的前提，是钩活术临床操作的标准。

6. 时点

钩活术治疗的时点疼痛期最佳。

二、钩治硬组织（钩活骨减压）

1. 适应期型

适应证：实证、虚实夹杂证。

适应期：中、晚期股骨头缺血性坏死。

适应型：①崩解型股骨头坏死，②硬化型股骨头坏死，③增生肥大型股骨头坏死，④僵直型股骨头坏死。

金标准：钩活骨减压的金标准是股骨内高压症。无论是中、晚期还是崩解型、硬化型、增生肥大型、僵直型股骨头坏死，没有骨内高压症不用钩活骨减压，只要骨内高压就需要钩活骨减压。

2. 选穴

主穴：根据影像学检查确诊为股骨头缺血性坏死中、晚期，或以上四型，最好通过骨内压测定，属骨内高压症。

股骨大转子 1 穴、股骨大转子 2 穴、股骨大转子 3 穴（二次穴位取 2 穴、三次穴位取 3 穴）。

配穴：无配穴。

方义提要：股骨大转子穴有三个穴位点：股骨大转子 1 穴在股骨大转子向外的最高峰取穴；股骨大转子 2 穴在股骨大转子 1 穴直上 1.0cm 取穴；股骨大转子 3 穴在股骨大转子 1 穴直下 1.0cm 取穴，这三个穴都在股骨大转子上同一条上下的直线上，上下间隔各 1cm。局部取穴，直达病所、减除骨内压力、消除骨松质的静脉瘀滞，改善股骨头周围及骨内血液循环，所以此三穴是钩活骨减压最佳选择。

3. 分型选钩

实证、虚实夹杂证：都选用关节型钩活骨减压针。

4. 分型钩法

实证、虚实夹杂证：都利用关节型钩活骨减压针进行钻骨抽吸法。

注：在施法过程中慢慢左右旋转钻进骨面，钩翼的方向为上下方向。

5. 操作步骤

让病人俯卧在手术床上，保持钩治软组织的体位，在选定的大转子穴穴位点局部麻醉后进行钩治，按无菌操作进行，动作灵巧。具体步骤如下：

第一步：局部消毒

根据骨性标志，确定大转子穴穴位点，对穴位局部进行常规局部消毒。

第二步：局部麻醉

用 1% 的盐酸利多卡因局部浸润麻醉，视穴位点的深浅，应用稀释后的麻药

2～4ml，3～5分钟后即可操作，同时注意观察有无过敏反应。

第三步：无菌操作

按照常规无菌操作技术常规打开手术包，常规铺盖洞巾，准备钩活操作。

第四步：进入皮肤

在无菌操作的前提下，左手固定腧穴局部皮肤，右手持钩活骨减压针准确刺入大转子穴，钩活骨减压针尖部垂直穿透表皮真皮，左右旋转进入皮下组织，慢慢进入深达骨面。

第五步：进行钻骨

对于到达骨面的钩活骨减压针，调整好方向和位置，慢慢地在骨面上左右15°旋转钻骨，有落空感或进骨1cm使钩翼完全接触骨面，钩活骨减压针的头部进入骨髓腔。然后使钩活骨减压针的针芯退出套管针。

第六步：排出瘀血

钩活骨减压针针芯退出后，套管针留在组织内，一次性无菌5ml去除针头的注射器与套管针的针座进行吻合，充分吻合后进行抽吸，抽吸髓腔内的红骨髓，根据骨内压的大小抽吸量达3～20ml不等，达到瘀血去新血生的目的。

第七步：退出皮肤

排除瘀血完成后将退出的钩活骨减压针原路进入套管针，二者吻合后同时左右旋转15°稳力退出骨面和皮肤。

第八步：无菌包扎

对于操作后的针孔及时进行加压包扎，使局部组织修复。

第九步：加压防渗

防止渗血和局部血肿形成，对包扎后的针孔进行局部加压（3kg压力），压迫15分钟，防止红骨髓组织外渗于软组织形成血肿或硬结，这也叫骨面封口。

4天后去除局部敷料，中间不换药。之后热敷局部针孔即可。

总结：以上钩活术9个步骤，按顺序进行，每一个步骤是独立的又是承前启后的，9个步骤准确落实是钩活术安全有效的前提，是钩活骨减压临床操作的标准。

6. 时点

钩活术治疗骨内压增高股骨头缺血性坏死的时点疼痛期最佳。

第十节　病案举例

股骨头缺血性坏死中医分为实证、虚实夹杂和虚证。实证较多，又分为气滞血瘀型和湿热内结型，列举两个病案；虚实夹杂和虚证相对较少，列举一个病案。

1. ［髋外伤　骨蚀］

成某某，男，35岁，已婚，石家庄新华区人，个体司机。

初诊：2014年10月11日。

主诉：右髋疼痛一年半，加重10天。

现病史：一年半前出现右髋外侧疼痛，自认为是2年前因交通事故右侧股骨颈骨折术后需要修复，经检查发现右侧股骨头缺血性坏死，时轻时重，经常吃药维持，10天前右大腿前侧及膝关节疼痛加重，夜晚为甚，活动受限，行走不利，跛行，二便尚可。于2014年10月11日来本院就诊。

既往史：2年前有右侧股骨颈骨折史。

分析：患者，男性，35岁，2年前有右侧股骨颈骨折史，髋关节瘀血，经络不通，气机不畅，导致右髋外侧疼痛及膝关节疼痛，活动受限，行走不利，跛行，夜间气温下降、血液循环减慢故疼痛加重，疼痛固定不移、夜间痛甚是瘀血内停的表现。属气滞血瘀型股骨头坏死。

查体：右髋疼痛跛行步态，右髋外侧可见纵行一长约10cm的术后瘢痕，右"4"字试验（+），右大转子叩击试验（+），右足底叩击试验（+），右股骨颈压痛，血压120/80mmHg，心、肺、腹无异常。舌紫暗，脉细涩。

辅助检查：血、尿常规，心电图，血糖检查无异常。

影像学检查：X线（图4-1）（图4-2）。

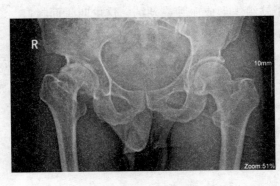

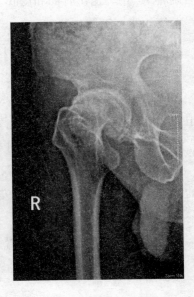

图4-1　X线正位片　　　　　　　　图4-2　X线侧位片

X线表现：右髋关节关节间隙变小，右股骨头骨小梁大部分断裂，股骨头颈部和头部出现片状低密度影。股骨头缩小变形，股骨颈病理性骨折影。股骨大转子、小转子无异常，周围软组织内未见异常密度影。

印象：右股骨头缺血性坏死。

诊断：骨蚀（中医）；

右股骨头缺血性坏死（西医）。

治则：活血化瘀，疏通经脉。

治法：钩活术疗法

选穴：主穴：①股骨大转子穴＋股骨颈穴＋股骨头穴（微类内板4.5、7.5、9.0型钩鍉针）；

②股骨大转子1穴（关节型钩活骨减压针）钩活骨减压。

配穴：梁丘（微内板3.5），以泻法为主。

常规钩活：利用软、硬组织钩活法，常规九步钩活逐一完成。

10分钟钩活术，患者自述右髋部轻松，10日后复诊。

二诊：2014年10月21日，患者自述右髋疼痛减轻，夜间疼痛明显减轻，愿做第二次钩活术治疗。

选穴：主穴：股骨大转子穴＋股骨颈穴＋股骨头穴（微类内板4.5、7.5、9.0型钩鍉针）；

配穴：血海（微内板3.5），以泻法为主。

常规钩活：利用软、硬组织钩活法，常规九步钩活逐一完成。

10分钟钩活术，患者自述无不适，10日后复诊。

三诊：2014年10月31日，患者自述右髋、右膝疼痛明显减轻，夜间疼痛基本消失，愿做第三次钩活术治疗。

选穴：主穴：股骨大转子穴（联合骨减压）＋股骨颈穴＋股骨头穴（微类内板4.5、7.5、9.0型钩鍉针）；

配穴：风市（微内板3.5），以泻法为主。

常规钩活：利用软组织钩活法，常规九步钩活逐一完成。

10分钟钩活术，患者自述无不适，15天后复诊。

四诊：2014年11月15日，患者自述右髋、右膝疼痛基本消失，活动行走时较前灵活，配合中药血府逐瘀汤加减，15剂后复诊。

五诊：2014年11月30日，患者自述右髋、右膝疼痛基本消失，告知暂不需钩活治疗，注意生活起居有常，慎劳作。

随访：2015年11月30日电话随访，上述症状无反复。

【按语】此病例系外伤后瘀血内停、气血不畅、经络不通所致的骨蚀，法当活血化瘀、疏通经脉。第一次钩活术主穴选用股骨大转子穴＋股骨颈穴＋股骨头穴（微类内板 4.5、7.5、9.0 型钩鎚针）＋股骨大转子 1 穴（关节型钩活骨减压针）钩活骨减压，配穴选用梁丘（微内板 3.5），以泻法为主，利用软、硬组织钩活法，直达病灶、活血化瘀、舒经活络。一次大有好转；第二和第三次钩活术只选用了股骨大转子穴＋股骨颈穴＋股骨头穴（微类内板 4.5、7.5、9.0 型钩鎚针），效果很好。

2.［饮酒过度　骨蚀］

王某某，男，41 岁，已婚，石家庄裕华区人，个体。

初诊：2015 年 11 月 7 日。

主诉：右髋疼痛 1 年，加重 15 天。

现病史：右侧臀部及髋外侧疼痛 1 年，某医院诊断为腰椎间盘突出症，行牵引、按摩治疗无好转，伴口燥咽干，手足心热，小便黄赤，大便干结。近来工作应酬饮酒过多疼痛加重 15 天，尤其夜间疼痛加重，影像学检查诊断为右侧股骨头缺血性坏死，经人介绍于 2015 年 11 月 7 日来本院就诊。

既往史：有嗜酒史 20 年。

分析：患者，男性，41 岁，有嗜酒史 20 年，长期较大量饮酒、吸烟，素体肥胖或喜食甘醇厚味，湿热内结、经络不通出现臀部及髋外侧疼痛，口燥咽干，手足心热，小便黄赤，大便干结，夜间血液循环减慢，疼痛加重。属湿热内结型股骨头坏死。

查体：体胖，面红，右髋疼痛跛行步态，右"4"字试验（＋），右大转子叩击试验（＋），右足底叩击试验（＋），右股骨颈压痛，血压 130/90mmHg，心、肺、腹无异常。舌质红，苔黄腻，脉滑数。

辅助检查：血、尿常规，心电图，血糖检查无异常。

影像学检查：X 线（图 4–3）（图 4–4）（图 4–5）。

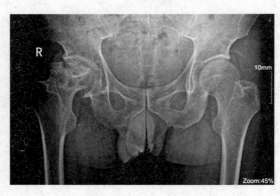

图 4–3　X 线正位片

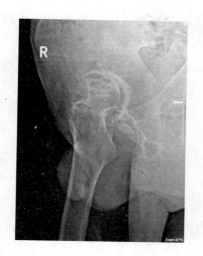
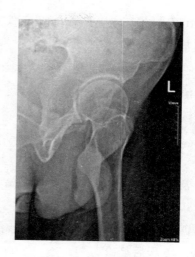

图 4 - 4　X 线侧位片　　　　　　　图 4 - 5　X 线侧位片

X线表现：右髋关节关节间隙变小，右侧髋臼毛糙变形，右股骨头骨小梁大部分断裂破坏，股骨头颈部和头部出现片状低密度影。股骨头缩小变形塌陷，股骨颈病理性骨折影。股骨大转子、小转子无异常，周围软组织内未见异常密度影。

印象：右侧股骨头缺血性坏死。

诊断：骨蚀（中医）；

　　　右侧股骨头缺血性坏死（西医）。

治则：活血化痰，疏通经脉。

治法：钩活术疗法。

选穴：主穴：①股骨大转子穴（联合骨减压）＋股骨颈穴＋股骨头穴（微
　　　类内板4.5、7.5、9.0型钩鍉针）；

　　　②股骨大转子1穴（关节型钩活骨减压针）骨减压。

　　　配穴：风市（微内板3.5），以泻法为主。

常规钩活：利用软、硬组织钩活法，常规九步钩活逐一完成。

10分钟钩活术，患者自述右髋部轻松，10日后复诊。

二诊：2015年11月17日，患者自述右臀及髋外侧疼痛减轻，夜间疼痛明显减轻，愿做第二次钩活术治疗。

选穴：主穴：①股骨大转子穴＋股骨颈穴＋股骨头穴（微类内板4.5、7.5、
　　　9.0型钩鍉针）；

　　　②股骨大转子2穴（关节型钩活骨减压针）骨减压。

　　　配穴：血海（微内板3.5），以泻法为主。

常规钩活：利用软、硬组织钩活法，常规九步钩活逐一完成。

10 分钟钩活术，患者自述无不适，嘱患者口服中药（补肾、祛风、除湿），10 日后复诊。

三诊：2015 年 11 月 27 日，患者自述右臀及髋外侧疼痛明显减轻，夜间疼痛基本消失，愿做第三次钩活术治疗。

选穴：主穴：股骨大转子穴 + 股骨颈穴 + 股骨头穴（微类内板 4.5、7.5、9.05 型钩鍉针）；

配穴：承扶（微内板 3.5），以泻法为主。

常规钩活：利用软组织钩活法，常规九步钩活逐一完成。

10 分钟钩活术，患者自述无不适，15 天后复诊。

四诊：2015 年 12 月 13 日，患者自述右臀及髋外侧疼痛基本消失，行走时很轻松，15 天后复诊。

五诊：2015 年 12 月 28 日，患者自述右臀及髋外侧疼痛基本消失，告知暂不需钩活治疗，注意生活起居有常，慎劳作。

随访：2016 年 12 月 28 日电话随访，上述症状无反复。

【按语】此病例系酗酒后痰瘀内停、气血不畅、经络不通所致的骨蚀，法当活血化痰、疏通经脉。第一次和第二次钩活术主穴选用股骨大转子穴 + 股骨颈穴 + 股骨头穴（微类内板 4.5、7.5、9.0 型钩鍉针）+ 股骨大转子穴（关节型钩活骨减压针）钩活骨减压，配穴选用风市（微内板 3.5），以泻法为主，利用软、硬组织钩活法，直达病灶、活血化痰、舒经活络，大有好转；第三次钩活术只选用了股骨大转子穴 + 股骨颈穴 + 股骨头穴（微类内板 4.5、7.5、9.0 型钩鍉针），全部泻法，效果很好。

3. ［年老外伤　骨蚀］

杨某某，男，65 岁，已婚，石家庄无极人，农民。

初诊：2016 年 1 月 5 日。

主诉：双髋疼痛至膝 5 年。

现病史：5 年前不明原因出现左下肢疼痛至膝关节，活动受限。当地县医院 CT 诊断为腰椎间盘突出，自诉 5 年来一直多种方法治疗不见好转，面色无华，少气懒言，当时影像学检查报告为双侧股骨头缺血性坏死。于 2016 年 1 月 5 日来本院就诊。

既往史：5 年前有一次跌倒史。

分析：患者，男性，65 岁，年老肾虚，5 年前有一次跌倒史，引发双髋关节胀痛，刺痛不剧烈，瘀血内停，经络不通，活动受限，误认为是椎间盘突出症。5 年中各种方法治疗无效果，症状逐渐加重，双拐行走一年。面色无华、少气懒言属肾虚现象，来本院检查诊断为双侧股骨头缺血性坏死晚期。

查体：体瘦，双臀部肌痿，双髋固定，不能内收、外展，左右"4"字试验不能完成，左大转子叩击试验（+），左足底叩击试验（+），左右股骨颈压痛，血压 110/70mmHg，心、肺、腹无异常。舌质暗红，苔薄白，脉沉无力。

辅助检查：血、尿常规，心电图，血糖检查无异常。

影像学检查：X 线（图 4 - 6）（图 4 - 7）。

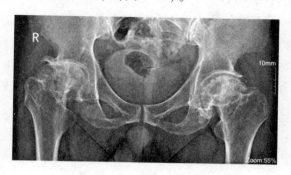

图 4 - 6　X 线正位片

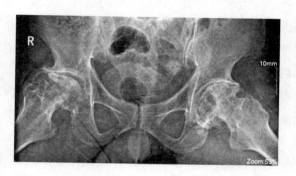

图 4 - 7　X 线侧位片

X 线表现：左右髋关节关节间隙变小，左右侧髋臼毛糙变形，骨盆两侧不对称，右高左低。左右股骨头骨小梁大部分断裂破坏，股骨头颈部和头部出现片状低密度影。股骨头缩小变形塌陷，股骨颈病理性骨折影。股骨大转子、小转子无异常，周围软组织内未见异常密度影。

印象：左股骨头缺血性坏死。

诊断：骨蚀（中医）；

　　　左股骨头缺血性坏死（西医）。

治则：补肾活血，疏通经脉。

治法：钩活术疗法。

选穴：主穴：股骨大转子穴 + 股骨颈穴 + 股骨头穴（微类内刃 4.5、7.5、
　　　9.0 型钩鍉针）；

　　　配穴：肾俞（微内刃 2.5），以补法为主。

常规钩活：利用软组织钩活法，常规九步钩活逐一完成。

10 分钟钩活术，患者自述左髋部轻松，10 日后复诊。

二诊：2014 年 10 月 21 日，患者自述左髋疼痛减轻，愿做第二次钩活术治疗。

选穴：主穴：股骨大转子穴＋股骨颈穴＋股骨头穴（微类内刃 4.5、7.5、9.0 型钩鍉针）；

配穴：足三里（微内刃 4.5），以补法为主。

常规钩活：利用软组织钩活法，常规九步钩活逐一完成。

10 分钟钩活术，患者自述无不适，10 日后复诊。

三诊：2014 年 10 月 31 日，患者自述左髋疼痛至膝明显减轻，愿做第三次钩活术治疗。

选穴：主穴：股骨大转子穴＋股骨颈穴＋股骨头穴（微类内刃 4.5、7.5、9.0 型钩鍉针）；

配穴：关元俞（微内刃 3.5），以补法为主。

常规钩活：利用软组织钩活法，常规九步钩活逐一完成。

10 分钟钩活术，患者自述无不适，15 天后复诊。

四诊：2014 年 11 月 15 日，患者自述左髋疼痛至膝基本消失，左髋活动功能稍有改善，15 天后复诊。

五诊：2014 年 11 月 30 日，患者自述左髋疼痛至膝基本消失，活动功能稍有改善，告知暂不需钩活治疗，注意生活起居有常，慎劳作。

随访：2015 年 11 月 30 日电话随访，上述症状无反复。

【按语】此病例系年老体弱、瘀血内停、气血不畅、经络不通所致的骨蚀，法当补肾活血、疏通经脉。三次钩活术主穴都选用股骨大转子穴＋股骨颈穴＋股骨头穴（微类内刃 4.5、7.5、9.0 型钩鍉针），配穴选用肾俞（微内刃 2.5）、足三里（微内刃 4.5）、关元俞（微内刃 3.5），以补法为主，利用软组织钩活补法，直达病灶、补肾活血、舒经活络，效果很好。

4. ［肝肾亏 骨蚀］

孙某某，男，55 岁，已婚，石家庄灵寿人，农民。

初诊：2015 年 12 月 18 日。

主诉：右髋疼痛至膝 4 年。

现病史：右侧股骨头坏死 4 年，右髋疼痛至膝关节，劳累后加重，休息后减轻，活动受限；腰膝酸软，经常自汗，头昏耳鸣，健忘失眠，五心烦热，经牵引、按摩、口服中西药治疗效果不佳，于 2015 年 12 月 18 日来本院就诊。

既往史：平素体弱。

分析：患者，男性，55 岁，平素体弱，股骨头坏死 4 年，肝肾亏虚、经络不通致股骨头缺血性坏死，出现髋疼痛至膝关节，劳累后加重，休息后减轻，活动受限；腰膝酸软、自汗、头昏耳鸣、健忘失眠、五心烦热是肝肾阴亏的表现。

查体：体瘦，右臀部肌痿，右髋固定，不能内收、外展，右 "4" 字试验不能完成，右大转子叩击试验（＋），右足底叩击试验（＋），右股骨颈压痛，血压 100/70mmHg，心、肺、腹无异常。舌红少苔，脉细数无力。

辅助检查：血、尿常规，心电图，血糖检查无异常。

影像学检查：X 线（图4－8）（图4－9）。

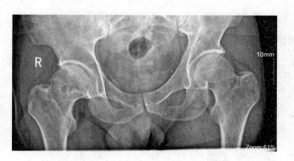

图4－8　X 线正位片

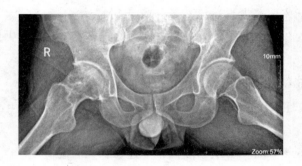

图4－9　X 线侧位片

X 线表现：右髋关节关节间隙变小，右侧髋臼毛糙变形；右股骨头骨小梁大部分断裂破坏，股骨头颈部和头部出现片状低密度影；骨盆两侧不对称，左高右低，股骨大转子、小转子无异常；周围软组织内未见异常密度影。

印象：右股骨头缺血性坏死。

诊断：骨蚀（中医）；

　　　右股骨头缺血性坏死（西医）。

治则：滋补肝肾，疏通经脉。

治法：钩活术疗法。

选穴：主穴：股骨大转子穴＋股骨颈穴＋股骨头穴（微类内刃4.5、7.5、9.0 型钩鍉针）；

　　　配穴：肾俞（微内刃2.5），以补法为主。

常规钩活：利用软组织钩活法，常规九步钩活逐一完成。

10 分钟钩活术，患者自述左髋疼痛减轻，10 日后复诊。

二诊：2015 年 12 月 28 日，患者自述右髋疼痛减轻，愿做第二次钩活术治疗。

选穴：主穴：股骨大转子穴 + 股骨颈穴 + 股骨头穴（微类内刃 4.5、7.5、
9.0 型钩鍉针）；

配穴：足三里（微内刃 4.5），以补法为主。

常规钩活：利用软组织钩活法，常规九步钩活逐一完成。

10 分钟钩活术，患者自述不适，10 日后复诊。

三诊：2016 年 1 月 7 日，患者自述右髋疼痛至膝明显减轻，腰膝酸软，头昏
耳鸣好转，愿做第三次钩活术治疗。

选穴：主穴：股骨大转子穴 + 股骨颈穴 + 股骨头穴（微类内刃 4.5、7.5、
9.0 型钩鍉针）；

配穴：关元俞（微内刃 3.5），以补法为主。

常规钩活：利用组织钩活法，常规九步钩活逐一完成。

10 分钟钩活术，患者自述无不适，15 天后复诊。

四诊：2016 年 1 月 22 日，患者自述右髋疼痛至膝基本消失，右髋活动功能
稍有改善，自汗、健忘失眠、五心烦热明显好转，15 天后复诊。

五诊：2016 年 2 月 7 日，患者自述右髋疼痛至膝基本消失，活动功能稍有改
善，精神佳，夜寐香，二便调。告知暂不需钩活治疗，注意生活起居有常，慎
劳作。

随访：2016 年 2 月 7 日电话随访，上述症状无反复。

【按语】此病例系年老体弱、肝肾阴亏、气血不畅、经络不通所致的骨蚀，
法当滋补肝肾、疏通经脉。三次钩活术主穴都选用股骨大转子穴 + 股骨颈穴 + 股
骨头穴（微类内刃 4.5、7.5、9.0 型钩鍉针），配穴选用肾俞（微内刃 2.5）、足
三里（微内刃 4.5）、关元俞（微内刃 3.5），以补法为主，利用软组织钩活补
法，直达病灶、补肾活血、舒经活络，效果很好。

第十一节　其他治疗及附方

股骨头缺血性坏死治疗方法很多，都有一定的疗效，还有一些有效经验方
剂，供大家临床参考应用。股骨头坏死是一种慢性疾病，病程长，常使多个脏腑
功能失调、阴阳失衡、气血亏虚。所以在解除髋关节疼痛，改善髋关节功能，修
复骨结构的同时，要注意改善患者身体营养状态，增强体质，标本兼顾。药膳是
根据股骨头坏死发病及治疗特点，以骨伤科基本理论和食疗基本理论为指导，充
分发挥中医药膳治病之长，结合股骨头坏死发病原因及病理变化，以药物为主，
精选纯正名贵中草药，辨证论治，按"君、臣、佐、使"的基本原则组成各种

方剂，将药物加清水用文火煮沸，取汁，放入一定比例的添加剂，制成饮剂。具有剂量小、口感好、疗效高、患者易接受的特点，配合其他疗法可大大提高治疗的效果。

一、其他疗法

药物内服法、中药外用法、推拿、针灸、牵引、高压氧、低频、中频、小针刀疗法、干细胞移植、髓芯减压、髋关节置换。

二、附方

1. 实证

血府逐瘀汤（《医林改错》）化裁：

柴胡9g，茯苓12g，桃仁9g，红花9g，当归12g，白芍9g，川芎9g，白术10g，薄荷9g，炙甘草6g。

2. 虚证

固阴煎（《景岳全书》）化裁：

熟地15g，山药15g，山萸肉10g，菟丝子15g，五味子10g，续断12g，远志9g，黄芪15g，杜仲12g，甘草6g。

3. 其他

（1）补气养血膳（经验方）

人参10g，山药15g，熟地15g，白芍10g，杜仲15g，枸杞15g，黄芪15g，茯苓15g，当归15g，续断15g，远志20g，狗脊10g。

功效：补气养血。

主治：股骨头坏死晚期，长期功能障碍，跛行或行动困难，髋部疼痛，有时疼痛向膝部放射，活动后加重，患侧肌肉萎缩，倦怠，乏力，舌淡、苔薄白，脉细弱。

（2）祛湿通络膳（经验方）

苍术20g，薏苡仁15g，木瓜10g，白豆蔻15g，牛膝10g，伸筋草15g，黄芩10g，黄柏10g，桃仁10g，甘草6g。

功效：清热利湿，活血通络。

主治：素体肥胖，髋关节疼痛，感受外邪或酗酒后疼痛加重，烦躁，口干不欲饮，下肢沉重，舌红、苔黄腻，脉弦滑或数。

（3）滋阴补肾膳（经验方）

生地15g，熟地15g，山茱萸15g，首乌15g，阿胶10g，枸杞子15g，山药12g，补骨脂15g，怀牛膝15g，丹皮10g。

功能：滋阴补肾，强筋壮骨。

主治：肝肾亏虚，髋部隐隐疼痛，活动后加重，休息后减轻，患肢肌肉萎缩，腰膝酸软，头晕，耳鸣，健忘，舌红、少苔，脉细。

（4）补肾壮阳膳（经验方）

巴戟天 15g，仙灵脾 15g，杜仲 20g，肉桂 12g，茯苓 20g，鹿茸 2g，山药 10g，白术 20g，狗脊 10g，金樱子 20g。

功效：温补肾阳。

主治：肾阳亏虚，髋部钝痛，活动后加重，遇热减轻，遇冷加重，畏寒肢冷，腰膝酸软无力，精神萎靡，面色苍白，舌体胖大，苔白，脉沉弱。

（5）活血止痛膳（经验方）

桃仁 10g，红花 9g，赤芍 10g，当归 15g，川芎 10g，柴胡 12g，乳香 10g，没药 10g，延胡索 12g，枳壳 15g。

功效：行气活血，通络止痛。

主治：髋部胀痛或刺痛，痛有定处，固定不移，久坐久卧后疼痛加重，适当活动后减轻或消失，筋脉拘急，舌暗或有瘀斑，脉沉涩。

（6）和营通络膳（经验方）

独活 10g，羌活 10g，秦艽 15g，赤芍 15g，细辛 3g，防风 10g，桂枝 6g，黄芩 12g，鸡血藤 15g，当归 12g，川芎 12g，生甘草 6g。

功效：舒筋壮骨，通络止痛。

主治：类风湿关节炎合并股骨头坏死，腰骶、髋部疼痛，僵直，屈伸不利，行走困难。

（7）羊骨汤（谢英彪《实用老年病食疗》）

新鲜羊骨 500g，羊肾 1 对。

制法及吃法：将新鲜羊骨洗净，砸碎，与剖开洗净的羊肾同入锅中，加水适量，以大火烧开，撇去浮沫，加料酒、葱段、姜片、精盐，转小火煨炖 1～2 小时，待汤汁浓稠时加味精、五香粉适量，即可出锅。佐餐当汤，随量饮汤吃羊肾。

功效：温补肾阳，强筋健骨。

主治：多用于肾阳虚型股骨头坏死，髋部疼痛，畏寒肢冷，腰膝酸软无力，苔白，脉弱。

（8）骨碎补猪骨汤（谢英彪《实用老年病食疗》）

骨碎补 20g，杜仲 20g，猪骨 500g。

制法及吃法：先将骨碎补、杜仲洗净，切片，装入纱布袋中，与洗净、砸碎的猪骨同入锅中，加水适量，用大火煮沸，加葱段、姜片、料酒、精盐适量，转小火煨炖 1 小时，待汤汁浓稠时加五香粉、味精适量，去除药袋，即可出锅。佐餐当汤，随量服食。

功效：温补肾阳，强壮筋骨。

主治：多用于肾阳虚型股骨头坏死，髋部钝痛，畏寒肢冷，腰膝酸软无力，精神萎靡，面色苍白，苔白，脉沉弱。

（9）龟板鳖甲粉（谢英彪《实用老年病食疗》）

龟板 150g，鳖甲 150g。

制法及吃法：将龟、鳖杀死后，取其甲壳（肉另用），洗净，晒干或风干，砂炒后醋淬，研成细末，瓶装备用。每日 2 次，每次 3 克，温开水送服。

功效：滋补肾阴。

主治：可用于肝肾两虚型的股骨头坏死。髋部隐隐疼痛，活动后加重，休息后减轻，腰膝酸软，舌红、少苔，脉细。

（10）川乌蜜饮（诸福度《伤骨科疾病的食疗》）

制川乌 10g，生姜 10g，蜂蜜 30g。

制法及吃法：先将制川乌与生姜入锅，加水煎煮 2 小时，去渣取汁约 300ml，趁温兑入蜂蜜，搅匀即成。每日 2 次，每次 150ml，温服。

功效：散寒止痛，祛风湿。

主治：可用于风寒型股骨头坏死，常合并有类风湿关节炎，髋部疼痛，僵直，屈伸不利，行走困难。

（11）桑枝薏苡仁饮（诸福度《伤骨科疾病的食疗》）

制法及吃法：先将桑枝趁鲜切片，晒干，布包，与洗净的薏苡仁同入锅，加水煎煮 1 小时，除去布袋，即成。上下午分服，饮汤吃薏苡仁。

功效：祛风利湿，清热除痹。

主治：可用于治疗湿热型股骨头坏死，髋关节疼痛，下肢沉重，舌质红，苔黄厚。

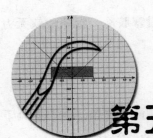

第五章　康复与预防

本章节介绍男性不育症、白细胞减少症、雷诺病、无脉症、发热、神经性皮炎、水肿、带状疱疹后遗神经痛、脱髓鞘综合征、股骨头缺血性坏死的康复与预防，同时阐述以上疾病的预后情况。

第一节　部分脊柱相关疾病

一、男性不育

1. 男性不育的康复

（1）保证饮食：饮食习惯对于不育的预防是很重要的，在平时的生活中要保证营养均衡，不能挑食、节食，也不要经常吃一些生冷、辛辣等刺激性较强的食物，可以多吃一些蛋白质含量高的食物，要经常锻炼身体，增强免疫力。

（2）养成良好的作息习惯：良好的作息习惯对于人体的生理机能是有很大帮助的，优质的睡眠对于身体健康是有很大帮助的，注意尽量不要熬夜。

（3）注意性生活和谐：在平时的生活中不要太过频繁地发生性关系，最好是每周能有一到两次的和谐性生活。

2. 男性不育的预防

（1）要按时接种疫苗，良好的个人卫生习惯，以预防各种危害男性生育能力的传染病，如流行性腮腺炎、性传播疾病等。

（2）要掌握一定的性知识，了解男性生理特征和保健知识，如果发现睾丸有不同于平时的变化如肿大、变硬、凹凸不平、疼痛等，一定要及时诊治。

（3）如果您经常接触放射性物质、高温及毒物，一定要严格按照操作规定和防护章程作业，千万不要疏忽大意，如果近期想要孩子，最好能够脱离此类工作半年后再生育。

（4）睾丸是一个很娇嫩的器官，它的最佳工作温度要比人的体温低1℃左右。如果温度高，就会影响精子的产生，所以任何能够使睾丸温度升高的因素如长时间骑自行车、泡热水澡、穿牛仔裤等都要避免。

（5）改变不良的习惯，戒烟戒酒；不要吃过于油腻的东西，否则会影响你的性欲。另外还要注意避免接触生活当中的有毒物品，如：从干洗店拿回来的衣服要放置几天再穿，因为干洗剂会影响男性的性功能。

（6）要重视婚前的体检，早期发现异常，可以避免婚后的痛苦。结婚以后要经常和你的妻子交流性生活中所遇到的问题，互相配合、互相谅解，这样很多精神性阳痿或早泄就可以避免。

3. 男性不育的预后

男性不育经避免致病因素和积极治疗，一般预后较好。男性不育取决于原发病的治疗效果和预后，先天性男性不育，一般预后较差。

二、白细胞减少症

1. 白细胞减少症的康复

（1）白细胞减少症患者多属中医虚证或虚劳范畴，故当忌食柿子、荸荠、薄荷、芥菜等。

（2）忌食胡椒、辣椒、桂皮、吴茱萸、草豆蔻、荜澄茄等辛辣温燥伤阴的刺激性食物。

（3）避免过度劳累，注意气候的变化，及时增减衣被，防止感受外邪而发病。

（4）慢性白细胞减少症患者，长期随访若血象稳定可不必服药。

2. 白细胞减少症的预防

（1）注意饮食：避免生冷及不洁饮食以免消化系统感染。

（2）尽量避免去公共场所，以防止呼吸道感染。

（3）避免服用造成骨髓损害或白细胞减少的药物，注意临床用药：慎用可引起白细胞减少的药物，如某些抗生素、抗肿瘤药物及解热镇痛药，应定期检查白细胞，严格掌握药量、用药时间，一经发现白细胞减少，应立即停药。

（4）避免接触造成骨髓损害的化学物质及放射性物质。①接触放射线工作人员，注意安全防护，定期检查血象，如发现白细胞减少，立即调离岗位。②对接触苯、二甲苯类有毒化学品的工作人员，要定期查血象。

（5）对患传染病、血液病、免疫性疾病的患者，应积极治疗原发病。

（6）对营养障碍者，应有针对性检查及纠正。

（7）加强体育锻炼，提高身体素质，增强机体抗病能力，不必过多依赖药物治疗。

3. 白细胞减少症的预后

白细胞减少症经避免致病因素和积极治疗，一般预后较好。白细胞减少症取决于原发病的治疗效果和预后，原发性白细胞减少症，一般预后较差。

三、雷诺病

1. 雷诺病的康复

（1）注意保暖，严防冻伤，避免皮肤受损。

（2）饮少量酒以增加血液循环，不吸烟，避免精神紧张和过度劳累。

（3）雷诺现象严重的病人口服血管扩张药物，手指局部可涂搽硝酸甘油软膏。

（4）食疗可选大枣生姜汤、姜丝爆羊肉等。

2. 雷诺病的预防

（1）应尽可能避免寒冷刺激和情绪激动；

（2）禁忌吸烟；

（3）避免应用麦角胺、β–受体阻滞剂和避孕药；

（4）明显职业原因所致者（长期使用震动性工具低温下作业）尽可能改换工作状态或环境；

（5）如条件许可者可移居气候温暖和干燥地区。

3. 雷诺病的预后

雷诺病经避免寒冷刺激、情绪激动、忌烟及药物和手术治疗后，一般预后较好。雷诺现象则取决于原发病的治疗效果和预后。由自身免疫性疾病引起的雷诺现象，一般预后较差。

四、无脉症

1. 无脉症的康复

（1）积极参加体育锻炼，预防感冒，增强自身抵抗力，提高免疫功能。

（2）生活要有规律，寒温适宜，避免受寒和过热刺激，防止情绪紧张、过度劳累。

（3）如有高血压症，应积极治疗。

2. 无脉症的预防

（1）治疗心脏原发病及多发性大动脉炎，防止动脉粥样硬化发展。

（2）避免潮湿、外伤和发现动脉疾病及时治疗。

（3）生活要有规律，避免过度劳累，保证充足睡眠，避免精神紧张及情绪激动。避免寒冷刺激，避免大便干燥。

（4）低盐饮食，每日食盐不宜超过5g（一钱）。忌食盐腌食品及含盐量高的食品。

（5）严禁烟、酒，不喝浓茶或咖啡。

（6）预防感冒，防治肺部感染。感冒、腹泻、发热或病情变化时及早就诊。

3. 无脉症的预后

无脉症去除致病因素，一般预后较好。

五、发热

1. 发热的康复

（1）保持家中的空气流通。

（2）营养要均衡，鱼、肉、蛋、奶及豆制品等，营养价值较高，应注意摄食。

（3）增强机体免疫功能，服用维生素 C 及富含维生素 C 的食物；多吃补锌的食物，如海产品、瓜子、锌硒宝片、核桃等。

（4）平时要多运动，如跑步、做操等。早晚多在户外散步，呼吸新鲜空气，可增强血液循环，改善体质，提高免疫功能。

2. 发热的预防

（1）恰当的调摄护理对促进发热的好转、治愈具有积极意义。

（2）发热患者应注意休息，发热体温高者应卧床；部分长期低热的患者，在体力许可的情况下，可做适当户外活动。

（3）要保持乐观情绪，饮食宜进清淡、富于营养而又易于消化之品。

（4）由于发热的患者常卫表不固而有自汗、盗汗，故应注意保暖、避风，防止感受外邪。

3. 发热的预后

发热的预后，与起病的原因、患者的身体状况有密切关系。据临床观察，大部分发热，经过适当的治疗及护理，均可治愈。少数患者病情缠绵，病程较长，需经一定时间的治疗方能获得明显疗效。而兼夹多种病证，病情复杂，以及体质极度亏虚的患者，则疗效及预后均较差。

六、神经性皮炎

1. 神经性皮炎的康复

（1）应注意保持心情舒畅，学会自我调节，自我放松。

（2）起居规律，生活有节制，劳逸结合。

（3）避免搔抓、摩擦、蹭刮等刺激。

（4）饮食宜清淡，禁食辛辣刺激与腥发动风之品。

2. 神经性皮炎的预防

（1）防止脊柱外伤，有病早治，加强功能锻炼及注意正确的姿势，同时精神要愉快，饮食要有节律。

（2）一旦发生神经性皮炎，避免搔痒、摩擦及用肥皂热水烫洗或刺激性外用药。避免饮酒、喝浓茶及食用辛辣食品。

3. 神经性皮炎的预后

神经性皮炎反复发作，持久性搔抓摩擦颈部或上背部可引起淀粉物质沉积于真皮，进而分别发展为斑状和苔藓性淀粉样病。

七、水肿

1. 水肿的康复

（1）调整工作和日常生活节奏：要保证充足的休息和睡眠时间，不能过于紧张和劳累。

（2）穿着舒适的鞋子和袜子：不要穿会压迫到脚踝及小腿的过紧的袜子，以免影响血液回流。

（3）进食足够量的蛋白质和蔬果，可以提高机体抵抗力，加强新陈代谢。

（4）还要防止情绪激动和避免较剧烈或长时间的体力劳动。

2. 水肿的预防

（1）避免久站久坐；在家或办公时，每隔一段时间起身走动。

（2）食物避免重口味；盐分不单只是食用盐或吃起来咸的东西，其实是泛指所有的酱料、腌制物或含钠量高的饮料。应多吃蔬菜水果（含有丰富的钾），因为钠和胰岛素会将水分滞留在体内，而钾在体内的作用是排出水分。

（3）生活规律，不要过度劳累。

（4）不要穿过度紧身衣物，特别是在臀部和大腿会很紧的牛仔裤，束腹、束腰等会造成腹压增加的衣物。

3. 水肿的预后

凡水肿病程较短，或由营养障碍引起的浮肿，只要及时治疗，合理调养，预后一般较好。若病程较长，反复发作，正虚邪恋，则缠绵难愈。若肿势较甚，症见唇黑，缺盆平，脐突，足下平，背平，或见心悸，唇绀，气急喘促不能平卧，甚至尿闭、下血，均属病情危重。

第二节　带状疱疹后遗神经痛和脱髓鞘综合征

一、带状疱疹后遗神经痛

1. 带状疱疹后遗神经痛的康复

（1）在饮食方面忌食辛辣刺激性的食物，如羊肉、香菜、鸡、鸭、鱼、蛋等发物。

（2）在情绪方面不要忧愁，不要急躁，心情要开朗。

（3）劳逸结合，多注意休息。

2. 带状疱疹后遗神经痛的预防

（1）增强体质，提高抗病能力。老年人应坚持适当的户外活动或参加体育运动，以增强体质，提高机体抵御疾病的能力。

（2）预防感染。感染是诱发本病的原因之一。老年患者应预防各种疾病的感染，尤其是在春秋季节，寒暖交替，要适时增减衣服，避免受寒引起上呼吸道感染。此外，口腔、鼻腔的炎症应积极给予治疗。

（3）防止外伤。外伤易降低机体的抗病能力，容易导致本病的发生。因此老年患者应注意避免发生外伤。

（4）避免接触毒性物质。尽量避免接触化学品及毒性药物，以防伤害皮肤，影响身体健康，降低机体抵抗力。

（5）增进营养。老年人应注意饮食的营养，多食豆制品，鱼、蛋、瘦肉等富含蛋白质的食物及新鲜的瓜果蔬菜，使体格健壮，预防发生与本病有直接或间接关系的各种疾病。

3. 带状疱疹后遗神经痛的预后

带状疱疹后遗神经痛常见于老年患者，可能存在半年以上或更长时间。治疗必须要有耐心，一般预后较好，体质较差的人预后较差。

二、脊髓脱髓鞘综合征

1. 脊髓脱髓鞘综合征的康复

（1）避免诱因，外伤、劳累、激动、上呼吸道感染及其他感染等均可诱发病情加重及复发，应力求避免。

（2）妊娠可加快病情恶化，故女性在一次发作后至少两年内应避免妊娠。

2. 脊髓脱髓鞘综合征的预防

（1）学会科学饮食，防止饮食不节。

（2）加强体质锻炼，保持气血通畅。

（3）平时注意安全，避免意外伤害。

（4）增强体质，提高抗病能力。

3. 脊髓脱髓鞘综合征的预后

脱髓鞘疾病，除了遗传性脑白质营养不良的预后不好外，其他的急性播散性脑脊髓炎、视神经脊髓炎、多发性硬化等早期多用激素及营养神经治疗预后良好，但这两种病预防复发也非常重要，长期坚持者，是可以治愈的。

第三节　股骨头缺血性坏死

一、股骨头缺血性坏死的康复

康复医学又称第三医学，在世界各地正迅速发展。越来越多的人认识到康复医学的必要性和重要性。康复医学治疗要贯穿在疾病治疗的全过程，不仅靠康复医学专业人员，也是临床医师的职责。中医学有丰富的康复内容，如针灸、按摩和中药，这些都是医治各种疾病和康复治疗的有效方法。临床医师，特别是骨科医师与康复医师相结合，发展我国的康复医学，对提高疾病治愈率有着积极的促进作用。

自股骨头坏死有文献报道以来，其治疗由普通的骨外科治疗发展到显微外科治疗，治疗的目的是通过改善骨坏死区域的血液循环，促进骨修复，恢复坏死骨原有的解剖和组织结构，给骨坏死的患者带来了福音。近80年来，康复医学的早期介入，增强了治疗效果，缩短了治疗时间，减少了后遗症的发生，节约了治疗费用，改善了患者的功能障碍，使其重返社会。

1. 康复医学

康复医学（rehabilitation medicine）是医学的一个重要分支，是促进病、伤残者康复的医学。它研究有关功能障碍的预防、评定和处理（治疗、训练）等问题，是医学的第四方面（the fourth phase of medicine），与保健、预防、临床共同组成全面医学（comprensive medicine）。

（1）康复医学的组成

康复医学是整个医学的一个组成部分，同临床治疗医学密切结合，康复医学必须同时注重病理和生理功能，减轻和消除残障，最终目的是功能恢复。为此，康复医学包括多学科、多专业的配合，其组成包括康复医学的基础（包括残疾学、运动学、物理学等）。康复评定（rehabilitation evaluation and assessment）是康复治疗的基础，没有评定就无法制定治疗计划，评价治疗效果，为康复治疗计划打下牢固的科学基础。康复治疗方案（rehabilitation program），常用的治疗方法有：物理疗法（physical therapy）、作业疗法（occupationa therapy）、言语治疗（speech therapy）、心理辅导与治疗、文体治疗、中国传统治疗、康复工程、健康护理、社会服务。

康复医疗常采用多专业联合作战方式，共同组成康复治疗组。康复治疗组的领导为康复医师（physiatrist），成员包括作业治疗师（occupationaltherapist，OT）、物理治疗师（physical therapist，PT）、言语矫正师（speech therapist，ST）、心理治疗师、假肢与矫形器师（prosthetist and orthorist，PO）、文体治疗师（recreation therapist，RT）、社会工作者（social worker，SW）等。各专业人员在组长领导下，对每位患者进行检查评定，讨论功能障碍的转归，定期修改治疗方案，由康复医师总结成一个完整、分阶段性的治疗计划，由各专业分头实施，在治疗过程中修改、补充。治疗结束后，进行集体康复效果评价，并为下阶段的康复提出积极的意见。

（2）康复医学的发展

康复与康复医学的雏形有数千年的历史，其形成与发展经历了漫长的历史，我国古代有使用针灸、导引、热、磁等治疗。西方罗马、希腊也早就采用电、光、运动、海水等治疗方法，重点治疗骨关节疾病。近代可追溯到 20 世纪 30 年代，但现代物理与康复医学的迅速发展开始于第二次世界大战后，战争涉及的国家涌现出大量伤残退伍军人，他们的安置是各国需要解决的重要问题。我国采用了荣军疗养院，综合医院成立了物理治疗科，使这些残疾者尽可能恢复或改善功能，适应正常的社会生活。现代康复医学概念引进我国是 20 世纪 80 年代初期，由于政府的高度重视，卫生部规定二级以上医院必须建立康复医学科。随着西医学发展，医学模式从纯生物模式向生物 – 心理 – 社会学模式转移，近 10 年来，又出现专科化趋势，目前已形成骨科康复学、神经康复学、儿麻脑瘫康复学、老年康复学等等。

2. 骨坏死的康复

随着医学理念转移，临床治疗不能满足残障患者重返社会的需求，医学领域的拓宽，人们对健康问题的高度重视，逐渐形成了独立的学科——骨科康复学（包括骨坏死康复）。骨科康复学在骨坏死治疗全过程中，起到举足轻重的作用。现代骨科创始人 Nicholas Andry 于 1741 年创建"orthopaedics"一词，意指将一个畸形的儿童恢复正常。这种做法，正是骨科与康复最早结合的思维，骨科医师所从事的工作，是治疗肌肉、骨骼系统损伤与疾病。骨科康复学的基本原则是预防为主，功能锻炼，整体康复，重返社会。对于骨坏死的康复治疗也应遵循这一原则，不能消极地等待坏死骨畸形、关节功能障碍产生之后，要强调早期诊断，功能评定，制定合理的康复方案，防止或阻止坏死骨残障，重点放在疾病的功能障碍改善上，训练患者利用潜在、残余的能力用各种辅助装置以达到最有利的状态，通过康复医学的介入实现使患者的生活质量在原有基础上得到进一步提高的目的。

二、股骨头缺血性坏死的预防

股骨头缺血性坏死的预防对策，应该建立在精确的流行病学调查研究的基础上。近年来，股骨头缺血性坏死的流行病学研究方法已有较快的进展，特别是关于多因素分析法的实际应用，为研究股骨头缺血性坏死提供了重要工具。尽管当前股骨头缺血性坏死的流行病学还处于描述和分析流行病学的范畴，实验性流行病学刚刚在开始阶段，但是对判断病因线索、分辨危险因素和识别一些易感人群，都提供了有力的参考。这已为病因预防、三早（早发现、早诊断、早治疗）预防和对症疗法的三级预防措施，奠定了一些基础。

一级预防（病因预防）

1. 成人股骨头缺血性坏死的一级预防

（1）髋关节脱位和股骨颈骨折的预防

已知髋关节脱位和脱位－骨折的股骨头缺血性坏死并发率为 21.5%（Stewarit 等，1954）；股骨颈骨折的股骨头缺血性坏死并发率为 16% ~ 27.6%（Barnes，1976）。所以，预防髋关节脱位和股骨颈骨折就是股骨头缺血性坏死的预防措施之一。

（2）控制皮质激素的滥用和脂质代谢紊乱

近年来，国内成人股骨头缺血性坏死的统计表明，激素性股骨头缺血性坏死比外伤性为多见。一组统计提示：外伤性占 16.7%，激素性占 36.2%。皮质激素在临床应用越来越广泛，器官移植后超大剂量应用皮质激素和关节疼痛时滥用皮质激素是两种主要原因。皮质激素会引起脂肪细胞在骨髓腔内增殖、堆积，致使骨内压升高，小血管受压变细，血流受阻；骨细胞内出现脂滴，使细胞核受压固缩而坏死，这些变化与皮质激素使用时间及总剂量有关。因关节疾病而必须使用皮质激素时，用生理剂量不超越 6 周尚不致引起股骨头缺血性坏死。只在必要时才用皮质激素，只用小剂量（生理剂量），连续使用不超过 6 周等原则，避免滥用，可预防激素性股骨头缺血性坏死。另一方面，周谋望等（1994）在家兔用皮质激素诱发股骨头缺血性坏死的实验研究中测出兔的血脂明显升高，进一步实验用降脂药物防治激素所致股骨头骨细胞损害。据悉，激素加氯苯丁酯组血胆固醇和三酰甘油受抑制为明显。肝细胞及股骨头骨细胞已不出现单用激素时的病理变化，表明氯苯丁酯的降血脂作用可以改善激素引起的脂质代谢紊乱，从而抑制激素对股骨头骨细胞的损害。

（3）减少饮酒量

据 Jones 经验，每周饮酒量达到乙醇 400ml（相当于每天饮 57°白酒 100ml），连续数年者，可使成人出现骨坏死。因为酒能使血中游离脂肪酸升高，前列腺素增多，易发生血管炎而栓塞，导致骨缺血性坏死。有各种前凝血情况者，可能降低此阈值。如同时使用皮质激素，更易发生股骨头缺血性坏死。所以对于高凝血情况者，以及在用皮质激素者，要应减少饮酒量。

（4）预防减压病

对于从事潜水、隧道作业、沉箱、高压氧舱工作等高气压作用者，在转回到正常气压过程中，如减压不当，可引起减压病性股骨头缺血性坏死。减压病是完全可以预防的。在高压下工作一定时间后，应严格遵守减压规则进行减压，多能预防减压病性股骨头缺血性坏死。但也有少数虽遵守减压要求，只是因为存在各种促发因素，如劳动强度、温度、年龄、肥胖、饮酒等，仍可发病。据薛汉麟（1984）的经验，发现减压性骨坏死以后，用 1~2 疗程的高压氧治疗，症状可减轻，骨坏死 X 线变化不再继续发展，在随访 1~4 年中，疗效巩固。

（5）解除可能致病的原因

翁龙江等（1988）曾报道一例精神分裂症服用氯丙嗪 2 年余，因双侧股内收肌群挛缩引起双侧股骨头缺血性坏死的病例，作者推测长期服用氯丙嗪可引起迟发性运动障碍、股内收肌挛缩，使髋关节力的传导发生改变，作用于股骨头上的重力增加；股骨头在内收位时非正常受力部承受超过正常的重力；以及髋关节内收位致关节囊内静脉回流受阻，关节内压增高，最后小动脉血流障碍而发生股骨头缺血性坏死。此例如在行走不便及 2 年双髋关节疼痛初期检查髋痛原因，并停用氯丙嗪，或可预防股骨头缺血性坏死的发生。

谭伦（1992）报道 2 例股骨头缺血性坏死并发于髋关节滑膜软骨瘤病。作者认为，滑膜充血肥厚、髋关节内增生出数十至数百个软骨小体，致关节内压增高，使关节囊上供股骨头血液的支持带动脉及圆韧带动脉受损，增高的关节内压也将引起血液循环的紊乱，导致股骨头的坏死。作者主张对原因不明的特发性股骨头坏死，应考虑到滑膜软骨瘤病，必要时做关节充气造影以帮助诊断。此两例入院前有髋痛 10~18 个月。及早手术清除骨软骨小体，或可预防股骨头缺血性坏死。

（6）对髋痛并有潜在股骨头缺血性坏死病因者，应予重视

一般在髋痛患者摄 X 线平片无异常发现时，应想到早期股骨头缺血性坏死的可能存在 1~2 年而无 X 线片变化，追问病史，予以进一步检查。查出可能的病因后予以治疗原发病或提出指导患者预防股骨头缺血性坏死的建议。

2. Perthes 病的一级预防

由于 Perthes 病的真正病因尚不明确，所以谈不上什么病因预防，但有些伤病后，可引起儿童股骨头缺血性坏死。预防这些伤病，或预防这些伤病后产生引起儿童股骨头缺血性坏死的条件，就可预防儿童股骨头缺血性坏死。分述于下。

（1）预防外伤

Ingram 等（1953）指出，儿童股骨上端骨折发生股骨头缺血性坏死者占 43%，所以预防此类损伤，当然是预防儿童外伤性股骨头缺血性坏死的首要问题。

（2）减轻先天性髋关节脱位复位后股骨头骺的血流动力学紊乱

Gage 等（1972）报道先天性髋关节脱位手法复位后，股骨头缺血性坏死并发率高达 66.6%。Nicholsen（1974）对新鲜婴儿尸体做主动脉造影，证明髋关

节蛙式位使股骨头血液运输受阻。Kalamchi 等（1980）指出，全麻下轻柔手法复位股骨头坏死率为 7.6%，若在无麻醉下强力整复，则股骨头坏死率高达 18%。Gage 等在复位前先做牵引，股骨头坏死率从 66.6% 降至 28.6% ~ 32.5%。Weiner 等（1977）指出，牵引时间达 3 ~ 4 周者，股骨头坏死率可低至 6%。髂腰肌和股内收肌松弛，将直接有助于克服整复后对股骨头的机械压迫。Nicholsen 还指出，切断内收肌能改善蛙式位的股骨头血液供应。以上资料提示，先做 3 周牵引，切断内收肌腱，全麻下复位，复位后用"人"字位（Lange 位）石膏型固定，可能预防或减少股骨头缺血性坏死并发率。

先天性髋关节脱位采用骨盆切骨术（髋骨切骨术）治疗后，极多并发股骨头缺血性坏死。周水德等（1987）报道 53 例 69 髋行骨盆切骨术后，随诊平均 2.8 年，67% 并发股骨头缺血性坏死。分析其原因，与术前牵引时间短（仅 1 ~ 2 周）、治疗时年龄大（6 岁以上）和脱位程度高有关。因此，要减少或减轻股骨头缺血性坏死的并发率和并发程度，应针对以上三方面予以改进。如迟至 12 岁以上再行骨盆切骨术，据赵挺武等（1995）对 29 髋手术后随访，100% 并发股骨头缺血性坏死。

（3）选择适当的方法治疗股骨骺脱离

有中度或重度移位的股骨骺脱离，股骨头缺血性坏死的并发率可能甚高（23%），疗法选择不当者，股骨头缺血性坏死并发率更高。例如，行股骨颈切骨术后，33% 并发股骨头缺血性坏死。做切开复位或闭合复位后穿入 Knowles 针者，27% 并发股骨头缺血性坏死。做原位固定术者仅 1.5% 并发股骨头缺血性坏死。对于股骨骺急性脱离者，用皮肤牵引及内旋 3 ~ 4 天即可逐渐达到复位。如用手法复位，虽然能容易地立即达到复位要求，但对股骨头骺的创伤比率为大，Casey 等（1972）在 36 例中有 5 例（占 13.8%）并发股骨头缺血性坏死。所以，判断选用何种疗法对于预防股骨头缺血性坏死具有重要的意义。

二级预防

二级预防即三早（早发现、早诊断、早治疗）预防措施，对大多数疾病而言，"三早"是力争在疾病初期开始治疗，达到提早终止疾病发展或延缓病程进展和恢复健康的目的。对于成人及儿童股骨头缺血性坏死，"三早"的临床意义如何，试举例分述如下。

（1）对成人股骨头缺血性坏死的意义

对成人股骨头缺血性坏死的预防，目前有不少是属于第二级预防的范畴。例如：

①对外伤性髋关节脱位和脱位 - 骨折：据 Stewart 等（1954）称，股骨头缺血性坏死发生率在手术治疗者（40%）高于闭合复位者（15.5%），所以劝告医师早期轻柔地试行闭合复位。Btav（1962）发现股骨头缺血性坏死率在伤后超过

12 小时复位者（56.9%）高于受伤 12 小时内复位者（17.6%）。Hougaard 等（1987）发现 6 小时内复位者股骨头缺血性坏死并发率更低（4.8%），提示应力争在伤后 6 小时内予以复位，可减少股骨头缺血性坏死的发生率。

②对股骨颈骨折：Barnes（1976）统计 1108 例股骨颈骨折的股骨头缺血性坏死并发率，发现 Carden 分类 Ⅰ 型、Ⅱ 型骨折为 16%，Ⅲ 型、Ⅳ 型骨折为 27.6%。发生股骨头缺血性坏死的原因为股骨头血液供应受损，改变股骨颈骨折固定方法并不能挽救股骨头不再坏死。所以早期诊断股骨头缺血性坏死可在决定复位固定和人工关节置换两类手术中做出抉择，以免在复位固定后，待出现股骨头缺血性坏死时再做第二次手术。

③激素性股骨头缺血性坏死："三早"措施对已发生激素性股骨头缺血性坏死的患者，可以起到鉴别诊断的作用，因为皮质激素的应用者，可能是原有的关节疾病引起髋关节疼痛，如能及早鉴别，则能及早停用皮质激素，并可开始试用降脂药物，以减轻股骨头缺血性坏死的发展。

④减压病性股骨头缺血性坏死：早期诊断可进行加高气压而缓慢减压的治疗，或用高压氧疗法治疗，这种治疗虽然不能逆转已发生的骨坏死病灶，但薛汉麟（1984）认为它能起到阻止病情发展和减轻症状的效果。

⑤其他原因引起的股骨头缺血性坏死：早期发现和诊断其他原因引起的和原因不明的特发性股骨头缺血性坏死，可以在塌陷发生之前预防塌陷的发生，并根据病情分期，选择适当的疗法，争取获得较好的结果。

（2）对儿童股骨头缺血性坏死的意义

对于 Perthes 病，目前基本上是属于二级预防的范畴。因为病因还不太了解，所以没有明确的病因预防方法。对幼儿的治疗原则已从卧床、不负重改变到包容、承重，所以治疗年龄不能提前到儿童能行走之前，一般在 3 岁以后能自己行走并能带动包容石膏、支架或矫行器之后才开始。小于 48 个月的 Perthes 病患者并非都有良好的预后，在此年龄组内，有 Catterall Ⅲ 级和 Ⅳ 级的髋关节预后应特别警惕。Clark 等（1978）报道，治疗 4 岁以下 Perthes 病 47 例 58 髋，其治疗方案为卧床结合外展包容矫正器和理疗，少数病例附加在拐杖下行走的时间，但患肢不承重，直到软骨下骨完全重新形成，平均疗程为 21 个月，结果良好占 57%，尚好 39%，不良 4%。与不治疗者 20 例相比，这三类结果依次为 15%，54%，31%。可见治疗比不治疗为好。特别是对 Catterall Ⅲ 级和 Ⅳ 级病变者，不治疗组的畸形更严重。4 岁以下治疗结果比 4 岁以上的治疗结果为好。所以，Perthes 病仍应早发现、早诊断和早治疗。俞辉国等（1994）用包容、承重石膏治疗 3 ~ 10 岁儿童股骨头缺血性坏死 58 例，随访 35 例，平均随访 8 年 7 个月。结果 86% 恢复满意，活动正常，无疼痛，无跛行，对发病年龄在 4 ~ 9 岁的 Perthes 病患者，"三早"措施可使患儿股骨头骺及早获得包容，从而可预防股骨头畸形及晚期的骨性关节炎。尤其是发病年龄在 4~6 岁之间者，包容后，股骨头塑形更好，预防畸形的效果更为显著。这一概念已被国内外学者普遍承认。

三级预防

三级预防即对症防治措施。对于成人及儿童股骨头缺血性坏死的对症防治措施，主要包括疾病已发展到一定程度时，例如在 Perthes 病晚Ⅲ级或残余Ⅳ级时，股骨头畸形，妨碍活动，施行关节唇切除术可将股骨头修整而使活动度增大或有扁平而半脱位的股骨头时，可行 Chiari 骨盆切骨术或髋臼加盖术。又如股骨头骺的骺板过早闭合，使股骨大转子增大，妨碍活动，可行大转子下移术改善功能。

三、股骨头缺血性坏死的预后

一般来说股骨头坏死治愈后不会复发。但是，痊愈后如遇到以下情况发生，仍可能发生股骨头坏死：①严重外伤。②激素药物长期使用。③寒潮因素。④长期大量饮酒等。这些诱发因素的长期存在，都易导致股骨头坏死。因此在生活中要避免这些情况。

以下是避免股骨头坏死治愈后再复发的一些注意事项：

1. 加强髋部的自我保护意识。

2. 走路时要防止摔跤，防止造成损伤。

3. 在体育运动之前，要做好充分的准备活动，防止扭伤。

4. 髋部若受伤应及时治疗，不可在病伤未愈的情况下过多行走，防止反复损伤。

5. 生活中避免过量饮酒，提倡不饮或少饮。

6. 无论什么疾病，尽量避免少用或不用激素类药物。

7. 适当控制体重，以免过胖。

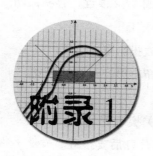

附录 1 新夹脊穴(魏氏夹脊穴)的定位和主治

(2016年中华中医药学会标准化办公室钩活术方案路径中通过)

1. 骶一脊穴（S_1穴）The first point of sacroiliac joint

［定位］第四骶椎棘突下的两侧骶中间嵴在骶后体表投影点。

［解剖］在臀大肌起始部；骶外侧动、静脉后支；布有第四骶神经后支。

［主治］腰骶疼痛、白带、腹痛、泄泻、遗尿、痔疾、遗精。

遗尿、妇科慢性炎症、精神性遗精、内外混合痔、脊柱相关疾病等。

注：微类钩鍉针慎钩治。距第四骶神经后支、动静脉后支很近。

2. 骶一脊撇撇穴（S_1''穴）The first point of sacroiliac joint Double apostrophe

［定位］第四骶椎棘突的两侧骶中间嵴在骶后体表投影点。

［解剖］在臀大肌起始部；骶外侧动、静脉后支；布有第四骶神经后支。

［主治］同骶一穴主治，用于局部穴位注射时使用的穴位点，骶一穴主治疾病的再治疗或巩固治疗。

注：只注药，不钩治。距第四骶神经后支、动静脉后支很近，容易误伤。

3. 骶二脊穴（S_2穴）Sacroiliac joint second points

［定位］第三骶椎棘突下的两侧骶中间嵴在骶后体表投影点。

［解剖］在臀大肌起始部；骶外侧动、静脉后支；布有第三骶神经后支。

［主治］腰骶疼痛、痛经、泄泻、遗尿。

遗尿、经前期综合征、前列腺炎、脊柱相关疾病等。

注：微类钩鍉针慎钩治。距第三骶神经后支，动、静脉后支很近。

4. 骶二脊撇撇穴（S_2''穴）Sacroiliac joint second points Double apostrophe

［定位］第三骶椎棘突的两侧骶中间嵴在骶后体表投影点。

［解剖］在臀大肌起始部；骶外侧动、静脉后支；布有第三骶神经后支。

［主治］同骶二穴主治，用于局部穴位注射时使用的穴位点。

骶二穴主治疾病的再治疗或巩固治疗。

注：只注药，不钩治。距第三骶神经后支，动、静脉后支很近，容易误伤。

5. 骶三脊穴（S₃穴）Sacroiliac joint third points

［定位］第二骶椎棘突下的两侧骶中间嵴在骶后体表投影点。

［解剖］在臀大肌起始部；骶外侧动、静脉后支；布有第二骶神经后支。

［主治］腰骶疼痛、小便不利、遗尿、泄泻。

遗尿、慢性结肠炎、骶尾韧带炎、脊柱相关疾病等。

注：微类钩鍉针慎钩治。距第二骶神经后支，动、静脉后支很近。

6. 骶三脊撇撇穴（S₃″穴）Sacroiliac joint third points Double apostrophe

［定位］第二骶椎棘突的两侧骶中间嵴在骶后体表投影点。

［解剖］在臀大肌起始部；骶外侧动、静脉后支；布有第二骶神经后支。

［主治］同骶三穴主治，用于局部穴位注射时使用的穴位点。

骶三穴主治疾病的再治疗或巩固治疗。

注：只注药，不钩治。距第二骶神经后支，动、静脉后支很近，容易误伤。

7. 骶四脊穴（S₄穴）Sacroiliac joint fourth points

［定位］第一骶椎棘突下的两侧骶中间嵴在骶后体表投影点。

［解剖］在骶棘肌起始部、臀大肌起始部；骶外侧动、静脉后支；布有第一骶神经后支。

［主治］腰骶疼痛、遗尿、遗精、月经不调、白带。

腰椎间盘突出症、遗尿、骶髂融合（强直性脊柱炎）、骶髂退变性疾病。

注：微类钩鍉针慎钩治。距第一骶神经后支，动、静脉后支很近。

8. 骶四脊撇撇穴（S₄″穴）Sacroiliac joint fourth points Double apostrophe

［定位］第一骶椎棘突的两侧骶中间嵴在骶后体表投影点。

［解剖］在骶棘肌起始部、臀大肌起始部；骶外侧动、静脉后支；布有第一骶神经后支。

［主治］同骶四穴主治，用于局部穴位注射时使用的穴位点。

骶四穴主治疾病的再治疗或巩固治疗。

注：只注药，不钩治。距第一骶神经后支，动、静脉后支很近，容易误伤。

9. 腰一脊穴（L₁穴）The first point of lumbar

［定位］第五腰椎棘突旁，两侧下关节突在腰后的体表投影点。

［解剖］骶棘肌、腰最下动、静脉后支的内侧支；布有第五腰神经后内侧支。

［主治］下肢小腿外侧冷、麻、凉、胀、痛、痹、痿；腰痛、腿痛、放射痛。

腰椎间盘突出症、腰椎退变性疾病、腰椎管狭窄症、强直性脊柱炎、脊柱相关疾病等（骶髂腰段）。

10. 腰一脊撇穴（L_1'穴）The first point of lumbar apostrophe

[定位] 骶一棘突旁，两侧椎板在腰后的体表投影点。

[解剖] 同腰一穴解剖位置。

[主治] 同腰一穴主治，用于腰一穴主治疾病的再治疗或巩固治疗。

11. 腰一脊撇撇穴（L_1''穴）The first point of lumbar Double apostrophe

[定位] 在腰一穴和腰一撇穴体表连线的中点。

[解剖] 同腰一穴解剖位置。

[主治] 同腰一穴主治，用于局部穴位注射时使用的穴位点。

腰一穴主治疾病的再治疗或巩固治疗。

注：只注药，不钩治，防止损伤关节囊或神经血管。

12. 腰二脊穴（L_2穴）Lumbar second points

[定位] 第四腰椎棘突旁，两侧下关节突在腰后的体表投影点。

[解剖] 腰背筋膜、骶棘肌；有第四腰动、静脉后支；布有第四腰神经后内侧支。

[主治] 下肢痛、下肢痿痹，腰痛。

腰椎间盘突出症、腰椎退变性疾病、腰椎管狭窄症、强直性脊柱炎、脊柱相关疾病等（骶髂腰段）。

13. 腰二脊撇穴（L_2'穴）Lumbar second points apostrophe

[定位] 腰五椎棘突旁，两侧椎板在腰后的体表投影点。

[解剖] 同腰二穴解剖位置。

[主治] 同腰二穴主治，用于腰二穴主治疾病的再治疗或巩固治疗。

14. 腰二脊撇撇穴（L_2''穴）Lumbar second points Double apostrophe

[定位] 在腰二穴和腰二撇穴体表连线的中点。

[解剖] 同腰二穴解剖位置。

[主治] 同腰二穴主治，用于局部穴位注射时使用的穴位点。

腰二穴主治疾病的再治疗或巩固治疗。

注：只注药，不钩治，防止损伤关节囊或神经血管。

15. 腰三脊穴（L_3穴）Lumbar third points

[定位] 第三腰椎棘突旁，两侧下关节突在腰后的体表投影点。

[解剖] 腰背筋膜、骶棘肌；第三腰动、静脉后支；布有第三腰神经后内侧支，深层为腰丛。

[主治] 腰痛、下肢痛、下肢痿痹。

腰椎间盘突出症、腰椎退变性疾病、腰椎管狭窄症、腰段强直性脊柱炎、脊柱相关疾病等。

16. 腰三脊撇穴（L₃′穴）Lumbar third points apostrophe

［定位］腰四椎棘突旁，两侧椎板中间点在腰后的体表投影点。

［解剖］同腰三穴解剖位置。

［主治］同腰三穴主治，用于腰三穴主治疾病的再治疗或巩固治疗。

17. 腰三脊撇撇穴（L₃″穴）Lumbar third points Double apostrophe

［定位］在腰三穴和腰三撇穴体表连线的中点。

［解剖］同腰三穴解剖位置。

［主治］同腰三穴主治，用于局部穴位注射时使用的穴位点。

　　　　腰三穴主治疾病的再治疗或巩固治疗。

注：只注药，不钩治，防止损伤关节囊或神经血管。

18. 腰四脊穴（L₄穴）Lumbar fourth points

［定位］第二腰椎棘突旁，两侧下关节突在腰后的体表投影点。

［解剖］腰背筋膜、骶棘肌；第二腰动、静脉后支；布有第二腰神经后内侧支，深层为腰丛。

［主治］腰痛、腰酸、腰部不适。

　　　　腰椎间盘突出症、腰椎退变性疾病、腰椎管狭窄症、腰段强直性脊柱炎、脊柱相关疾病等。

19. 腰四脊撇穴（L₄′穴）Lumbar fourth points apostrophe

［定位］腰三椎棘突旁，两侧椎板在腰后的体表投影点。

［解剖］同腰四穴解剖位置。

［主治］同腰四穴主治，用于腰三穴主治疾病的再治疗或巩固治疗。

20. 腰四脊撇撇穴（L₄″穴）Lumbar fourth points Double apostrophe

［定位］在胸腰四穴和腰四撇穴体表连线的中点。

［解剖］同腰四穴解剖位置。

［主治］同腰四穴主治，用于局部穴位注射时使用的穴位点。

　　　　腰四穴主治疾病的再治疗或巩固治疗。

注：只注药，不钩治，防止损伤关节囊或神经血管。

21. 腰五脊穴（L₅穴）Lumbar fifth points

［定位］第一腰椎棘突旁，两侧下关节突在腰后的体表投影点。

［解剖］腰背筋膜、骶棘肌；第一腰动、静脉后支；深层为第一腰神经后内侧支。

［主治］腰背强痛、腹胀、泄泻、便秘、水肿。

　　　　腰椎间盘突出症、腰椎退变性疾病、腰椎管狭窄症、腰段强直性脊柱炎、神经性腹泻、神经性便秘。

22. 腰五脊撇穴（L_5'穴）Lumbar fifth points apostrophe

［定位］腰二椎棘突旁，两侧椎板在腰后的体表投影点。

［解剖］同腰五穴解剖位置。

［主治］同腰五穴主治，用于腰五穴主治疾病的再治疗或巩固治疗。

23. 腰五脊撇撇穴（L_5''穴）Lumbar fifth points Double apostrophe

［定位］在胸腰五穴和腰五撇穴体表连线的中点。

［解剖］同腰五穴解剖位置。

［主治］同腰五穴主治，用于局部穴位注射时使用的穴位点。

腰五穴主治疾病的再治疗或巩固治疗。

注：只注药，不钩治，防止损伤关节囊或神经血管。

24. 胸一脊穴（T_1穴）The first point of thoracic vertebrae

［定位］第十二胸椎脊突旁，两侧下关节突在背后的体表投影点。

［解剖］腰背筋膜、骶棘肌；布有肋下动、静脉后支；深层为第十二胸神经后内侧支。

［主治］胸胁痛、胃脘痛、呕吐、腹胀、肠鸣。

胸椎退变性疾病（胸椎脊神经受累）、脊源性慢性结肠炎、胸段强直性脊柱炎、脊柱相关疾病等。

25. 胸一脊撇穴（T_1'穴）The first point of thoracic vertebrae apostrophe

［定位］第一腰椎棘突旁，两侧椎板在背后的体表投影点。

［解剖］同胸一穴解剖位置。

［主治］同胸一穴主治，用于胸一穴主治疾病的再治疗或巩固治疗。

26. 胸一脊撇撇穴（T_1''穴）The first point of thoracic vertebrae Double apostrophe

［定位］在胸一穴和胸一撇穴体表连线的中点。

［解剖］同胸一穴解剖位置。

［主治］同胸一穴主治，用于局部穴位注射时使用的穴位点。

胸一穴主治疾病的再治疗或巩固治疗。

注：只注药，不钩治，防止损伤关节囊或神经血管。

27. 胸二脊穴（T_2穴）Thoracic in second points

［定位］第十一胸椎棘突旁，两侧下关节突在背后的体表投影点。

［解剖］背阔肌、骶棘肌；第十一肋间动、静脉后支；深层为第十一胸神经后内侧支。

［主治］胸胁痛、腹胀、黄疸、呕吐、泄泻。

胸椎退变性疾病（胸椎脊神经受累）、脊源性慢性结肠炎、脊源性慢性胆囊炎、胸段强直性脊柱炎、脊柱相关疾病等。

28. 胸二脊撇穴（T_2'穴）Thoracic in second points apostrophe

［定位］第十二胸椎棘突旁，两侧椎板在背后的体表投影点。

［解剖］同胸二穴解剖位置。

［主治］同胸二穴主治，用于胸二穴主治疾病的再治疗或巩固治疗。

29. 胸二脊撇撇穴（T_2''穴）Thoracic in second points Double apostrophe

［定位］在胸二穴和胸二撇穴体表连线的中点。

［解剖］同胸二穴解剖位置。

［主治］同胸二穴主治，用于局部穴位注射时使用的穴位点。

　　　　胸二穴主治疾病的再治疗或巩固治疗。

注：只注药，不钩治，防止损伤关节囊或神经血管。

30. 胸三脊穴（T_3穴）Thoracic in third points

［定位］第十胸椎棘突旁，两侧下关节突在背后的体表投影点。

［解剖］背阔肌、骶棘肌；有第十肋间动、静脉后支；深层为第十胸神经后内侧支。

［主治］胸肋痛、黄疸、口苦。

　　　　胸椎病退变性疾病（胸椎脊神经受累）、脊源性慢性胆囊炎、胸段强直性脊柱炎、脊柱相关疾病等。

31. 胸三脊撇穴（T_3'穴）Thoracic in third points apostrophe

［定位］第十一胸椎棘突旁，两侧椎板在背后的体表投影点。

［解剖］同胸三穴解剖位置。

［主治］同胸三穴主治，用于胸三穴主治疾病的再治疗或巩固治疗。

32. 胸三脊撇撇穴（T_3''穴）Thoracic in third points Double apostrophe

［定位］在胸三穴和胸三撇穴体表连线的中点。

［解剖］同胸三穴解剖位置。

［主治］同胸三穴主治，用于局部穴位注射时使用的穴位点。

　　　　胸三穴主治疾病的再治疗或巩固治疗。

注：只注药，不钩治，防止损伤关节囊或神经血管。

33. 胸四脊穴（T_4穴）Thoracic in fourth points

［定位］第九胸椎棘突旁，两侧下关节突在背后的体表投影点。

［解剖］背阔肌、骶棘肌；有第九肋间动、静脉后支；深层为第九胸神经后内侧支。

［主治］脊背痛、胁痛、黄疸、呕血。

　　　　胸椎退变性疾病（胸椎脊神经受累）、脊源性慢性胆囊炎、脊源性慢性胃炎、脊源性慢性胰腺炎、胸段强直性脊柱炎、脊柱相关疾病等。

34. 胸四脊撇穴（T_4'穴）Thoracic in fourth points apostrophe

［定位］第十胸椎棘突旁，两侧椎板在背后的体表投影点。

［解剖］同胸四穴解剖位置。

［主治］同胸四穴主治，用于胸四穴主治疾病的再治疗或巩固治疗。

35. 胸四脊撇撇穴（T_4''穴）Thoracic in fourth points Double apostrophe

［定位］在胸四穴和胸四撇穴体表连线的中点。

［解剖］同胸四穴解剖位置。

［主治］同胸四穴主治，用于局部穴位注射时使用的穴位点。

　　　　胸四穴主治疾病的再治疗或巩固治疗。

注：只注药，不钩治，防止损伤关节囊或神经血管。

36. 胸五脊穴（T_5穴）Thoracic in fifth points

［定位］第八胸椎棘突旁，两侧下关节突在背后的体表投影点。

［解剖］背阔肌、骶棘肌；有第八肋间动、静脉后支；深层为第八胸神经后内侧支。

［主治］脊背痛、胁痛、黄疸、呕血、胃痛、腹胀、腹泻。

　　　　胸椎退变性疾病（胸椎脊神经受累）、脊源性慢性胆囊炎、脊源性慢性胃炎、脊源性慢性胰腺炎、胸椎强直性脊柱炎、脊柱相关疾病等。

37. 胸五脊撇穴（T_5'穴）Thoracic in fifth points apostrophe

［定位］第九胸椎棘突旁，两侧椎板在背后的体表投影点。

［解剖］同胸五穴解剖位置。

［主治］同胸五穴主治，用于胸五穴主治疾病的再治疗或巩固治疗。

38. 胸五脊撇撇穴（T_5''穴）Thoracic in fifth points Double apostrophe

［定位］在胸五穴和胸五撇穴体表连线的中点。

［解剖］同胸五穴解剖位置。

［主治］同胸五穴主治，用于局部穴位注射时使用的穴位点。

　　　　胸五穴主治疾病的再治疗或巩固治疗。

注：只注药，不钩治，防止损伤关节囊或神经血管。

39. 胸六穴（T_6穴）Thoracic in sixth points

［定位］第七胸椎棘突旁，两侧下关节突在背后的体表投影点。

［解剖］斜方肌下缘，背阔肌、骶棘肌；布有第七肋间动、静脉后支；深层为第七胸神经后内侧支。

［主治］胁痛、胸痛、腹胀、腹泻。

　　　　胸椎退变性疾病（胸椎脊神经受累）、脊源性结肠炎、胸椎强直性脊柱炎、脊柱相关疾病等。

40. 胸六脊撇穴（T$_6$′穴）Thoracic in sixth points apostrophe

［定位］第八胸椎棘突旁，两侧椎板在背后的体表投影点。

［解剖］同胸六穴解剖位置。

［主治］同胸六穴主治，用于胸六穴主治疾病的再治疗或巩固治疗。

41. 胸六脊撇撇穴（T$_6$″穴）Thoracic in sixth points Double apostrophe

［定位］在胸六穴和胸六撇穴体表连线的中点。

［解剖］同胸六穴解剖位置。

［主治］同胸六穴主治，用于局部穴位注射时使用的穴位点。

胸六穴主治疾病的再治疗或巩固治疗。

注：只注药，不钩治，防止损伤关节囊或神经血管。

42. 胸七脊穴（T$_7$穴）Thoracic in seventh points

［定位］第六胸椎棘突旁，两侧下关节突在背后的体表投影点。

［解剖］斜方肌下缘，背阔肌肌腱、骶棘肌；布有第六肋间动、静脉后支，深层为第六胸神经后内侧支。

［主治］胁痛、脊背痛、胃痛、腹胀。

胸椎退变性疾病（胸椎脊神经受累）、脊源性胃病、脊源性肠炎、胸椎强直性脊柱炎、脊柱相关疾病等。

43. 胸七脊撇穴（T$_7$′穴）Thoracic in seventh points apostrophe

［定位］第七胸椎棘突旁，两侧椎板在背后的体表投影点。

［解剖］同胸七穴解剖位置。

［主治］同胸七穴主治，用于胸七穴主治疾病的再治疗或巩固治疗。

44. 胸七脊撇撇穴（T$_7$″穴）Thoracic in seventh points Double apostrophe

［定位］在胸七穴和胸七撇穴体表连线的中点。

［解剖］同胸七穴解剖位置。

［主治］同胸七穴主治，用于局部穴位注射时使用的穴位点。

胸七穴主治疾病的再治疗或巩固治疗。

注：只注药，不钩治，防止损伤关节囊或神经血管。

45. 胸八脊穴（T$_8$穴）Thoracic in eighth points

［定位］第五胸椎棘突旁，两侧下关节突在背后的体表投影点。

［解剖］斜方肌、菱形肌、深层为骶棘肌；第五肋间动、静脉后支；深层为第五胸神经后内侧支。

［主治］背痛、心痛、惊悸。

胸椎退变性疾病（胸椎脊神经受累）、脊源性心绞痛、脊源性冠心病、胸椎强直性脊柱炎、脊柱相关疾病等。

46. 胸八脊撇穴（T$_8$′穴）Thoracic in eighth points apostrophe

［定位］第六胸椎棘突旁，两侧椎板在背后的体表投影点。

［解剖］同胸八穴解剖位置。

［主治］同胸八穴主治，用于胸八穴主治疾病的再治疗或巩固治疗。

47. 胸八脊撇撇穴（T$_8$″穴）Thoracic in eighth points Double apostrophe

［定位］在胸八穴和胸八撇穴体表连线的中点。

［解剖］同胸八穴解剖位置。

［主治］同胸八穴主治，用于局部穴位注射时使用的穴位点。

　　　　　胸八穴主治疾病的再治疗或巩固治疗。

注：只注药，不钩治，防止损伤关节囊或神经血管。

48. 胸九脊穴（T$_9$穴）Thoracic in ninth points

［定位］第四胸椎棘突旁，两侧下关节突在背后的体表投影点。

［解剖］斜方肌、菱形肌、深层为骶棘肌；第四肋间动、静脉后支；深层为第四胸神经后内侧支。

［主治］背痛、乳房胀痛、乳房肿块、乳房硬结、心痛、胸闷。

　　　　　胸椎退变性疾病（胸椎脊神经受累）、脊源性乳腺增生症、脊源性冠心病、胸椎强直性脊柱炎、脊柱相关疾病等。

49. 胸九脊撇穴（T$_9$′穴）Thoracic in ninth points apostrophe

［定位］第五胸椎棘突旁，两侧椎板在背后的体表投影点。

［解剖］同胸九穴解剖位置。

［主治］同胸九穴主治，用于胸九穴主治疾病的再治疗或巩固治疗。

50. 胸九脊撇撇穴（T$_9$″穴）Thoracic in ninth points Double apostrophe

［定位］在胸九穴和胸九撇穴体表连线的中点。

［解剖］同胸九穴解剖位置。

［主治］同胸九穴主治，用于局部穴位注射时使用的穴位点。

　　　　　胸九穴主治疾病的再治疗或巩固治疗。

注：只注药，不钩治，防止损伤关节囊或神经血管。

51. 胸十脊穴（T$_{10}$穴）Thoracic in tenth points

［定位］第三胸椎棘突旁，两侧下关节突在背后的体表投影点。

［解剖］斜方肌、菱形肌，深层为骶棘肌；第三肋间动、静脉后支；深层为第三胸神经后内侧支。

［主治］肩背痛、鼻塞、流涕、头疼、咳嗽、气喘。

　　　　　胸椎退变性疾病（胸椎脊神经受累）、脊源性鼻炎、脊源性支气管炎、胸椎强直性脊柱炎、脊柱相关疾病等。

52. 胸十脊撇穴（T_{10}'穴）Thoracic in tenth points apostrophe

［定位］第四胸椎棘突旁，两侧椎板在背后的体表投影点。

［解剖］同胸十穴解剖位置。

［主治］同胸十穴主治，用于胸十穴主治疾病的再治疗或巩固治疗。

53. 胸十脊撇撇穴（T_{10}''穴）Thoracic in tenth points Double apostrophe

［定位］在胸十穴和胸十撇穴体表连线的中点。

［解剖］同胸十穴解剖位置。

［主治］同胸十穴主治，用于局部穴位注射时使用的穴位点。

胸十穴主治疾病的再治疗或巩固治疗。

注：只注药，不钩治，防止损伤关节囊或神经血管。

54. 胸十一脊穴（T_{11}穴）Thoracic in eleventh points

［定位］第二胸椎棘突旁，两侧下关节突在背后的体表投影点。

［解剖］斜方肌、菱形肌，上后锯肌，深层为骶棘肌；第二肋间动、静脉后支；深层为第二胸神经后内侧支。

［主治］胸背痛、咳嗽、发热、喘憋、头痛。

胸椎退变性疾病（胸椎脊神经受累）、脊源性支气管炎、脊源性哮喘、胸段强直性脊柱炎、脊柱相关疾病等。

55. 胸十一脊撇穴（T_{11}'穴）Thoracic in eleventh points apostrophe

［定位］第三胸椎棘突旁，两侧椎板在背后的体表投影点。

［解剖］同胸十一穴解剖位置。

［主治］同胸十一穴主治，用于胸十一穴主治疾病再治疗或巩固治疗。

56. 胸十一脊撇撇穴（T_{11}''穴）Thoracic in eleventh points Double apostrophe

［定位］在胸十一穴和胸十一撇穴体表连线的中点。

［解剖］同胸十一穴解剖位置。

［主治］同胸十一穴主治，用于局部穴位注射时使用的穴位点。

胸十一穴主治疾病的再治疗或巩固治疗。

注：只注药，不钩治，防止损伤关节囊或神经血管。

57. 胸十二脊穴（T_{12}穴）Thoracic in twelfth points

［定位］第一胸椎棘突旁，两侧下关节突在背后的体表投影点。

［解剖］斜方肌、菱形肌，上后锯肌，深层为骶棘肌；第一肋间动、静脉后支；深层为第一胸神经后内侧支。

［主治］肩背痛、臂痛、指麻、咳嗽、吐痰、气短、鼻塞、发热。

颈椎病（臂丛神经受累）、胸椎退变性疾病（胸椎脊神经受累）、脊源性支气管炎、脊源性鼻炎、胸段强直性脊柱炎、脊柱相关疾病等。

58. 胸十二脊撇穴（T_{12}'穴）Thoracic in twelfth points apostrophe

［定位］第二胸椎棘突旁，两侧椎板在背后的体表投影点。

［解剖］同胸十二穴解剖位置。

［主治］同胸十二穴主治，用于胸十二穴主治疾病再治疗或巩固治疗。

59. 胸十二脊撇撇穴（T_{12}''穴）Thoracic in twelfth points Double apostrophe

［定位］在胸十二穴和胸十二撇穴体表连线的中点。

［解剖］同胸十二穴解剖位置。

［主治］同胸十二穴主治，用于局部穴位注射时使用的穴位点。

　　　　胸十二穴主治疾病的再治疗或巩固治疗。

注：只注药，不钩治，防止损伤关节囊或神经血管。

60. 颈一脊穴（C_1穴）The first point of cervical spine

［定位］第七颈椎棘突旁，两侧下关节突在颈后体表的投影点。

［解剖］斜方肌、菱形肌、上后锯肌、项韧带、头夹肌、颈夹肌、深层为骶棘肌、半棘肌、多裂肌和回旋肌；椎动脉、椎静脉；深层为第八颈神经后内侧支。

［主治］上肢痛、肩背痛、指痛、咳嗽、气喘、发热、头痛、项强、外感、鼻塞、流涕。

　　　　颈椎病（以臂丛神经受累为主）、颈段强直性脊柱炎、脊柱相关疾病等。

61. 颈一脊撇穴（C_1'穴）The cervical vertebra first points apostrophe

［定位］第一胸椎棘突旁，两侧椎板在颈后的体表投影点。

［解剖］同颈一脊穴解剖位置。

［主治］同颈一脊穴主治，用于颈脊一穴主治疾病的再治疗或巩固治疗。

62. 颈一脊撇撇穴（C_1''穴）The cervical vertebra first points Double apostrophe

［定位］在颈一脊穴和颈一脊撇穴体表连线的中点。

［解剖］同颈一脊穴解剖位置。

［主治］同颈一脊穴主治，用于局部穴位注射时使用的穴位点。

　　　　颈一脊穴主治疾病的再治疗或巩固治疗。

注：只注药，不钩治，防止损伤关节囊或神经血管。

63. 颈二脊穴（C_2穴）The cervical vertebra second points

［定位］第六颈椎棘突旁，两侧下关节突在颈后体表的投影点。

［解剖］斜方肌、菱形肌、上后锯肌、项韧带、头夹肌、颈夹肌，深层为骶棘肌、半棘肌、多裂肌和回旋肌；椎动脉、椎静脉；深层为第七颈神经后内侧支。

［主治］上肢痛、肩背痛、指痛、头晕、头痛、恶心、呕吐、项强、咽部异物感、咳喘、心悸。

　　　　颈椎病（以臂丛神经、交感神经受累为主）、颈段强直性脊柱炎、

附录1　新夹脊穴（魏氏夹脊穴）的定位和主治

脊柱相关疾病等。

64. 颈二脊撇穴（C_2'穴）The cervical vertebra second points apostrophe

[定位] 第七颈椎棘突旁，两侧椎板在颈后的体表投影点。

[解剖] 同颈二脊穴解剖位置。

[主治] 同颈二脊穴主治，用于颈二脊穴主治疾病的再治疗或巩固治疗。

65. 颈二脊撇撇穴（C_2''穴）The cervical vertebra second points Double apostrophe

[定位] 在颈二脊穴和颈二撇穴体表连线的中点。

[解剖] 同颈二脊穴解剖位置。

[主治] 同颈二脊穴主治，用于局部穴位注射时使用的穴位点。

颈二脊穴主治疾病的再治疗或巩固治疗。

注：只注药，不钩治，防止损伤关节囊或神经血管。

66. 颈三脊穴（C_3穴）The cervical vertebra third points

[定位] 第五颈椎棘突旁，两侧下关节突在颈后体表的投影点。

[解剖] 斜方肌、项韧带、头夹肌、颈夹肌，深层为骶棘肌、半棘肌、多裂肌和回旋肌；椎动脉的横突部与该部椎静脉的丛环；深层为第六颈神经后内侧支。

[主治] 臂痛、肩背痛、指痛、颈痛、颈僵、项强、头晕、头痛、失眠、健忘、不寐。

颈椎病（以臂丛神经、交感神经受累为主）、颈段强直性脊柱炎、脊柱相关疾病等。

67. 颈三脊撇穴（C_3'穴）The cervical vertebra third points apostrophe

[定位] 第六颈椎棘突旁，两侧椎板在颈后的体表投影点。

[解剖] 同颈三脊穴解剖位置。

[主治] 同颈三脊穴主治，用于颈三脊穴主治疾病的再治疗或巩固治疗。

68. 颈三脊撇撇穴（C_3''穴）The cervical vertebra third points Double apostrophe

[定位] 在颈三脊穴和颈三撇穴体表连线的中点。

[解剖] 同颈三脊穴解剖位置。

[主治] 同颈三脊穴主治，用于局部穴位注射时使用的穴位点。

颈三脊穴主治疾病的再治疗或巩固治疗。

注：只注药，不钩治，防止损伤关节囊或神经血管。

69. 颈四脊穴（C_4穴）The cervical vertebra fourth points

[定位] 第四颈椎棘突旁，两侧下关节突在颈后体表的投影点。

[解剖] 斜方肌、项韧带、头夹肌、颈夹肌，深层为骶棘肌、半棘肌、多裂肌和回旋肌；椎动脉的横突部与该部椎静脉的丛环；深层为第五颈神经后内侧支。

[主治] 项强、项痛、头晕、头痛、呕吐、鼻塞、流涕、胸闷、失眠。

颈椎病（以颈丛神经、交感神经受累为主）、颈段强直性脊柱炎、脊柱相关疾病等。

70. 颈四脊撇穴（C₄′穴）The cervical vertebra fourth points apostrophe

[定位] 第五颈椎棘突旁，两侧椎板在颈后的体表投影点。

[解剖] 同颈四脊穴解剖位置。

[主治] 同颈四脊穴主治，用于颈四脊穴主治疾病的再治疗或巩固治疗。

71. 颈四脊撇撇穴（C₄″穴）The cervical vertebra fourth points Double apostrophe

[定位] 在颈四脊穴和颈四撇穴体表连线的中点。

[解剖] 同颈四脊穴解剖位置。

[主治] 同颈四脊穴主治，用于局部穴位注射时使用的穴位点。
　　　　颈四脊穴主治疾病的再治疗或巩固治疗。

注：只注药，不钩治，防止损伤关节囊或神经血管。

72. 颈五脊穴（C₅穴）The cervical vertebra fifth points

[定位] 第三颈椎棘突旁，两侧下关节突在颈后体表的投影点。

[解剖] 斜方肌、项韧带、头夹肌、颈夹肌，深层为骶棘肌、半棘肌、多裂肌和回旋肌；椎动脉的横突部与该部椎静脉的丛环；深层为第四颈神经后内侧支。

[主治] 头项痛、项强、眩晕、耳鸣、目痛、鼻塞。
　　　　颈椎病（以颈丛神经受累为主）、颈段强直性脊柱炎、脊柱相关疾病等。

73. 颈五脊撇穴（C₅′穴）The cervical vertebra fifth points apostrophe

[定位] 第四颈椎棘突旁，两侧椎板在颈后的体表投影点。

[解剖] 同颈五脊穴解剖位置。

[主治] 同颈五脊穴主治，用于颈五脊穴主治疾病的再治疗或巩固治疗。

74. 颈五脊撇撇穴（C₅″穴）The cervical vertebra fifth points Double apostrophe

[定位] 在颈五脊穴和颈五撇穴体表连线的中点。

[解剖] 同颈五脊穴解剖位置。

[主治] 同颈五脊穴主治，用于局部穴位注射时使用的穴位点。
　　　　颈五脊穴主治疾病的再治疗或巩固治疗。

注：只注药，不钩治，防止损伤关节囊或神经血管。

75. 颈六脊穴（C₆穴）The cervical vertebra sixth points

[定位] 第二颈椎棘突旁，两侧下关节突在颈后体表的投影点。

[解剖] 斜方肌、项韧带、头夹肌、颈夹肌，深层为骶棘肌、半棘肌、多裂肌和回旋肌；椎动脉的横突部与该部椎静脉的丛环；深层为第三颈神经后内侧支。

[主治] 颈痛、头项痛、项强、眩晕、耳鸣、目痛、鼻塞。
　　　　颈椎病（以颈丛神经受累为主）、颈段强直性脊柱炎、脊柱相关疾

病等。

76. 颈六脊撇穴（C$_6$′穴）The cervical vertebra sixth points apostrophe

［定位］第三颈椎棘突旁，两侧椎板在颈后的体表投影点。

［解剖］同颈六脊穴解剖位置。

［主治］同颈六脊穴主治，用于颈六脊穴主治疾病的再治疗或巩固治疗。

77. 颈六脊撇撇穴（C$_6$″穴）The cervical vertebra sixth points Double apostrophe

［定位］在颈六脊穴和颈六撇穴体表连线的中点。

［解剖］同颈六脊穴解剖位置。

［主治］同颈六脊穴主治，用于局部穴位注射时使用的穴位点。

　　　　颈六脊穴主治疾病的再治疗或巩固疗。

注：只注药，不钩治，防止损伤关节囊或神经血管。

78. 颈七脊穴（C$_7$穴）The cervical vertebra seventh points

［定位］寰椎后结节旁，两侧下关节面后缘在颈后体表的投影点。

［解剖］斜方肌、项韧带、头夹肌、颈夹肌，深层为骶棘肌、半棘肌、多裂肌和回旋肌；椎动脉的横突部与该部椎静脉的丛环；深层为第二颈神经。

［主治］头项痛、项强、眩晕、耳鸣、目痛、鼻塞、癫、狂、痫、热病。

　　　　颈椎病（以颈丛神经受累为主）、颈段强直性脊柱炎、脊柱相关疾病等。

注：慎钩治，因没有椎弓下椎间孔，第二颈神经裸露在寰椎后结节旁，如钩治只选微类内板 1.2 型钩鎴针。不安全，最好不钩。

79. 颈七脊撇穴（C$_7$′穴）The cervical vertebra seventh points apostrophe

［定位］枢椎棘突旁，两侧上关节面后缘在颈后体表的投影点。

［解剖］同颈七脊穴解剖位置。

［主治］同颈七脊穴主治，用于颈七脊穴主治疾病的再治疗或巩固治疗。

注：只注药，不钩治（两侧寰枢关节囊后缘下方有椎动脉第二颈神经通过，如果钩治容易误伤椎动脉、脊神经或关节囊）。

80. 颈七脊撇撇穴（C$_7$″穴）The cervical vertebra seventh points Double apostrophe

［定位］在颈七脊穴和颈七脊撇穴体表连线的中点。

［解剖］同颈七脊穴解剖位置。

［主治］同颈七脊穴主治，用于局部穴位注射时使用的穴位点。

　　　　颈七脊穴主治疾病的再治疗或巩固疗。

注：只注药，不钩治（两侧寰枢关节囊后缘下方有椎动脉第二颈神经通过，如果钩治容易误伤椎动脉、脊神经或关节囊）。

81. 颈八脊穴（C$_8$穴）The cervical vertebra eighth points

［定位］寰椎后结节旁，两侧枕骨髁后缘在枕后部投影。

［解剖］斜方肌、项韧带、头夹肌，深层为骶棘肌、半棘肌、椎枕肌、椎动脉的寰椎部，椎内静脉丛和来自颈深部小静脉；深层为第一颈神经。

［主治］头晕、目眩、耳鸣、头疼、失眠、多梦、心悸、健忘、精神抑郁、胆怯、烦躁、热病、癫、狂、痫。

颈椎病（以椎动脉受累为主）、寰枢关节紊乱综合征、脊柱相关疾病等。

注：慎钩治，因没有椎弓下椎间孔，第一颈神经裸露在寰椎后结节旁，如钩治只选微类内板 1.2 型钩鍉针。不安全，最好不钩。

82. 颈八脊撇穴（C_8'穴）The cervical vertebra eighth points apostrophe

［定位］寰椎后结节旁，寰椎两侧上关节凹后缘在颈后部体表投影点。

［解剖］同颈八脊穴解剖位置。

［主治］同颈八脊穴主治，用于颈八穴主治疾病的再治疗或巩固治疗。

注：只注药，不钩治（寰椎后结节两侧上关节面后缘下方有椎动脉、第一颈神经通过，如果钩治容易误伤椎动脉、脊神经）。

83. 颈八脊撇撇穴（C_8''穴）The cervical vertebra eighth points Double apostrophe

［定位］在颈八脊穴和颈八撇穴体表连线的中点。

［解剖］同颈八脊穴解剖位置。

［主治］同颈八脊穴主治，用于局部穴位注射时使用的穴位点。

颈八穴主治疾病的再治疗或巩固疗。

注：只注药，不钩治（两侧寰枕关节囊后缘下方有椎动脉、第一颈神经通过，如果钩治容易误伤椎动脉、脊神经或关节囊）。

注解：

①穴位按骶、腰、胸、颈椎椎骨的序数呈倒序排列。

②脊穴：脊柱两侧枕骨髁后缘、寰椎下关节面后缘、颈 2 至腰 5 椎骨的下关节突、各骶骨棘突下与两侧中间嵴交点在正后部的体表投影点，称脊穴。与下个椎骨的脊撇穴为同一序数对应穴，为钩活术的主穴（第一、二、三、四骶椎脊穴和第七、八颈脊穴慎钩）。共 29 个穴位。

③脊撇穴：脊柱两侧寰椎上关节面后缘、枢椎上关节面后缘、颈 2 至腰 5 椎下方椎体的椎板，各骶椎棘突与两侧中间嵴交点在正后部的体表投影点，称脊撇穴。与上个椎骨的下关节突或相当于下关节突形成的脊穴为同一序数对应穴，为钩活术的主穴（第颈七、八脊撇穴不钩治）。共 25 个穴位。

④脊撇撇穴：脊柱两侧同一序数脊穴与撇穴在体表连线的中点，为同一序数的脊撇撇穴（只注药，不钩治，防止损伤关节囊或神经血管）。共 29 个穴位。

⑤同一序数的脊穴、脊撇穴、脊撇撇穴在同一条直线上。（图 1－1）

⑥新夹脊穴椎体侧摆、旋转，脊柱侧弯按坐标定位法定位。

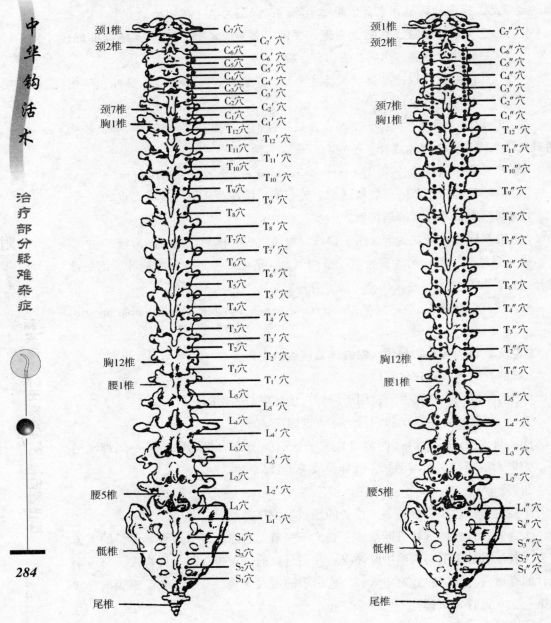

颈1椎　C₇穴
颈2椎
　　　　C₆穴
　　　　C₅穴
　　　　C₄穴
　　　　C₃穴
颈7椎　C₂穴
胸1椎　C₁穴
　　　　T₁₂穴
　　　　T₁₁穴
　　　　T₁₀穴
　　　　T₉穴
　　　　T₈穴
　　　　T₇穴
　　　　T₆穴
　　　　T₅穴
　　　　T₄穴
　　　　T₃穴
　　　　T₂穴
胸12椎　T₁穴
腰1椎　L₅穴
　　　　L₄穴
　　　　L₃穴
　　　　L₂穴
腰5椎　L₁穴
　　　　S₄穴
骶椎　S₃穴
　　　S₂穴
　　　S₁穴
尾椎

C：颈　T：胸　L：腰　S：骶
C1穴：颈1穴　C1′穴：颈1撇穴　C1″穴：颈1撇撇穴

图1-1　新夹脊穴图解

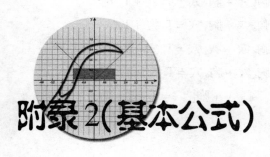

附录2(基本公式)　新夹脊穴(魏氏夹脊穴)穴位组合

1. 颈段局部取穴

　　第一组颈穴：

　　颈$_1$穴 + 颈$_2$穴 = C$_1$穴 + C$_2$穴，颈$_2$穴 + 颈$_3$穴 = C$_2$穴 + C$_3$穴

　　颈$_3$穴 + 颈$_4$穴 = C$_3$穴 + C$_4$穴，颈$_4$穴 + 颈$_5$穴 = C$_4$穴 + C$_5$穴

　　颈$_5$穴 + 颈$_6$穴 = C$_5$穴 + C$_6$穴，颈$_6$穴 + 颈$_7$穴 = C$_6$穴 + C$_7$穴

　　第二组颈撇穴：

　　颈$_1{'}$穴 + 颈$_2{'}$穴 = C$_{1'}$穴 + C$_{2'}$穴，颈$_2{'}$穴 + 颈$_3{'}$穴 = C$_{2'}$穴 + C$_{3'}$穴

　　颈$_3{'}$穴 + 颈$_4{'}$穴 = C$_{3'}$穴 + C$_{4'}$穴，颈$_4{'}$穴 + 颈$_5{'}$穴 = C$_{4'}$穴 + C$_{5'}$穴

　　颈$_5{'}$穴 + 颈$_6{'}$穴 = C$_{5'}$穴 + C$_{6'}$穴，颈$_6{'}$穴 + 颈$_7{'}$穴 = C$_{6'}$穴 + C$_{7'}$穴

2. 胸段局部取穴

　　第一组胸穴：

　　胸$_1$穴 + 胸$_2$穴 = T$_1$穴 + T$_2$穴，胸$_2$穴 + 胸$_3$穴 = T$_2$穴 + T$_3$穴

　　胸$_3$穴 + 胸$_4$穴 = T$_3$穴 + T$_4$穴，胸$_4$穴 + 胸$_5$穴 = T$_4$穴 + T$_5$穴

　　胸$_5$穴 + 胸$_6$穴 = T$_5$穴 + T$_6$穴，胸$_6$穴 + 胸$_7$穴 = T$_6$穴 + T$_7$穴

　　胸$_7$穴 + 胸$_8$穴 = T$_7$穴 + T$_8$穴，胸$_8$穴 + 胸$_9$穴 = T$_8$穴 + T$_9$穴

　　胸$_9$穴 + 胸$_{10}$穴 = T$_9$穴 + T$_{10}$穴，胸$_{10}$穴 + 胸$_{11}$穴 = T$_{10}$穴 + T$_{11}$穴

　　胸$_{11}$穴 + 胸$_{12}$穴 = T$_{11}$穴 + T$_{12}$穴，平补平泻。

　　第二组胸穴：

　　胸$_3$穴 + 胸$_{12}$穴 = T$_3$穴 + T$_{12}$穴，胸$_4$穴 + 胸$_1$穴 = T$_4$穴 + T$_1$穴

　　胸$_5$穴 + 胸$_2$穴 = T$_5$穴 + T$_2$穴，胸$_6$穴 + 胸$_3$穴 = T$_6$穴 + T$_3$穴

　　胸$_7$穴 + 胸$_4$穴 = T$_7$穴 + T$_4$穴，胸$_8$穴 + 胸$_5$穴 = T$_8$穴 + T$_5$穴

　　胸$_9$穴 + 胸$_6$穴 = T$_9$穴 + T$_6$穴，胸$_{10}$穴 + 胸$_7$穴 = T$_{10}$穴 + T$_7$穴

　　胸$_{11}$穴 + 胸$_8$穴 = T$_{11}$穴 + T$_8$穴，胸$_{12}$穴 + 胸$_9$穴 = T$_{12}$穴 + T$_9$穴

　　第三组胸撇穴：

$$胸_1穴 + 胸_2穴 = T_1穴 + T_2穴，胸_2穴 + 胸_3穴 = T_2穴 + T_3穴$$

$$胸_3穴 + 胸_4穴 = T_3穴 + T_4穴，胸_4穴 + 胸_5穴 = T_4穴 + T_5穴$$

$$胸_5穴 + 胸_6穴 = T_5穴 + T_6穴，胸_6穴 + 胸_7穴 = T_6穴 + T_7穴$$

$$胸_7穴 + 胸_8穴 = T_7穴 + T_8穴，胸_8穴 + 胸_9穴 = T_8穴 + T_9穴$$

$$胸_9穴 + 胸_{10}穴 = T_9穴 + T_{10}穴，胸_{10}穴 + 胸_{11}穴 = T_{10}穴 + T_{11}穴$$

$$胸_{11}穴 + 胸_{12}穴 = T_{11}穴 + T_{12}穴，$$

第四组胸撇穴：

$$胸_3穴 + 胸_{12}穴 = T_3穴 + T_{12}穴，胸_4穴 + 胸_1穴 = T_4穴 + T_1穴$$

$$胸_5穴 + 胸_2穴 = T_5穴 + T_2穴，胸_6穴 + 胸_3穴 = T_6穴 + T_3穴$$

$$胸_7穴 + 胸_4穴 = T_7穴 + T_4穴，胸_8穴 + 胸_5穴 = T_8穴 + T_5穴$$

$$胸_9穴 + 胸_6穴 = T_9穴 + T_6穴，胸_{10}穴 + 胸_7穴 = T_{10}穴 + T_7穴$$

$$胸_{11}穴 + 胸_8穴 = T_{11}穴 + T_8穴，胸_{12}穴 + 胸_9穴 = T_{12}穴 + T_9穴$$

3. 腰骶段局部取穴

第一组腰穴：

$$腰_1穴 + 腰_2穴 = L_1穴 + L_2穴$$

$$腰_2穴 + 腰_3穴 = L_2穴 + L_3穴$$

$$腰_3穴 + 腰_4穴 = L_3穴 + L_4穴$$

$$腰_4穴 + 腰_5穴 = L_4穴 + L_5穴$$

$$腰_5穴 + 胸_1穴 = L_5穴 + T_1穴$$

第二组腰穴：

$$腰_3穴 + 骶_4穴 = L_3穴 + S_4穴$$

$$腰_4穴 + 腰_1穴 = L_4穴 + L_1穴$$

$$腰_5穴 + 腰_2穴 = L_5穴 + L_2穴$$

$$胸_1穴 + 腰_3穴 = T_1穴 + L_3穴$$

第三组腰撇穴：

$$腰_1'穴 + 腰_2'穴 = L_1'穴 + L_2'穴$$

$$腰_2'穴 + 腰_3'穴 = L_2'穴 + L_3'穴$$

$$腰_3'穴 + 腰_4'穴 = L_3'穴 + L_4'穴$$

$$腰_4'穴 + 腰_5'穴 = L_4'穴 + L_5'穴$$

$$腰_5'穴 + 胸_1'穴 = L_5'穴 + T_1'穴$$

第四组腰撇穴：

$$腰_3'穴 + 骶_2穴 = L_3'穴 + S_2穴$$

$$腰_4'穴 + 腰_1'穴 = L_4'穴 + L_1'穴$$

$$腰_5'穴 + 腰_2'穴 = L_5'穴 + L_2'穴$$

胸$_1{}'$穴 + 腰$_3{}'$穴 = T$_1{}'$穴 + L$_3{}'$穴

第五组骶穴：

骶$_1$穴 + 骶$_2$穴 = S$_1$穴 + S$_2$穴

骶$_2$穴 + 骶$_3$穴 = S$_2$穴 + S$_3$穴

骶$_3$穴 + 骶$_4$穴 = S$_3$穴 + S$_4$穴

附录 2（基本公式）

新夹脊穴（魏氏夹脊穴）穴位组合

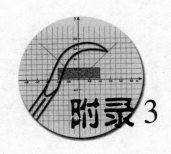

附录3　部分疑难杂症所取配穴的定位与主治

1. 丰隆

【定位】在小腿前外侧，外踝尖上 8 寸，条口外，距胫骨前缘二横指。

【解剖】皮肤→皮下组织→趾长伸肌→长伸肌→小腿骨间膜→胫骨后肌。浅层布有腓肠外侧皮神经。深层有胫动、静脉的分支或属支和腓深神经的分支。

【主治】下肢痿痹，痰多，哮喘，咳嗽，胸痛，头痛，眩晕，癫狂，痫证。

2. 关元

【定位】仰卧位。在下腹部，前正中线上，当脐下 3 寸。

【解剖】皮肤→皮下组织→腹白线→腹横筋膜→腹膜外脂肪→壁腹膜。浅层主要有十二胸神经前支的前皮支和腹壁浅动、静脉的分支或属支。深层有十二胸神经前支的分支。

【主治】少腹疼痛，呕吐，泄泻，疝气，遗精，阳痿，遗尿，尿闭，尿频，月经不调，痛经，带下，不孕，中风脱证，虚劳羸瘦。

3. 中极

【定位】位于下腹部，前正中线上，当脐中下 4 寸。

【解剖】在腹白线上，深部为乙状结肠；有腹壁浅动、静脉分支，腹壁下动、静脉分支；布有髂腹下神经的前皮支。

【主治】小便不利，遗溺不禁，阳痿，早泄，遗精，白浊，疝气偏坠，积聚疼痛，月经不调，阴痛，阴痒，痛经，带下，崩漏，阴挺，产后恶露不止，胞衣不下，水肿。

4. 命门

【定位】俯卧位。在腰部，当后正中线上，第二腰椎棘突下凹陷中。

【解剖】皮肤→皮下组织→棘上韧带→棘间韧带→弓间韧带。浅层主要布有第二腰神经后支的内侧支和伴行的动、静脉。深层有棘突间的椎外（后）静脉丛，第一腰神经后支的分支和第一腰动、静脉背侧支的分支或属支。

【主治】腰酸背痛，遗尿，尿频，泄泻，遗精，阳痿，带下，月经不调。

5. 足三里

【定位】在小腿前外侧，当犊鼻下3寸，距胫骨前缘一横指。

【解剖】皮肤→皮下组织→胫骨前肌→小腿骨间膜→胫骨后肌。浅层布有腓肠外侧皮神经。深层有胫前动、静脉的分支或属支。

【主治】膝胫酸痛，下肢不遂，胃痛，呕吐，腹胀，肠鸣，泄泻，便秘，痢疾，水肿，咳喘痰多，乳痈，头晕，耳鸣，心悸，癫狂，中风，疖疾，体虚羸瘦。

6. 中脘

【定位】在上腹部，前正中线上，当脐中上4寸。

【解剖】皮肤→皮下组织→腹白线→腹横筋膜→腹膜外脂肪→壁腹膜。布有第七肋间神经前支的内侧皮支。

【主治】胃痛，呕吐，吞酸，腹胀，泄泻，黄疸，癫痫。

7. 上巨虚

【定位】在小腿前外侧，当犊鼻下6寸，距胫骨前缘一横指。

【解剖】皮肤→皮下组织→胫骨前肌→小腿骨间膜→胫骨后肌。浅层布有腓肠外侧皮神经。深层有胫前动、静脉和腓深神经。如深刺可能刺中胫后动、静脉和胫神经。

【主治】下肢痿痹，脚气，腹痛，肠鸣，痢疾，泄泻，便秘，肠痈。

8. 天枢

【定位】仰卧位。在下腹部，脐旁2寸。

【解剖】皮肤→皮下组织→腹白线→腹横筋膜→腹膜外脂肪→壁腹膜。有第九肋间动、静脉分支及腹壁下动、静脉分支。布有第十肋间神经分支。

【主治】腹胀肠鸣，绕脐痛，泄泻，便秘，痢疾，月经不调，癥瘕。

9. 胃俞

【定位】在背部，当第十二胸椎棘突下，旁开1.5寸。

【解剖】皮肤→皮下组织→背阔肌→下后锯肌→竖脊肌。浅层有肋下动、静脉后支；布有第十二胸神经后支的皮支。深层有第十二胸神经后支外侧支。

【主治】胸胁痛，胃脘痛，肠鸣，呕吐，腹胀。

10. 列缺

【定位】桡骨茎突上方，腕横纹上1.5寸。

【解剖】在肱桡肌腱与拇长展肌腱之间，桡侧腕长伸肌腱内侧；有头静脉，桡动、静脉分支；布有前臂外侧皮神经和桡神经浅支的混合支。

【主治】伤风，头痛，项强，咳嗽，气喘，咽喉肿痛，口眼歪斜，齿痛。

11. 曲池

【定位】屈肘成直角，在肘横纹外侧端与肱骨外上髁连线中点。完全屈肘时，当肘横纹外侧端处。

【解剖】皮肤→皮下组织→桡侧腕长伸肌和桡侧腕短伸肌→肱桡肌。浅层布有头静脉的属支和前臂后皮神经。深层有桡神经，桡侧返动、静脉和桡侧副动、静脉间的吻合支。

【主治】热病，咽喉肿痛，齿痛，瘰疬，瘾疹，手臂肿痛，上肢不遂，腹痛，吐泻，痢疾，要血压，癫狂。

12. 合谷

【定位】侧腕对掌，自然半握拳。在手背，第一、二掌骨间，第二掌骨桡侧的中点处。以一手的拇指指骨关节横纹，放在另一手拇、食指之间的指蹼缘上，当拇指尖下是穴。

【解剖】皮肤→皮下组织→第一骨间背侧肌→拇收肌。浅层布有桡神经经浅支，手背静脉网的桡侧部和第一掌背动、静脉的分支或属支。深层有尺神经深支的分支等结构。

【主治】头痛，眩晕，鼻衄，齿痛，面肿，口眼歪斜，痄腮，指、臂痛，上肢不遂，腹痛，便秘，发热，无汗，瘾疹，滞产。

13. 血海

【定位】在大腿内侧，髌底内侧端上2寸。简便取法：患者屈膝，医者以左手掌心按在患者右膝髌骨上缘，二至五指向上伸直，拇指约成45°斜置，拇指尖下是穴。对侧取法仿此。

【解剖】皮肤→皮下组织→骨内侧肌。浅层布有股神经前皮支、大隐静脉的属支。深层有股动、静脉的肌支和股神经的肌支。

【主治】月经不调，经闭，崩漏，湿疹，瘾疹，丹毒，股内侧痛。

14. 脾俞

【定位】在背部，当第十一胸椎棘突下，旁开1.5寸。

【解剖】皮肤→皮下组织→背阔肌→下后锯肌→竖脊肌。浅层布有第十一、十二胸神经后支的皮支和伴行各动、静脉。深层有第十一、十二胸神经后支的肌支和相应的肋间、肋下动、静脉的分支或属支。

【主治】背痛，腹胀，呕吐，泄泻，完谷不化，黄疸，水肿。

15. 阴陵泉

【定位】在消退内侧，当胫骨内侧髁后下方凹陷处。

【穴位】皮肤→皮下组织→半腱肌腱→腓肠肌内侧头。浅层布有隐神经的小腿内侧皮支，大隐静脉和膝降动脉分支。深层有膝下内侧动、静脉。

【主治】膝痛，腹胀，泻泄，黄疸，水肿，小便不利或失禁。

16. 肾俞

【定位】在腰部，当第2腰椎棘突下，旁开1.5寸。

【解剖】皮肤→皮下组织→斜方肌→背阔肌腱膜和胸腰筋膜浅层→竖脊肌。浅层布有第二、三腰神经后支的皮支和伴行的动、静脉。深层有第二、三腰神经后支的肌支和相应腰动、静脉背侧支的分支或属支。

【主治】腰痛，耳鸣，耳聋，遗精，阳痿，遗尿，月经不调，白带，咳喘少气。

17. 内关

【定位】当曲泽与大陵的连线上，腕横纹上2寸，掌长肌腱与桡侧腕屈肌腱之间。

【解剖】皮肤→皮下组织→指浅屈肌→桡侧腕屈肌腱与掌长伸肌腱→指浅屈肌→指深屈肌→旋前方肌。浅层布有前臂内侧皮神经、前臂外侧皮神经的分支和前臂正中静脉。深层在指浅屈肌、拇长屈肌和指深屈肌三折之间有正中神经伴行动、静脉。在前臂骨间膜的前方有骨间前动、静脉和骨间前神经。

【主治】心痛，心悸，胸痛，胃痛，呕吐，呃逆，失眠，头痛，癫狂，痫证，癔病，热病，肘臂挛痛。

18. 三阴交

【定位】在小腿内侧，当足内踝尖上3寸，胫骨内侧缘后方。

【解剖】皮肤→皮下组织→趾长屈肌→胫骨后肌→长屈肌。浅层布有隐神经的小腿内侧皮支、大隐静脉的属支。深层有胫神经和胫后动、静脉。

【主治】下肢痿痹，脚气，肠鸣腹胀，泄泻，月经不调，带下，经闭，痛经，阴挺，不孕，滞产，小便不利，遗尿，遗精，阳痿，疝气，失眠。

19. 梁丘

【定位】在股前区，髌底上2寸，髂前上棘与髌底外侧端的连线上。

【解剖】浅层布有股神经的前皮支和股外侧皮神经。深层有旋股外侧动、静脉的降支和股神经的肌支。

【主治】急性胃痛，乳痈，尿血，膝肿痛，下肢不遂。

20. 地机

【定位】位于人体的小腿内侧，当内踝尖与阴陵泉穴的连线上，阴陵泉穴下3寸。

【解剖】在胫骨后缘与比目鱼肌之间；前方有大隐静脉及膝最上动脉的末支，深层有胫后动、静脉；布有小腿内侧皮神经，深层后方有胫神经。

【主治】腹痛，腹胀，食欲不振，泄泻，水肿，小便不利，痢疾，月经不调，痛经，遗精等。

21. 风市

【定位】位于大腿外侧中线上，腘横纹水平线上7寸，腹外侧肌与股二头肌之间，直立垂手时，中指尖所点处是穴。

【解剖】皮肤→皮下组织→髂胫束→股外侧肌→股中间肌。浅层布有股外侧皮神经。深层有旋股外侧动脉降支的肌支和股神经的肌支。

【主治】中风，半身不遂，下肢痿痹，麻木，酸痛肿重，遍身瘙痒，脚气，阴囊肿，小肠疝气，肠鸣，目赤肿痛，头痛等。

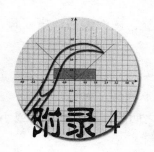

附录4 部分疑难杂症的基本分型

一、部分脊柱相关疾病

1. 男性不育症分型辨证

（1）实证：不育，阴囊潮湿，或有瘙痒，时有睾丸痛，急躁易怒。

（2）虚证：不育，腰膝酸软，畏寒肢冷，神疲乏力，阳痿不举，遗精滑精，早泄精凉。

2. 白细胞减少症分型辨证

（1）脾肾阳虚：精神不振，倦怠气短，畏寒肢冷，大便溏薄，五更泄泻。

（2）肝肾阴虚：倦怠乏力，头晕耳鸣，面色少华，腰膝酸软，遗精盗汗。

3. 雷诺病分型辨证

（2）缓证：肢端皮肤色泽的间歇性苍白及发绀改变来势绵绵，病程长，缠绵难愈。

（1）急证：肢端皮肤色泽的间歇性苍白及发绀改变来势凶猛，病程短，时作时止。

4. 无脉症分型辨证

（1）实证：脉搏搏动减弱或消失，四肢疼痛，形寒肢冷，面色㿠白，喜温喜暖。

（2）虚证：脉搏搏动减弱或消失，头晕耳鸣，四肢不温，面色萎黄，心悸怔忡。

5. 发热分型辨证

（1）实证：发热，日晡潮热，口苦咽干，体温升高，心烦易怒，项背僵痛。

（2）虚证：发热，潮热盗汗，或五心烦热，或骨蒸潮热，心胸烦闷，或四肢不温却体温升高，自感发热。

6. 神经性皮炎分型辨证

（1）实证：皮肤瘙痒，苔藓样化，皮肤肥厚，皮纹加深，皮丘很明显，急性发病，病程短，重则影响睡眠，皮损处基底部潮红，局部皮温增高，或午后、夜晚低热，口干咽燥。

（2）虚证：皮肤瘙痒，皮肤稍有增厚，皮丘不明显，慢性发病，病程长，皮肤干燥，五心烦热，或有盗汗，或腰膝酸软。

7. 水肿分型辨证

（1）阳水证：起病急，周身水肿，或四肢水肿，皮肤绷亮，或尿少色赤。

（2）阴水证：起病缓，周身水肿，下肢尤甚，按之凹陷，面色萎黄，或小便短少。

二、带状疱疹后遗神经痛与脊髓脱髓鞘综合征

1. 带状疱疹后遗神经痛分型辨证

（1）实证：疱疹过后30天，皮损疼痛难忍，或有灼热感，夜间疼痛无法睡眠，烦躁不安，局部疼痛，遇热加重，遇冷减轻，大便干燥，不思饮食。

（2）虚证：年迈体弱，疱疹过后数月，局部绵绵作痛，神疲乏力，精神欠佳，面色㿠白，腰膝酸软，头晕耳鸣，局部疼痛，遇热稍有缓解，形寒肢冷，大便溏薄，饮食欠佳。

2. 脊髓脱髓鞘综合征分型辨证

（1）痹证：为实证，四肢疼痛，活动受限，麻木不仁，遇冷加重，得热则舒，与天气变化有关，晨僵明显，体质较差，形寒肢冷。

（2）痿证：为虚证，四肢萎软无力、活动障碍、绵绵作痛，或麻木不仁，视物昏花，重则四肢瘫痪、视力下降、排尿困难。腰膝酸软，面色㿠白，大便溏薄，头晕耳鸣。

三、股骨头缺血性坏死

1. 实证

（1）气滞血瘀型：多见于中青年患者，有髋关节脱位、股骨颈骨折等髋部外伤史。患髋疼痛，呈胀痛或刺痛，痛处固定，向膝部放射，跛行，久坐久卧后疼痛加重，适当活动后疼痛减轻，但大幅度活动后疼痛又加重，夜间加重，患髋活动度减小，舌紫黯或有瘀斑，脉细涩或沉弦。

（2）湿热内结型：多见于长期较大量饮酒、吸烟、素体肥胖或喜食甘醇厚味的患者。髋部持续作痛，时有灼痛，下肢沉重，口干舌燥，手足心热，小便黄赤，大便干结，舌质红，苔黄腻，脉滑数。

2. 虚证

（1）气血两虚型：多见于病程较长或年老体弱的患者，或由气滞血瘀型转化而来。髋关节长期功能障碍，跛行，或行动困难，甚则大部分时间卧床，髋部钝痛，有时疼痛沿大腿内侧向膝部放散，休息时疼痛减轻，活动后加重，病侧肌

肉萎缩，面色苍白，唇甲淡白无华，气短乏力，舌淡苔薄白，脉细弱。

（2）肝肾阴虚型：多见于素体阴虚、体格偏瘦的患者，亦常由湿热内结型转化而来。髋部疼痛较轻，活动时加重，休息后减轻。患肢肌肉萎缩，腰膝酸软，自汗或盗汗，头昏耳鸣、健忘失眠，精神萎靡不振，五心烦热，舌红少苔，脉细数无力。

（3）肾阳虚型：多见于素体阳虚的患者，有部分学者认为激素型股骨头坏死大多属此型。髋部钝痛，活动后加重，畏寒肢冷，腰膝酸软无力，跛行，精神萎靡，面色㿠白或黧黑，或泄下完谷，浮肿，腰以下为甚，小便清长，夜尿多，小便余沥不尽，舌淡胖苔白，脉沉弱。

3. 虚实夹杂

（1）气虚血瘀：多见于年龄较大的患者，老年人有时仅受较轻微的旋转外力便可引起骨折，引发髋关节胀痛，刺痛不剧烈，或只感觉轻微疼痛。主要为功能障碍，严重者任何方向活动都不自如，甚至卧床或扶拐行走，伴有轻度肌肉萎缩，面色无华，少气懒言，舌质暗红，苔薄白，脉沉无力。

（2）寒湿阳虚：多见患病初期。患者平素贪凉，有反复感受风寒，或久居寒冷潮湿之地等病史。疼痛与天气变化相关。股骨头坏死多不塌陷，合并髋臼坏死，关节间隙变窄，功能障碍明显，疼痛时轻时重，可累及其他关节肿胀变形，以至僵硬不得屈伸。因其疼痛遍身百节，故名历节病。大部分患者属于稳定期，面色淡白，头昏耳鸣，畏寒，汗出，腰腿酸软，小便清长，夜尿多，小便余沥不尽，舌质淡，苔薄白，脉沉细弱。

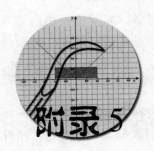

附录5　股骨头坏死的基本分期

一、股骨头坏死的中医分期辨证

根据股骨头坏死的早、中、晚期，将股骨头坏死分为三型，即早期、中期及晚期。

1. 早期　急性期：患髋疼痛，肌痉挛，髋关节活动受限，X线片表现关节间隙变宽，股骨头的骨小梁较稀疏。时间大约4～6周。早期以实邪为主，或为气滞血瘀，或为寒湿痹阻，或为痰瘀交阻、湿热内结。

2. 中期　坏死期：患髋疼痛与肌痉挛加剧，肢体屈曲、内收，有轻度短缩，可出现创伤性关节炎症状。X线片示股骨头密度变高，呈囊样改变，股骨颈变粗、变短。时间大约1～1.5年。中期多虚实夹杂，但仍以实邪为主。实邪不外痰瘀寒湿，正虚无非气血肝肾。

3. 后期　恢复期：患髋疼痛、肌痉挛等症状缓解，但肢体有些内收、短缩，走路轻微跛行。X线片表现股骨头密度均匀增高，有的可出现较清晰的骨小梁，股骨头变扁、变宽，成蕈状。后期以虚损或肝肾虚或气血虚为主要病机。

二、股骨头坏死的西医分期辨证

常用六期分法（Marcus，1973，分法较多）

1期：有或无不明显的股骨头前上负重节段的改变，在X线片上表现为有一些密度稍有增加的模糊区。

2期：可见一明显的坏死区，在该区的底部有骨密度增加带。

3期：在正位和侧位X线片上可见有扁平或新月形的X线透明区。往往在X线正位片上不见而在侧位片上可见。半月形征的来源可能是软骨下骨小梁的塌陷或关节软骨脱离。

4期：缺血部分有明显的塌陷，在骨缺血坏死的边缘处的关节面发生骨折，股骨头的形状发生改变。

5期：髋关节发生骨性关节炎，关节间隙变窄，有骨刺形成。在股骨头及髋臼的负重部位软骨下骨中可有囊肿。

6期：明显的退行性变，关节间隙明显变窄，股骨头塌陷。

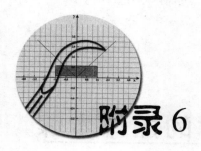

附录6 专用防粘配方

1. 配方：牛痘疫苗致炎兔皮提取物注射液（1×3ml）2ml+500μg 维生素 B_{12} 注射液（1×1ml）0.5ml=钩活防粘活血混合液。

方法及注意事项：根据钩治穴位点的不同，每个针孔酌情使用钩活防粘活血混合液 0.5～0.8ml，深度为钩活治疗的深度，在无菌操作前提下，排出针管内的空气，进入相应的深度，抽无回血方可注药。

2. 配方：2%的利多卡因注射液 1ml+红花注射液 1ml+注射用水 1ml=钩活防粘活血混合液。

方法及注意事项：根据钩治穴位点的不同，每个针孔酌情使用钩活防粘活血混合液 0.5～3ml，深度为钩活治疗的深度，在无菌操作前提下，排出针管内的空气，进入相应的穴位和深度，抽无回血方可注药。

注射的部位必须在钩治的穴位孔内，不能注射于周围组织，在操作过程中要注意三慢：慢进针、慢推药、慢退针，严防注射于其他部位，造成误伤。

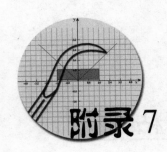

附录7 钩活术的操作步骤

一、新夹脊穴钩活术操作步骤

根据骨性标志采用适宜的体位，准确定位后，术野充分消毒，在选定的穴位点局部麻醉后进行钩治，按无菌操作进行，具体步骤如下：

第一步：局部消毒

根据骨性标志，确定相应腧穴位置，对腧穴局部进行常规局部消毒。

第二步：局部麻醉

用0.25%~0.50%的盐酸利多卡因局部浸润麻醉，视穴位点的深浅，每个穴位点局部应用稀释后的麻药2~4ml，3~5分钟后即可操作，同时注意观察有无过敏反应。

第三步：无菌操作

按照常规无菌操作技术戴无菌帽及口罩，常规刷手，穿无菌衣，戴无菌手套，打开手术包，常规铺盖洞巾，准备钩活操作。

第四步：进入皮肤

在无菌操作的前提下，左手固定腧穴局部皮肤，确保刺入的准确位置，右手持已消毒后的钩鍉针，使钩鍉针的钩尖垂直穿透表皮真皮，进入皮下组织，然后使钩鍉针直立做好钩提准备。

第五步：进行钩治

对于进入皮下组织的钩鍉针，做钩提动作，边钩提边深入，使腧穴的局部基本畅通，为之钩度，其深度视相应腧穴而定，之后即可退针。钩提之外的手法，按要求采用其他手法。

第六步：退出皮肤

手法完成后，左手固定腧穴局部皮肤，使钩鍉针在皮肤内稳定地按照进针路线原路返回，退出皮肤表面。

第七步：排出瘀血（放血疗法）

对于钩治后的腧穴，采取放血疗法，排出局部针孔内瘀血，术者双手"倒八字法"挤压腧穴周围的组织，使腧穴针孔内的所有瘀血排出，达到瘀血祛新血生的目的。

第八步：局部注药

排出瘀血后，针孔内局部注射防粘活血混合液，每一针孔内局部阻滞 0.5 ~ 1ml 混合液，达到防粘、活血、营养的有效作用。

第九步：无菌包扎

对排出瘀血和局部注射防粘混合液的针孔进行局部加压包扎，加强局部药物吸收和局部组织修复，防止渗血和局部血肿形成。4 天后去除局部敷料，中间不用换药。之后热敷局部针孔即可。

二、四肢关节特定穴钩活术操作步骤

让病人俯卧在手术床上，小腹垫枕 8cm 高，根据骨性标志准确定位后，术野充分消毒，在选定的穴位点局部麻醉后进行钩治，按无菌操作进行，动作灵巧。具体步骤如下：

第一步：局部消毒

根据骨性标志，确定相应髋三穴穴位点，对穴位局部进行常规局部消毒。去除局部毛发，以保证穴位及穴位周围无异物及代谢物。用无菌棉球浸润含有效碘 5000mg/L 的碘伏，直接涂擦局部皮肤 3 遍，由里到外擦拭，消毒范围应在施术野以外 10cm 以上。待半干燥，再用 75% 乙醇擦拭 2 遍，擦净残余碘，干燥后，即可操作。

第二步：局部麻醉

用 0.5% 的盐酸利多卡因局部浸润麻醉，视穴位点的深浅，每个穴位点局部应用稀释后的麻药 2 ~ 4ml，3 ~ 5 分钟后即可操作，同时注意观察有无过敏反应。

第三步：无菌操作

按照常规无菌操作技术常规打开手术包，常规铺盖洞巾，准备钩活操作。

第四步：进入皮肤

在无菌操作的前提下，左手固定腧穴局部皮肤，右手持微类钩鍉针准确刺入腧穴，使微类钩鍉针的钩尖垂直穿透表皮真皮，进入皮下组织，然后使微类钩鍉针直立慢慢进入深达骨面。

第五步：进行触及

对于进入皮下组织的微类钩鍉针，慢慢地直达骨面，触及骨面（不需做钩提动作）即可退针。

第六步：退出皮肤

手法完成后，左手固定腧穴局部皮肤，使微类钩鍉针在皮肤内稳定地按照进针路线原路返回，退出皮肤表面。

第七步：排出瘀血（放血疗法）

对于钩治后的髋三穴，采取放血疗法，排出局部针孔内瘀血，术者双手挤压腧穴周围的组织，使腧穴针孔内的所有瘀血排出，达到瘀血去新血生的目的。

第八步：无菌包扎

对局部腧穴进行加压包扎，使局部组织修复。

第九步：加压防渗

防止渗血和局部血肿形成，对包扎后的腧穴进行局部加压（3kg 压力），压迫 15 分钟，防止软组织渗血形成血肿。

4 天后去除局部敷料，中间不换药。之后热敷局部针孔即可。

三、钩活骨减压操作步骤

让病人俯卧在手术床上，保持钩治软组织的体位，在选定的大转子穴穴位点局部麻醉后进行钩治，按无菌操作进行，动作灵巧。具体步骤如下：

第一步：局部消毒

根据骨性标志，确定大转子穴穴位点，对穴位局部进行常规局部消毒。

第二步：局部麻醉

用 1% 的盐酸利多卡因局部浸润麻醉，视穴位点的深浅，应用稀释后的麻药 2~4ml，3~5 分钟后即可操作，同时注意观察有无过敏反应。

第三步：无菌操作

按照常规无菌操作技术常规打开手术包，常规铺盖洞巾，准备钩活操作。

第四步：进入皮肤

在无菌操作的前提下，左手固定腧穴局部皮肤，右手持钩活骨减压针准确刺入大转子穴，钩活骨减压针尖部垂直穿透表皮、真皮，左右旋转进入皮下组织，慢慢进入深达骨面。

第五步：进行钻骨

对于到达骨面的钩活骨减压针，调整好方向和位置，慢慢地在骨面上左右 15°旋转钻骨，有落空感或进骨 1cm 使钩翼完全接触骨面，钩活骨减压针的头部进入骨髓腔。然后使钩活骨减压针的针芯退出套管针。

第六步：排出瘀血

钩活骨减压针针芯退出后，套管针留在组织内；一次性无菌 5ml 去除针头的注射器与套管针的针座进行吻合，充分吻合后进行抽吸，抽吸髓腔内的红骨髓。根据骨内压的大小抽吸量达 3~20ml 不等，达到瘀血去新血生的目的。

第七步：退出皮肤

排除瘀血完成后将退出的钩活骨减压针原路进入套管针，二者吻合后同时左右旋转 15°稳力退出骨面和皮肤。

第八步：无菌包扎

对于操作后的针孔及时进行加压包扎，使局部组织修复。

第九步：加压防渗

防止渗血和局部血肿形成，对包扎后的针孔进行局部加压（3kg 压力），压迫 15 分钟，防止红骨髓组织外渗于软组织形成血肿或硬结，这也叫骨面封口。

4 天后去除局部敷料，中间不换药。之后热敷局部针孔即可。

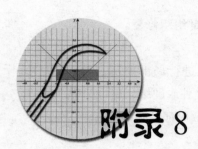

附录8　钩鍉针的分类

钩鍉针的分类是参考古九针和新九针的分类原则而分类的。

其演变过程，古九针最早的记载是夏朝时期，经过两千多年的演变至1986年全部革新为新九针，新九针中的锋钩针是巨钩针的基础，又以巨钩针的外形为基础研发出系列钩鍉针。钩鍉针共分4类，63型。

1. 钩针大小及功能分类

根据钩弧外形和大小不同，功能随之不同，所以分为巨类、中类、微类和水液类四大类。

2. 钩头外形不同而分型

根据钩弧外形和治病特点的不同在巨类中又分为九型：即颈胸型（JX－J1）、腰型（Y－J2）、肩关节型（JGJ－J3）、肘关节型（ZGJ－J4）、膝关节型（XGJ－J5）、穴位型（XW－J6）、汗腺型（HX－J7）、深软型（SR－J8）、肛门型（GM－J9）。

3. 钩刃变化而分型

根据弧内面的板、刃之不同分为内板型和内刃型。

4. 钩身长短而分型

根据钩身长短的不同，又分为9个不同的型号，所以钩鍉针，又称"钩九针"。

巨类：JX－J1、Y－J2两型（图8－1）。

中类：XWNB－Z12、XWNB－Z25、XWNB－Z35、XWNB－Z45、XWNB－Z55、XWNB－Z65、XWNB－Z75、XWNB－Z85、XWNB－Z90内板九型（图8－2）。

XWNR－Z12、XWNR－Z25、XWNR－Z35、XWNR－Z45、XWNR－Z55、XWNR－Z65、XWNR－Z75、XWNR－Z85、XWNR－Z90内刃九型（图8－3）。

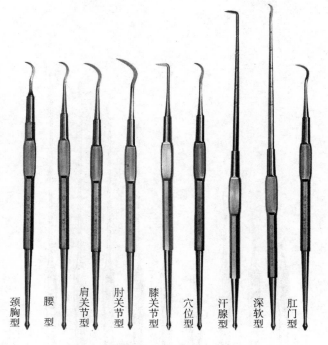

颈胸型　　腰型　　肩关节型　　肘关节型　　膝关节型　　穴位型　　汗腺型　　深软型　　肛门型

图 8 - 1　巨类钩鍉针（有方向柄）

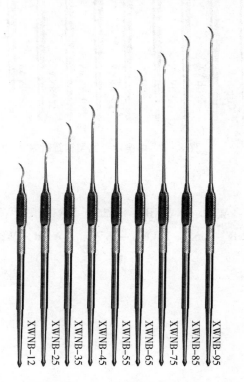

XWNB-12　XWNB-25　XWNB-35　XWNB-45　XWNB-55　XWNB-65　XWNB-75　XWNB-85　XWNB-95

图 8 - 2　中类内板九型钩鍉针

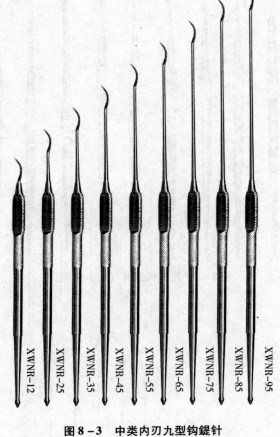

XWNR-12　XWNR-25　XWNR-35　XWNR-45　XWNR-55　XWNR-65　XWNR-75　XWNR-85　XWNR-95

图 8 - 3　中类内刃九型钩锃针

微类：XWNB - W12、XWNB - W25、XWNB - W35、XWNB - W45、XWNB - W55、XWNB - W65、XWNB - W75、XWNB - W85、XWNB - W90 内板九型（图 8 - 4）。

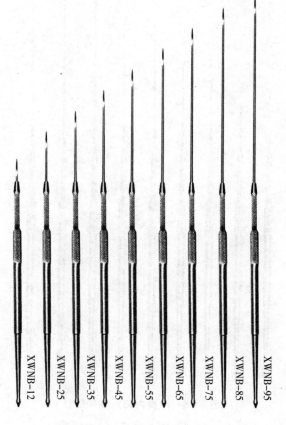

图 8 - 4　微类内板九型钩鍉针

XWNR － W12、XWNR － W25、XWNR － W35、XWNR － W45、XWNR －
W55、XWNR － W65、XWNR － W75、XWNR － W85、XWNR － W90 内刃九型
（图 8 - 5）。

水液类：XWNZ － SY12、XWNZ － SY25、XWNZ － SY35、XWNZ － SY45、
XWNZ － SY55、XWNZ － SY65、XWNZ － SY75、XWNZ － SY85、XWNZ － SY90 内
注液九型（图 8 - 6）。

XWWZ － SY12、XWWZ － SY25、XWWZ － SY35、XWWZ － SY45、XWWZ －
SY55、XWWZ － SY65、XWWZ － SY75、XWWZ － SY85、XWWZ － SY90 外注液九
型（图 8 - 7）。

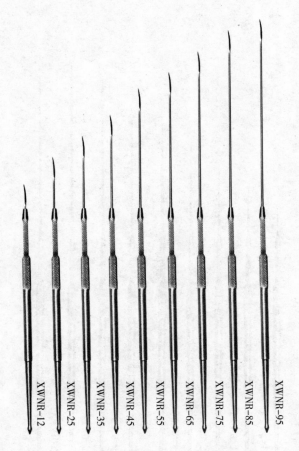

XWNR-12
XWNR-25
XWNR-35
XWNR-45
XWNR-55
XWNR-65
XWNR-75
XWNR-85
XWNR-95

图8-5　微类内刃九型钩鍉针

内注孔

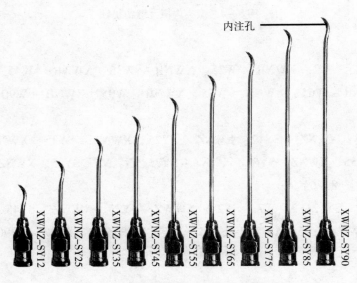

XWNZ-SY12
XWNZ-SY25
XWNZ-SY35
XWNZ-SY45
XWNZ-SY55
XWNZ-SY65
XWNZ-SY75
XWNZ-SY85
XWNZ-SY90

图8-6　水液类内注九型钩鍉针对照图

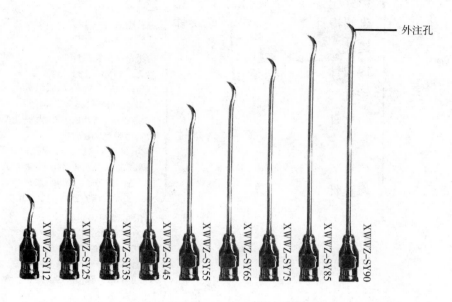

外注孔

XWWZ-SY12
XWWZ-SY25
XWWZ-SY35
XWWZ-SY45
XWWZ-SY55
XWWZ-SY65
XWWZ-SY75
XWWZ-SY85
XWWZ-SY90

图 8 - 7　水液类外注九型钩鍉针对照图

正确的分型有利于指导临床使用，每个类别各有其特点，每个类别中的每一型都有其各自的优越性，中类、微类、水液类钩身长短不同，分为不同规格，能有效地针对深浅不同的穴位，指导临床医生合理使用，增加其临床的安全系数，提高治疗效果。（图 8 -8，图 8 -9）

古九针　新九针　钩鍉针

古　九　针
（夏朝时期）

$\updownarrow$

新九针
（1986年）

镵针
磁圆梅针
鍉针
锋勾针
铍针
员利针
毫针
火针
梅花针

$\rightarrow$ 钩鍉针
（2006年）

巨类钩鍉针
颈胸型（JX—J1）
腰型（Y—J2）
肩关节型（JGJ—J3）
肘关节型（ZGJ—J4）
膝关节型（XGJ—J5）
穴位型（XW—J6）
汗腺型（HX—J7）
深软型（SR—J8）
肛门型（GM—J9）

中类钩鍉针
内板型中型钩鍉针
分为：XWNB-Z12、XWNB-Z25、XWNB-Z35、XWNB-Z45、XWNB-Z55、XWNB-Z65、XWNB-Z75、XWNB-Z85、XWNB-Z90 内板九型
内韧型中型钩鍉针
分为：XWNR-Z12、XWNR-Z25、XWNR-Z35、XWNR-Z45、XWNR-Z55、XWNR-Z65、XWNR-Z75、XWNR-Z85、XWNR-Z90　内刃九型

微类钩鍉针
内板型微型钩鍉针
分为：XWNB-W12、XWNB-W25、XWNB-W35、XWNB-W45、XWNB-W55、XWNB-W65、XWNB-W75、XWNB-W85、XWNB-W90 内板九型
内刃微型
分为：XWNR-W12、XWNR-W25、XWNR-W35、XWNR-W45、XWNR-W55、XWNR-W65、XWNR-W75、XWNR-W85、XWNR-W90 内刃九型

骨减压类钩鍉针
颈　型
髂胛型
腰　型
关节型

水液类钩鍉针
内注液型钩鍉针
分为：XWNZ—SY12、XWNZ—SY25、XWNZ—SY35、XWNZ—SY45、XWNZ—SY55XWNZ—SY65、XWNZ—SY75、XWNZ—SY85、XWNZ—SY90 内注液九型
外注液型钩鍉针
分为：XWWZ—SY12、XWWZ—SY25、XWWZ—SY35、XWWZ—SY45、XWWZ—SY55、XWWZ—SY65、XWWZ—SY75、XWWZ—SY85、XWWZ—SY90 外注液九型

注：
(一)JX—J1：J为颈，X为胸，J为巨。
(二)XWNB-Z12：X为穴，W为位，N为内，B为板，Z为中。
　XWNR-Z12：R为刃。
(三)XWNB-W12：X为穴，W为位，N为内，B为板，W为微。
　XWNR-W12：R为刃。
(四)XWWZ-SY12：X为穴，W为位，W为外，Z为注，SY为水液。
　XWNZ-SY12：N为内。

钩鍉针共83型

图 8-8　钩鍉针共 63 型

钩鍉针
（系统性）
├─ 君（巨类）
│   ├─ 君（钩头）
│   │   ├─ 君（钩尖）
│   │   ├─ 臣（钩刃）
│   │   ├─ 佐（钩弧）
│   │   └─ 使（钩板）
│   ├─ 臣（钩身）
│   ├─ 佐（钩柄）
│   └─ 使（钩尾）
├─ 臣（中类）
│   ├─ 君（钩头）
│   │   ├─ 君（钩尖）
│   │   ├─ 臣（钩刃）
│   │   ├─ 佐（钩弧）
│   │   └─ 使（钩板）
│   ├─ 臣（钩身）
│   ├─ 佐（钩柄）
│   └─ 使（钩尾）
├─ 臣（微类）
│   ├─ 君（钩头）
│   │   ├─ 君（钩尖）
│   │   ├─ 臣（钩刃）
│   │   ├─ 佐（钩弧）
│   │   └─ 使（钩板）
│   ├─ 臣（钩身）
│   ├─ 佐（钩柄）
│   └─ 使（钩尾）
├─ 佐（骨减压类）
│   ├─ 君（针头）
│   │   ├─ 君（钻头）
│   │   ├─ 臣（钻翼）
│   │   ├─ 佐（钻身）
│   │   └─ 使（钻尾）
│   ├─ 臣（针身）
│   ├─ 佐（针向）
│   └─ 使（针尾）
└─ 使（水液）
    ├─ 君（钩头）
    │   ├─ 君（钩尖）
    │   ├─ 臣（钩刃）
    │   ├─ 佐（钩弧）
    │   └─ 使（钩板）
    ├─ 臣（钩身）
    ├─ 佐（钩柄）
    └─ 使（钩坐）

图 8－9　钩鍉针整体配伍系统图谱

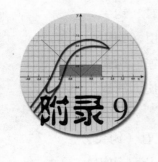

附录 9 督脉、华佗、新夹脊与膀胱经背部腧穴的关系

腧穴关系

新夹脊穴（魏氏夹脊）83 穴分布于脊柱的两侧，在华佗夹脊穴和膀胱经的背部腧穴之间，在督脉的两侧。督脉、华佗夹脊穴、膀胱经背部腧穴与新夹脊穴是相邻关系，四者之间具有相互协调、互为因果的关系，从不同的角度、不同的经络、不同的部位调节脊柱的功能、十二正经的功能和五脏六腑的功能。

督脉、华佗夹脊穴、新夹脊穴、膀胱经脉四者之间的联系和区别（图9-1）。

1. 位置的区别与联系

督脉和膀胱经脉是两条大的经脉，督脉贯穿脊柱上下，居于脊柱的中央，为阳脉之首，属奇经八脉之一。膀胱经脉属十二正经中穴位最多的经脉，也是背部腧穴最多的经脉，同时又是十二正经"俞穴"所在经脉。其两条支脉都贯穿于脊柱的两侧，就像督脉的两条护卫线，保护督脉，保护脊柱。华佗夹脊穴和新夹脊穴都属于经外奇穴，不在十二正经和奇经八脉之列，依然分布于脊柱的两侧。新夹脊穴的纵行连线，从上而下顶天立地，与脊柱并行，是督脉脊柱自始至终的"随从"。华佗夹脊穴的纵行连线，紧贴脊柱，就像脊柱的两个"背翼"，装饰保护脊柱。脊柱左右各两条膀胱经脉线、左右各一条新夹脊线、左右各一条华佗夹脊线，左右共八条线，中间是督脉线，八线中央是脊柱。

2. 经脉腧穴的区别与联系

手太阳经腧穴后溪通于督脉；督脉之别，名曰长强，挟脊上项，散头上，下行肩胛左右，别走太阳，入贯膂。实，则脊强；虚，则头重，高摇之。挟脊之有过者，取之所别也。别络进入脊旁的肌肉组织，督之络脉上行路线，即是新夹脊穴的连线，新夹脊穴全部腧穴都在这条督脉上行的络脉路线上。四者之间的腧穴是逐层向外扩展，形成层层腧穴、层层哨兵、层层保护的网络体系。

3. 所治疾病的区别与联系

四者腧穴所治疾病都属于同系统疾病，但每个腧穴都有各自所治特长，腧穴和腧穴之间互相联系、互为因果，在治疗方面也同样是互为所用、互相补充。如腰一穴治疗小腿痛，同时又治疗腰痛和遗尿，与之相邻的关元俞主治遗尿和腰痛，又治腿痛等等。

　　钩活术是利用钩鍉针的钩尖、钩刃、钩弧、钩板四个不同的部位同居于钩头，直接刺入穴位点，进行钩提，发挥钩治法、割治法、挑治法、针刺法、放血法五法并用之作用，因钩头形态的不同，治疗的疾病也不同。

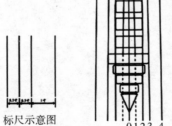

魏氏夹脊穴在椎体的正位
X光片的边沿部分形成一条线，
左右对称。
　　华佗夹脊穴在椎体的正位
X光片的椎板部分形成一条线，
左右各一。
　　督脉经络线在椎体的正位
X光片的棘突部分形成一条线，
位于棘突与棘突的连线上。

0.督脉经络线
1.华佗夹脊线
2.魏氏夹脊线
3.膀胱经经络线
4.膀胱经支脉线

标尺示意图

0 1 2 3 4

图 9－1　新夹脊穴位置关系图

参考文献

［1］董福慧主编．脊柱相关疾病［M］．北京：人民卫生出版社，2006．

［2］伊智雄主编．股骨头坏死［M］．北京：人民卫生出版社，2008．

［3］魏玉锁著．中华钩活术治疗脊柱相关疾病［M］．北京：中医古籍出版社，2015．

［4］樊永平，王蕾主编．炎性脱髓鞘疾病中医药治疗［M］．北京：人民军医出版社，2015．

［5］伊智雄主编．实用中医脊柱病学．北京：人民卫生出版社，2002．

［6］范瑞强著．带状疱疹．北京：中国中医药出版社，2002．

相关论文

1. 股骨头缺血性坏死晚期钩活术治疗

   《中国保健营养》（2011 年第 15 期第 73 – 75 页）

2. 股骨头缺血性坏死中期钩活术治疗

   《大家健康》（2011 年第 6 期第 30 – 31 页）

3. 股骨头缺血性坏死早期钩活术治疗

   《社区医学杂志》（2011 年第 16 期第 40 页）

4. 局部麻醉在钩活术中的应用

   《社区医学杂志》（2010 年第 13 期第 88 页）

5. 钩活术防粘活血药物应用的临床研究

   《中国保健营养》（2010 年第 14 期第 186 – 188 页）

6. 钩活术治疗轻度膝关节骨性关节炎 65 例疗效观察

   《社区医学杂志》（2010 年 9 月第 17 期第 87 – 88 页）

7. 钩活术治疗中度膝关节骨性关节炎 60 例

   《中国中医基础医学杂志》（2010 年第 10 期第 921 – 922 页）

8. 钩活术治疗重度膝关节骨性关节炎临床观察

   《世界中西医结合杂志》（2010 年第 10 期第 889 – 891 页）

9. 中药加手法治疗肩周炎 98 例

   《社区医学杂志》（2008 年第 22 期第 56 – 57 页）

10. 中药加局部阻滞治疗肩周炎 110 例

    《临床医学学刊》（2008 年第 20 期第 136 – 137 页）

11. 钩活术治疗肩周炎 180 例

    《中国临床医生》（2009 年第 4 期第 53 – 54 页）

12. 钩活术治疗带状疱疹后遗神经痛

    《针灸临床杂志》（2008 年第 12 期第 30 – 31 页）

13. 钩活术加神经妥乐平椎旁阻滞治疗带状疱疹后遗神经痛疗效观察

    《社区医学杂志》（2008 年第 18 期第 35 – 36 页）

14. 神经妥乐平椎旁阻滞治疗带状疱疹后遗神经痛临床观察

    《社区医学杂志》（2008 年第 14 期第 14 页）

15. 钩活术加椎旁神经阻滞治疗带状疱疹后遗神经痛

    《中国临床医生》（2006 年第 12 期第 45 – 46 页）

16. 钩活术治疗神经根型颈椎病

《中国民间疗法》（2008 年第 1 期第 15 – 16 页）

17. 慢性过敏性鼻炎行钩活术 52 例报道

《按摩与导引》（2007 年第 11 期第 16 – 17 页）

18. 纯中药治疗慢性过敏性鼻炎

《医药月刊》（2007 年第 10 期第 191 – 192 页）

19. 纯中药加穴位阻滞治疗慢性过敏性鼻炎

《社区医学杂志》（2007 年第 20 期第 63 – 64 页）

20. 钩活术治疗腰椎手术失败综合征 228 例临床观察

《医药月刊》（2006 年第 10 期第 56 – 58 页）

21. 钩活术治疗腰椎间盘突出症 1 例报道

《社区医学杂志》（2006 年第 6 期第 48 – 50 页）

22. 钩活术与椎旁注射治疗突出型腰椎间盘突出症临床疗效对比观察

《社区医学杂志》（2006 年第 2 期第 47 – 49 页）

23. 钩活术治疗腰椎间盘膨隆型突出症 300 例临床观察

《中国社区医师》（2005 年第 14 期第 40 页）

24. 颈部软组织劳损钩活术 32 例报道

《中国临床医生》（2005 年第 4 期第 35 – 37 页）

25. 钩活术治疗腰椎管狭窄症 1 例报道

《中华脊柱医学》（2005 年第 3 期第 58 页）

26. 钩针松解术微创治疗腰椎间盘突出症

《中国临床医生》（2004 年第 4 期第 43 – 44 页）

27. 自定颈三穴钩针治疗颈椎病

《中国临床医生》（2003 年第 11 期第 44 – 46 页）

魏氏颈保健操

魏玉锁

姿势：两脚分开与肩等宽，两臂自然下垂，闭眼，均匀呼吸，全身放松。

1. 前俯后仰

缓慢地抬头到最大幅度，复位。缓慢地低头到最大幅度，复位。

2. 左右摆头

头向左侧歪至45°左右，复位。头向右侧歪至45°左右，复位。

3. 左顾右盼

头向左侧旋转最大的幅度，复位。头向右侧旋转最大幅度，复位。

4. 左右天地

头向左侧45°，缓慢地抬头到最大幅度，复位。缓慢地低头到最大幅度，复位。头向右侧45°，缓慢地抬头到最大幅度，复位。缓慢地低头到最大幅度，复位。

5. 摇头晃脑

头缓慢地以最大的幅度顺时针旋转3圈，复位。再缓慢地以最大的幅度逆时针旋转3圈，复位。

6. 缩头耸肩

头向下缩，双肩向上耸，同时双上肢屈曲，肘部用力向上向前最大地幅度划圆3次，复位。收操。

注：

①颈保健操每日1~2次为宜，其动作的幅度应因人而异。健康的人群其幅度可较大；颈椎病患者幅度应较小，也可循序渐进；颈椎管狭窄症患者其幅度应更小，防止损伤。大手术后（100天）颈椎病患者其幅度同颈椎管狭窄症患者，对术后有外固定装置的患者其幅度应最小，避免影响外固定装置。钩活术4天内不宜做颈保健操，4天后其幅度根据个人情况而定。

②只有颈保健操，无腰保健操。因为保健颈椎时通过脊柱和肌肉的传导而保健了腰椎及髋关节。

③颈保健操保护颈椎是通过松弛颈部肌群而达到解除疲劳、保健颈椎的目的，但是颈保健操对颈椎的曲度没有任何影响，所以应配合颈保健枕的使用，以保持和恢复正常的生理曲度，二者结合。白昼颈保健操1~2次，夜晚正确使用保健枕。阴阳结合，相得益彰，既保健了颈椎又保健了脊柱。